보건교육사 및 **보건직 공무원**을 위한

최신 조사방법론

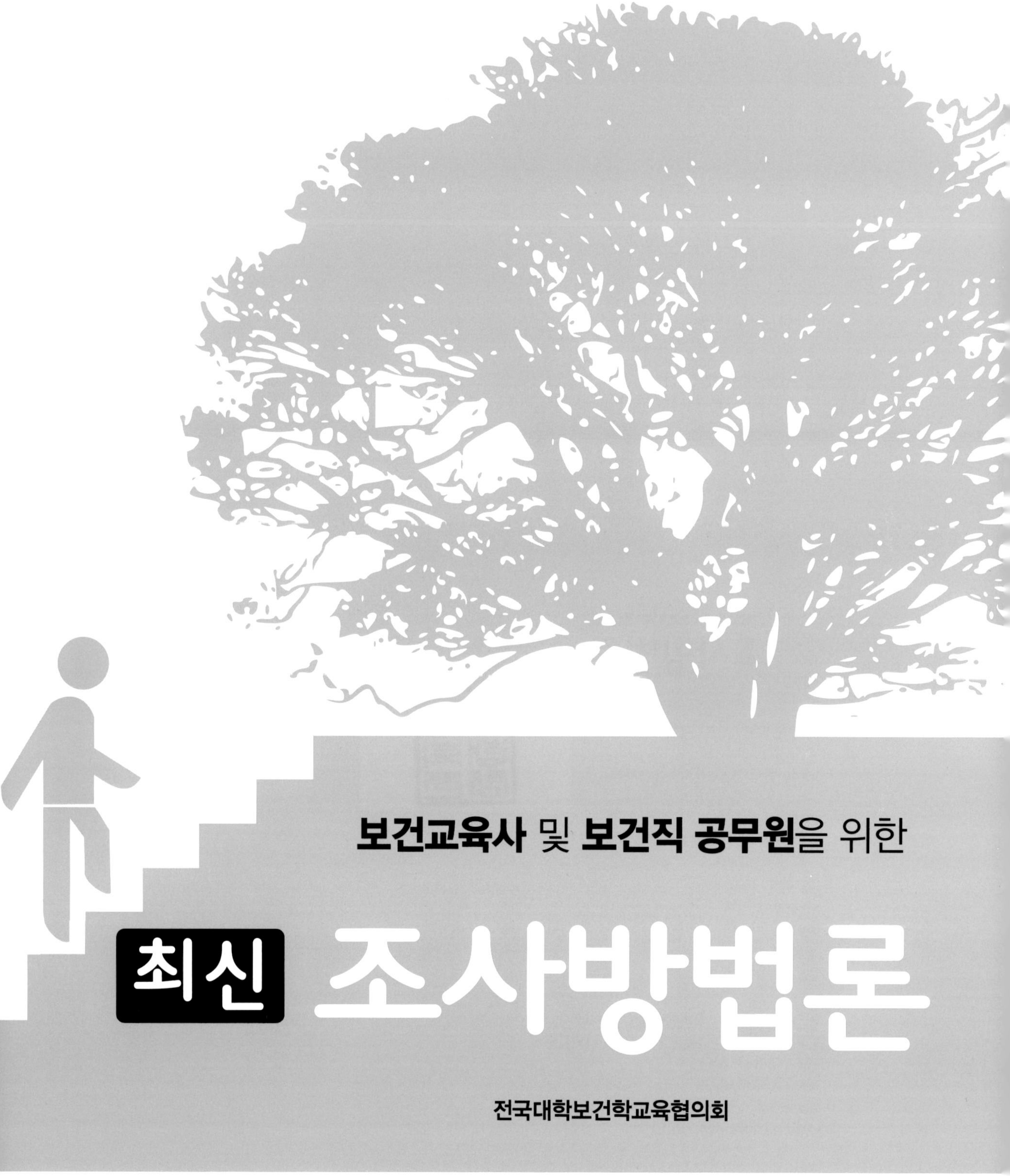

보건교육사 및 **보건직 공무원**을 위한

최신 조사방법론

전국대학보건학교육협의회

도서출판
한미의학

보건교육사 및 보건직 공무원을 위한

최신 조사방법론

초판 1쇄 발행 2021년 1월 5일

지은이 전국대학보건학교육협의회
장창곡 외 8명
펴낸이 이광재
펴낸곳 도서출판 한미의학(2021 Printed in Korea)

책임편집 서영주
본문편집 오인택
책임교정 이순례, 전용찬
마 케 팅 이종희
경영지원 이종희, 박희숙

출판등록 1999년 7월 13일 제22-1586호
주소 서울시 마포구 동교로23길 36 리앤리빌딩
전화 02-336-3477
팩스 02-336-6762
메일 k_medical@hanmail.net
www.hanmibook.co.kr

ISBN 979-11-90322-22-5 93510
정가 25,000원

머리말

보건교육사의 역할은 국민의 건강과 삶의 질을 향상시키기 위하여 개인은 물론이고 지역사회가 건강생활 실천능력을 함양할 수 있도록 교육하는 일이다. 이를 위해 보건교육사는 개인과 지역사회의 건강행동 및 건강결정요인, 건강요구, 보건문제 등을 파악할 수 있어야 하고, 이를 근거로 개인과 집단 및 지역사회의 건강문제를 해결하기 위한 보건교육 프로그램을 계획하고 시행하며 평가할 수 있어야 한다. 따라서 보건교육사는 현장의 업무 수행에 요구되는 보건조사를 위한 기본 지식과 방법에 대한 역량을 갖추어야 한다.

조사방법론은 보건교육 및 건강증진사업의 현장에서 사업을 기획하기 위해 자료를 수집하고, 결과를 평가하는데 실질적으로 필요한 이론과 기술을 교육하는 과목이며, 조사방법에 관한 기초지식과 방법을 교육하고 조사결과 나타난 보건현상을 이해하고 설명하며 예측할 수 있는 보건전문가에게 요구되는 과학적 조사방법론의 기초에 대한 내용을 다루고 있으며 다음과 같은 주요 영역에 대한 내용을 포함하고 있다.

첫째, 과학적 조사연구의 기본 개념 즉, 과학적 연구의 의미, 사실, 개념, 변수, 이론 및 조사의 과정, 연구모형과 연구윤리를 포함한다.

둘째, 보건교육과 건강증진 사업을 효과적으로 수행하기 위한 조사 설계, 표본 설계 및 추출방법, 자료수집 방법, 설문지 작성법, 면접방법, 측정과 척도 등 조사와 평가 및 수행 능력을 포함한다.

셋째, 조사자료의 처리 및 분석과 관련된 내용으로 자료의 타당도와 신뢰도, 양적 자료의 처리, 단변량 및 다변량의 기초적 통계분석 방법, 질적 자료의 처리와 분석방법을 포함한다.

넷째, 조사결과의 기술과 도표 등 자료의 시각화 등을 이용하여 조사 및 분석결과를 정리하여 보고서를 작성하는 내용을 포함한다.

이 과목을 배운 학생들은 조사연구의 설계 능력, 사업 대상자의 선정 능력, 적합한 양적, 질적 자료수집 방법을 선택하여 자료를 수집할 수 있는 능력, 사업 대상자들을 대상으로 특성과 요구, 사업의 효과 등을 파악할 수 있는 능력, 조사도구를 개발할 수 있는 능력, 문헌자료, 기존 데이터 등을 파악하고 활용할 수 있는 능력, 수집된 데이터를 분석하여 필요한 정보를 추출할 수 있는 능력, 분석 결과를 보고서를 작성하고 효과적으로 보고, 발표할 수 있는 능력, 보고서 작성을 위해 문장 기술 능력뿐만 아니라 도표 작성, 그림 활용, 색채 선택 등 시각화하는 능력을 갖추어야 한다.

끝으로 이 책이 발간되기까지 아홉 분의 교수님들이 2013년부터 집필을 시작하였으나 도중에 학교를 떠나신 분도 계시고 또 자신이 맡은 부분을 완전히 재집필을 하는 등 우여곡절이 많았으나 마침내 완성되었다. 이 책이 발간되기까지 수고를 해주신 교수님들의 노고에 다시 한 번 감사의 말씀을 드리고 끝까지 책의 완성을 위해 지켜봐 주시고 출판을 맡아주신 이광재 사장님과 출판사 관계자님들에게도 감사의 말씀을 드립니다.

2020년 12월

대표저자 장 창 곡

저자 소개

편집위원장

장창곡 동덕여자대학교 보건관리학과

공동저자 (가나다순)

김영복 대구대학교 재활건강증진학과

박남수 협성대학교 보건관리학과

박천만 계명대학교 공중보건학과

오영아 한국보건복지인력개발원

윤치근 원광대학교 복지보건학부

장창곡 동덕여자대학교 보건관리학과

정성화 대구한의대학교 보건학부

조선진 가톨릭대학교 예방의학교실

천성수 삼육대학교 보건관리학과

목차

보건조사연구의 개념

01

장창곡 동덕여자대학교 보건관리학과
박남수 협성대학교 보건관리학과

학습목표

1. 과학적 연구절차를 이해한다.
2. 조사연구의 목적과 특징을 이해한다.
3. 과학적 조사연구의 논리체계를 이해한다.

1.1 과학적 지식 형성방법

1) 과학의 의의

과학(science)이란 용어는 지식이라는 의미를 가지고 있는 라틴어 'scientia'에서 유래되었으며, 과학이란 '사물의 구조, 성질 및 법칙 등에 대하여 검증 가능한 방법으로 얻어진 체계적이고 이론적인 지식의 체계', 또는 '논리적이고 합리적으로 설명되는 믿을 수 있는 지식체'로 언급되며, 이는 고대의 과학이 지식의 한 형태로서 철학과 밀접하게 연관되어 있다는 데서 유래된 것이다.

다시 말하자면 과학은 인류가 경험과 방법론에 근거하여 실험을 통해 얻어낸 자연계에 대한 지식들로 이루어져 있으며, 과학자들은 자연계에서 관찰되는 현상들을 과학적 방법론에 따라 자연적인 이론으로 설명하려고 시도한다.

과학적 연구는 과학적 방법에 기반을 둔 응용방법으로서 자연현상에서 습득되지 않은 미지의 지식을 습득하는 과정으로서 관찰, 가설 설정, 자료 수집, 자료 분석, 결론 및 피드백과 같은 체계적인 방법을 가지고 있어야 하며, 이 연구는 나중에 다른 사람이 반복하여 진위를 판단할 수 있도록 설계되어야 한다. 즉, 추상적, 철학적인 연구의 주제들은 위의 체계적이고 객관적인 절차를 따라 연구가 진행될 수 없기 때문에 과학적인 연구라고 불릴 수 없다.

과학의 기본 목적은 자연현상을 설명하는 것이다. 즉, 과학은 자연현상을 설명하고, 이해하고, 예측하고, 통제하는 이론을 제시하는데 있으며, 하위목적으로는

첫째, 자연현상의 존재 이유와 그 결과에 대한 지식을 제공하고,

둘째, 자연현상이나 사회현상 속에 존재하는 논리적이고 일정한 규칙을 일반화하며,

셋째, 관련된 변수들 사이의 관계를 기술하고 설명하며,

넷째, 이론을 바탕으로 현상을 예측하는 것이다.

2) 지식 형성방법

지식을 형성하는 방법은 비과학적 방법과 과학적 방법으로 구분할 수 있다. 지식을 형성하기 위한 비과학적 방법은 첫째는 '지구는 평평하다'와 같은 가설검정에 의존하지 않는 연구자의 직관에 의한 방법, 둘째는 사회적 습관이나 관습에 의거해 비판 없이 수용하여 지식으로 형성하는 관습에 의한 방법, 셋째는 그 분야의 전문가나 사회적 지위가 높은 사람의 말에 의존하는 권위에 의한 방법 등이 있다.

앞서 언급한 바와 같이 과학적 방법이란 현상을 연구하고, 새로운 지식을 구축하거나, 이전의 지식들을 모아 통합할 때 사용되는 기법으로 경험과 측정에 근거한 증거를 사용하여 현상의 원리를 밝히는 과정이며, 연역(deduction)과 귀납(induction)의 논리학을 바탕으로 관찰 → 이론 → 실험 → 재현하는 자연과학의 방법론을 통칭한 말이다.

과학적 방법은 다음과 같은 절차를 거쳐 지식을 얻게 되며 그 과정을 간단히 서술하면 다음과 같다(그림 1-1).

1. 문제의 정의: 연구문제(주제)를 정의하고 이를 해결하기 위한 개념적 틀을 정리한다. 즉, 연구의 일반적 목적과 선정된 연구문제를 보다 구체화한 구체적 목적을 설정한다.
2. 연구의 설계: 실제 연구를 수행하기 위한 제반활동으로 연구형태, 연구대상 및 범위, 표본추출, 관찰, 조사 또는 실험과 같은 자료수집방법 및 통계분석기법 등에 관한 계획을 설계한다.
3. 자료의 수집: 실험을 통한 연구자료 수집, 주제와 문제에 관련된 조사, 관찰 또는 실험을 통하여 일차적 자료를 얻는다.
4. 자료의 분석: 가설설정과 가설검정
   - 가설설정: 관찰한 사실을 설명할 수 있는 가설을 설정한다.
     이전의 연구 혹은 추론에 의하여 해당 주제 혹은 분야에 관한 새로운 이론이나 가설을 이용한 문제의 명제를 정의하고 확립하여 연구의 목표를 찾는다.

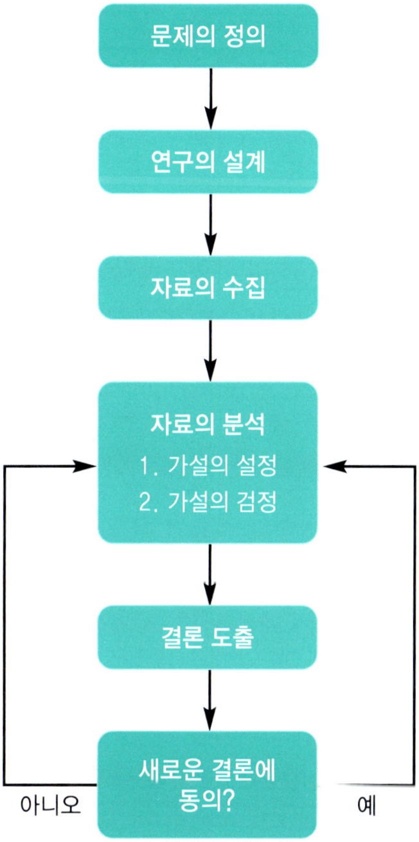

그림 1-1. **과학적 연구의 절차**

- 가설검정: 자료의 분석 결과를 일정 기준하에 가설을 평가한다.
  자료를 통계적으로 분석하여 문제 혹은 명제와 이론, 가설의 연결고리를 만드는 과정이다.

5. 결론의 도출 및 발표: 과학적 연구의 최종단계는 연구자와 정보이용자 사이의 의사소통을 이루는 것으로서 연구결과를 논문 등 여러 형태로 발표하여 알린다.
6. 재실험: 종종 다른 과학자들이 발표된 가설을 검증한다.
7. 반복된 실험으로 검증된 가설은 이론으로 인정된다.

위 순서에서 4번부터 5번까지는 만족할만한 결과가 나올 때까지 반복된다. 이렇게 이루어지는 방법을 특히 가설-시험방법이라고 한다.

1.2 과학적 조사연구방법

1) 과학적 조사연구의 의의

사람의 질병과 건강 및 건강 관련 행동을 결정짓는 요인은 생물학적 자연현상일 수도 있고 사회를 이루고 살아가고 있는 인간의 사회생활의 결과일 수도 있다. 완벽하지는 않지만 자연현상은 인간이 개발한 과학적 방법으로 통제된 실험을 통해 원인과 결과의 관계를 증명할 수 있다. 하지만 사회적 현상에 의해 발생한 결과는 관련 요인이 매우 복잡하게 얽혀 있기 때문에 자연과학처럼 통제된 실험으로 증명하기가 매우 어렵다.

따라서 사회조사를 통한 연구결과의 타당성과 신뢰성을 얻기 위해서는 과학적 연구방법을 따라야 한다. 과학적 조사연구방법은 개념의 정의와 조작적 정의에 기초를 두고 있다. 즉, 개념이란 연구자가 조사하고자 하는 대상에 대한 일반적인 것과 공통적인 것을 간략하게 기술하여 생겨난 관념을 의미한다. 예를 들면, 사람이란 개념은 언어를 사용하고, 이성을 가지고 있으며, 도구를 사용할 줄 알며, 유희를 즐기고, 사회적 · 문화적 · 도덕적 생활을 하는 생물을 의미한다.

한편 조작적 정의는 개념을 측정 가능한 형태로 재개념화하는 것을 의미한다. 예를 들면, 영어실력이라는 개념의 조작적 정의는 말하기, 듣기, 읽기, 쓰기 및 이해력으로 구성된 테스트(측정)를 통해 지표화(숫자화)한 것을 의미한다.

2) 과학적 조사연구의 목적

과학적 조사연구의 목적은 일반적으로 다음과 같이 다섯 가지의 목적을 가진다.

(1) 탐색(探索, exploration)적 목적

어떤 문제에 대하여 가설을 발전시키고 그 분야에 관한 통찰력을 얻기 위해 행하는 연구로서 특별한 지식이 없거나 선행연구가 없을 때 문헌조사, 경험자조사 및 현지조사 등을 통해 탐색하거나, 수행하고자 하는 문제를 설정하고 가설설정을 위한 실마리를 얻기 위해 기초 연구를 하는 것이다.

(2) 기술(記述, description)적 목적

연구대상의 특성을 변수별로 그 빈도와 분포를 찾기 위한 조사로서 연구하고자 하는 주제의 현황을 그대로 기술하거나, 개인이나 어떤 상황 또는 집단의 특성을 묘사하거나, 문제의 발생과 다른 문제와의 관련성을 규명하는 것이다.

(3) 설명(說明, explanation)적 목적

기술된 현상의 발생 원인을 찾기 위한 연구이며, 왜? 라는 의문에 대한 답을 구하기 위하여 기술연구에서 도출된 관련 있는 변수 간의 인과관계를 밝히고자 하는 연구이다. 이와 같은 설명적 목적의 연구는 현상을 기초로 앞으로 발전 · 전개를 조망하기 위한 기본 자료를 얻기 위한 예측(prediction)과 조사 자료를 기초로 각종 사업이나 정책의 결과를 분석하는 평가(evaluation)로 구분된다.

① 예측(prediction)적 목적

예측은 미래에 일어날 어떤 사건이나 현상에 대한 추론으로서 알려진 사실로부터 미지의 사건이나 현상을 연역하는 것이다. 예측은 사건이나 현상의 발생 원인에 대한 충분한 이해와 설명을 전제로 한다. 만일 사건이나 현상의 발생순서에 기반을 두어 미래의 결과를 예상하는 경우는 사건이나 현상의 발생 원인에 관한 충분한 이해와 설명이 불필요하고 단순히 미래의 일정 시점에 그것이 발생할 것이라는 것을 추론할 수 있으면 된다.

② 평가(evaluation)적 목적

평가는 어떤 현상의 변화를 목적으로 실행한 사업의 효과를 측정하는 것으로, 평가의 결과를 피드백하여 어떤 현상의 원인 또는 선행조건을 조작하여 인간의 행위 또는 사회현상을 바람직한 방향으로 개선하거나 이끌어갈 수 있다.

3) 과학적 조사연구의 특징

과학적 조사연구가 가지는 특징은 일반적으로 다음과 같다.

1. 논리적(logical): 연구의 진행과정이 이론적인 근거하에 비약 없이 진행되어야 하며, 인과적 설명이 이치에 맞아야 한다.
2. 일반화(generalize): 개별적 현상 하나하나를 설명하기보다는 시간, 공간 및 대상 측면에서 많은 대상의 공통적 성향을 밝혀내어 일반적인 이해를 추구한다.
3. 간결성(parsimony): 어떤 현상을 유형별로 공통적인 요소를 찾아내어 일반화하는

동시에 현상의 유형을 구분하는데 유용한 정보만을 추려내어 간결한 것을 추구한다.

4. **경험적으로 검증가능(empirically verifiable)**: 과학적 지식은 경험성을 가지고 있어야 하며, 경험적 특성은 측정될 수 있고 관찰할 수 있는 현상으로 국한되며, 경험적 검증은 다른 주장을 반증함으로써 본래의 주장을 확고하게 입증한다.
5. **설명적(explanatory)**: 과학은 경험적 사상이나 사건을 망라하여 설명할 수 있는 일반법칙을 개발하고, 단편적인 지식들을 결합하여 사건에 대해 보다 신뢰할 수 있는 예측을 하는 것이다.
6. **재현성(reproducibility)**: 모든 이론은 여러 차례 반복적으로 검증하거나 관찰한 후에 정립됨으로써 신뢰성을 확보한다.
7. **구체적(specific)**: 연구를 발표할 때 개념들이 어떻게 측정되었는지 개념의 조작적 정의를 통해 개념을 보다 정확히 측정하고 정의한다.
8. **객관성(objectivity)**: 객관성이란 사건이나 현상이 누구에게나 동일하게 인식되어야 함을 의미한다.
9. **간주관성(inter-subjectivity)**: 실험과정에서 과학자들이 서로 다른 주관적 동기가 있어도 연구과정이 같으면 결과가 똑같이 나타나야 한다.
10. **수정가능성(modifiable)**: 과학이란 당시의 상황에 맞게 수정될 수 있으며 과학은 진리를 추구하기보다 효용을 탐색하는 것이다.

4) 과학적 조사연구의 논리체계

과학적 이론이나 지식을 형성하는 일반적 논리체계는 앞서 언급한 바와 같이 연역법과 귀납법 두 가지가 있다.

(1) 연역법(deduction)

연역법은 하나 또는 다수의 일반적 이론에서 논리적으로 어떤 결론에 이르는 과정으로 추상적이거나 일반적인 것에서 출발하여 보다 더 구체적인 것으로 옮겨가는 사고방법 즉, 일반적 원리를 특수한 사실에 적용하는 것이다.

예를 들면, 첫 번째는 일반적 이론 또는 원리로서 '모든 사람은 죽는다.' 이다. 두 번째는 조작화 및 관찰로서 '홍길동은 사람이다.' 이다. 세 번째는 특수한 사항의 관찰로서 '그러므로 홍길동은 죽는다.' 이다.

이와 같이 연역적 논리는 연구자가 일정한 이론의 전제에서 출발하여 특정한 현상에 대한 조작적 정의를 하고, 이를 경험적으로 검증함으로써 이론을 확인하는 것이다(그림 1-2).

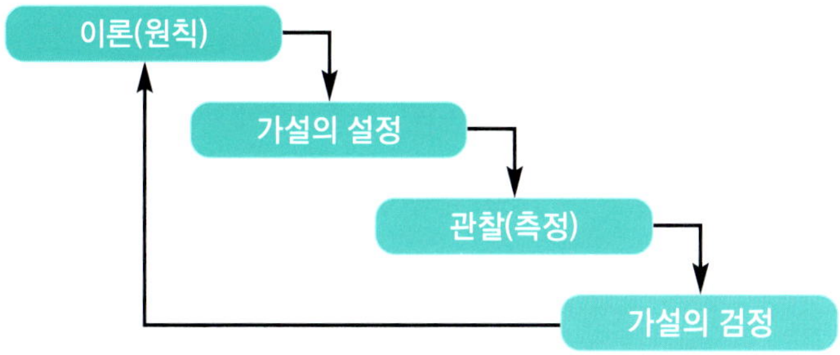

그림 1-2. **연역적 과정**

(2) 귀납법(induction)

귀납법은 특정한 사실로부터 일반적 이론 또는 원리를 도출해가는 논리적 전개과정으로 구체적인 것에서 보다 더 추상적이거나 일반적인 것에 도달하는 사고방법이다. 예를 들면, 첫 번째는 관찰로서 '홍길동의 죽음이다.' 두 번째는 관찰 및 규칙성의 발견으로 '홍길동뿐 아니라 많은 사람들의 죽음의 발견이다.' 세 번째는 관찰된 사실로부터 이론을 유도하는 것 즉, '모든 사람은 다 죽는다.' 이다.

귀납적 논리는 연구자가 관심이 있는 현상을 객관적으로 관찰하고 그것에서부터 어떤 규칙성이나 일정한 유형을 발견하고 그 규칙성이나 유형을 설명할 수 있는 이론을 도출하는 것이다(그림 1-3).

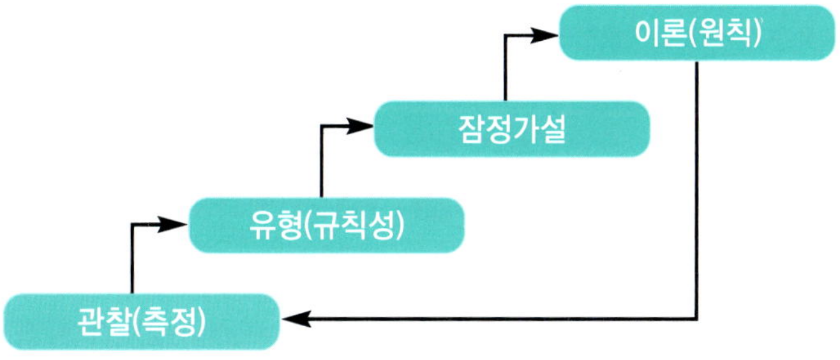

그림 1-3. **귀납적 과정**

(3) 연역법과 귀납법과의 관계

연역법과 귀납법은 각각 독립적으로 연구에 적용될 수 있으나 실제 연구과정에서는 두 가지의 논리적 접근법이 동시에 보완적으로 사용되고 있다. 일반적으로 지식체계는 귀납, 연역, 확인의 과정을 반복하면서 형성되며, 이를 위한 과학적 연구과정은 이론, 가설, 관찰, 일반화의 끊임없는 순환과정을 거친다(그림 1-4).

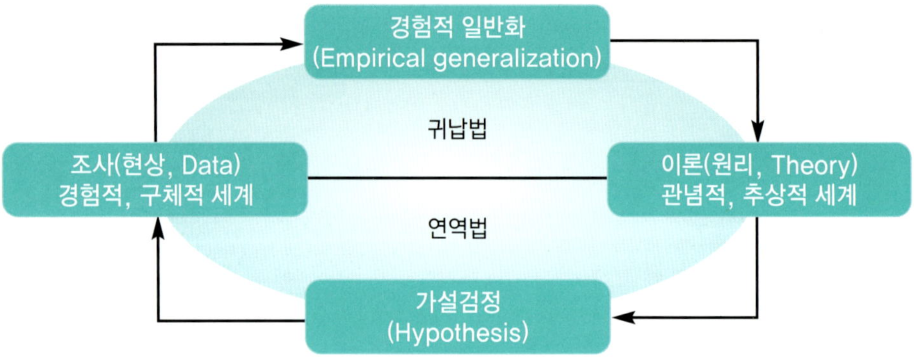

그림 1-4. **연역법과 귀납법의 관계**

1.3 조사연구윤리

1) 조사윤리

조사연구에서는 주로 인간을 대상으로 한다는 점에서 윤리적인 문제가 발생한다. 대부분의 조사연구에는 신체적 위험이 발생하는 경우는 없으나 심리적, 사회적, 경제적인 잠재적 위험성을 내포하고 있으며, 이는 연구대상자 개인뿐만 아니라 가족, 지역사회 등에도 영향을 미칠 수 있다. 이러한 인간 대상의 조사연구 활동이기에 조사과정 중 연구대상자에게 있을 수 있는 상황들이 초래하는 결과가 연구대상자에게 어떠한 혜택과 어떠한 불이익을 줄 것인지를 비교하여 윤리적으로 판단해야 하는 쟁점들이 발생한다. 특히 실험연구와 같이 조작하고 통제하는 행위가 개입될 때는 이러한 점이 중요하게 고려되어야 한다. 따라서 조사연구자는 윤리적 건전성을 토대로 조사결과의 타당성과 신뢰성을 확보하기 위해 노력해야 한다.

(1) 조사연구 수행과 관련된 윤리적인 쟁점

① 조사연구자의 윤리

조사자는 조사결과의 타당성과 신뢰성을 확보하기 위하여 모든 합리적인 단계를 밟아 자료수집과 처리, 연구설계와 자료분석에 세심한 주의를 기울여야 한다. 또한 연구과제에 적합한 조사기법과 분석방법을 사용해야 하며, 잘못된 결론에 이르게 하는 조사기법과 분석방법을 자의적으로 선택하지 않도록 한다. 조사자는 자료에 어긋나게 연구결과를 해석하지 않아야 하며, 만약 조사결과가 일반인에게 잘못 해석되어 전달될 경우 그것을 바로잡기 위하여 필요한 모든 관련 자료를 공개해야 한다.

② 조사대상자에 대한 책임(보호)

조사대상자는 자신이 알지도 못하는 사이에 연구 관찰의 대상이 되는 경우도 있으며, 연구의 목적을 알려주지 않거나, 대상자 본인 의사에 의한 선택이 아닐 때 등이 있을 수 있으며, 이에는 대상자가 연구에 참여함으로써 겪게 될 혜택과 피해 등을 의도적으로 알려주지 않는 것도 해당된다. 연구에의 참여 자체가 무엇을 뜻한다는 것에 대하여 조사대상자가 이해하도록 도와줄 의무가 있다. 때로는 연구설계상 조사대상자를 속여야 하는 상황도 발생할 수 있으나 이 경우에는 조사 실시 후 조사목적 및 내용 등을 설명해 주고 조사결과의 이용에 대한 양해를 구해야 한다. 조사를 수행할 때는 조사대상자에게 응답을 강요하지 않고, 조사대상자의 사생활을 존중하고 익명성을 보장해 주어야 하며, 조사대상자가 허용하는 경우에만 대상자의 이름을 사용하거나 밝힐 수 있다. 조사자는 조사대상자가 자유의사로 조사를 거절하거나 도중에 중단할 수 있는 권리를 존중해야 하며, 조사자가 연구를 가장해서 판매나 정치적 선거운동과 같은 조사 목적과 다른 행위를 하거나 자신들의 연구를 거짓으로 기술해서는 안 된다. 조사자는 적법한 절차에 의한 조사결과를 사용할 때도 조사대상자의 비밀을 보호하는 윤리적 의무를 준수해야 한다.

③ 조사연구결과의 보고

조사연구자는 자신의 연구 근거와 배경, 과정과 결과를 자세하고 정직하게 보고할 의무가 있으며, 자신의 연구나 주장이 아닌 경우 이를 분명히 밝혀야 한다. 연구를 통해 제시된 결과가 타인에게 해를 끼치거나 특정 조직, 기관이나 제도에 유리하게 또는 불리하게 왜곡하는 방향으로 악용되지 않도록 해야 한다. 특히 집단 간의 비교를 함에 있어서 더욱 그러하다. 또한 정치적인 성격이 개입함으로써 생기는 오해가 없도록 해야 한다. 연구의 결과로 얻은 자료는 해당 개인이나 기관이 양해를 하는 경우를 제외하고는 개인 사생활의 권리와 자유를 침해하지 않도록 비밀이 반드시 보장되어야 하며, 연구대상 개개인이 식별될 수 있는 자료는 익명화하여 보고하여야 한다. 만약 출판된 자료에서 중대한 오류를 발견하면, 정정, 취소, 정오표 등 적절한 출판수단을 사용하여 오류를 바로잡기 위한 조처를 취해야 한다. 또한 인용한 문헌 등은 참고문헌과 각주에 명시하고, 연구에 관련 있는 모든 사항, 참여자들, 협력자들에 대한 공적인 인정과 감사의 뜻을 밝히도록 한다.

(2) 기본적인 연구윤리원칙

1964년 세계의사회 총회에서 사람을 대상으로 하는 의학연구의 윤리원칙으로 헬싱키 선언이 제정되었으며, 이후 2013년까지 추가 및 개정보완이 이루어져 왔다. 또한 1974년 미국에서는 국가연구법 통과와 함께 생명의학 및 행동연구 관련 인간 보호를 위한 국가위원회가 발족되고, 이 위원회는 1979년에 인간 피보험자 보호를 위한 연구윤리원칙으로 벨몬트 보고서를 발표하였다. 이 보고서에서는 인간행동에 대한 윤리적 상황과 평가를 위해 기본적인 연구윤리원칙을 정의하였다. 인간을 대상으로 하는 연구의 기본윤리와 관련된 것은 세 가지로 인간존중의 원칙(respect for persons), 선행의 원칙(beneficence), 정의의 원칙(justice)이 이에 해당한다. 먼저 인간존중의 원칙을 연구에 적용하면, 충분한 정보에 근거한 동의(informed consent), 취약한 연구대상자의 보호(protection of vulnerable subject) 등이 해당될 수 있다. 선행의 원칙을 연구에 적용하면, 초래되는 위험과 이익에 대한 평가(risk/benefit assessment), 개인정보 및 사생활 보호 등이 해당된다. 정의의 원칙을 연구에 적용하면 공정한 연구대상자의 선택과 같은 사항들이 포함된다.

(3) 생명윤리 및 안전에 관한 법률의 시행

조사연구윤리와 관련한 현행 법령은 생명윤리 및 안전에 관한 법률(2019.10.24 일부개정)로 본 법령에서는 인간대상의 연구에 대한 윤리원칙을 제시하고 있는데, '인간대상의 연구' 에 대해서는 '사람을 대상으로 물리적으로 개입하거나 의사소통, 대인접촉 등의 상호작용을 통하여 수행하는 연구, 또는 개인을 식별할 수 있는 정보를 이용하는 연구' 로 정의하고 있다.

구체적인 해당 사항은 다음과 같다.

첫째, 사람을 대상으로 물리적으로 개입(intervention)하는 연구란 연구대상자를 직접 조작하거나 연구대상자의 환경을 조작하여 자료를 얻는 연구를 의미한다. 이는 연구대상자에게 어떤 침습적 행위(식품, 의약품 등의 섭취, 혈액채취 등)를 하거나 연구대상자의 환경을 조작(시각, 청각 등에 자극 또는 스트레스 유발)하는 물리적 개입이 포함된 연구를 수행하고 그 결과를 얻어 연구에 이용하는 것을 포함한다.

둘째, 의사소통, 대인 접촉 등의 상호작용(interaction)을 통하여 수행하는 연구는 연구대상자를 선정하고, 연구대상자의 대면(對面)을 통한 설문조사나 행동관찰 등으로 자료를 얻어 그 정보를 이용하는 연구로 대부분의 조사연구의 경우 이러한 연구유형에 포함될 수 있다.

셋째, 개인을 식별할 수 있는 정보(information)를 이용하는 연구는 연구대상자를 직접 대면하거나 연구대상자로부터 정보를 직접 수집하지는 않지만, 연구대상자를 직접 · 간접적으로 식별할 수 있는 자료를 이용하는 연구를 의미한다.

넷째, 실험적 연구와 조사 등을 통한 정보를 이용하는 연구가 복합적으로 수행되거나, 관찰 연구가 포함된 연구 등 위의 연구유형들이 복합적으로 수행되는 연구로 인간대상연구가 해당된다.

인간을 대상으로 하는 조사연구 수행 시에는 반드시 상기 법령에서 요구하는 사항들을 준수하여야 한다. 다만, 다음 중 어느 하나에 해당하는 경우에는 생명윤리법상에 사람을 대상으로 물리적으로 개입하는 연구에 포함되지 않는다.

1. 국가나 지방자치단체가 공공복리나 서비스 프로그램을 검토 · 평가하기 위해 직접 또는 위탁하여 수행하는 연구
2. 「초·중등교육법」 제2조 및 「고등교육법」 제2조에 따른 학교와 보건복지부장관이 정하여 고시하는 교육기관에서 통상적인 교육실무와 관련하여 수행하는 연구

2) 조사윤리의 적용

(1) 기관생명윤리위원회(IRB; Institutional Review Board) 심의

① 기관생명윤리위원회의 임무

우리나라 생명윤리 및 안전에 관한 법률에 의하면 기관생명윤리위원회(IRB; Institutional Review Board)는 연구계획서의 윤리성과 안전성을 심의하기 위해 기관별로 설치된 위원회이다. 이러한 IRB로부터 심의를 받는 것은 국제적으로 인간을 대상으로 하는 연구에 대하여 적용되는 중요한 연구윤리 원칙 중 하나로써 의무화하였다.

기관생명윤리위원회의 임무는 연구대상자의 권리, 안전 복지를 보호하고 특히 취약한 연구대상자의 안전을 보호해야 하며, 연구책임자가 임상시험을 수행하기 적합한지의 여부를 검토하며, 비치료적 임상시험을 대리인 동의에 의하여 실시하는 경우 윤리적 측면의 고

려 검토, 사전 동의가 불가능한 경우 윤리적 측면의 검토 등을 담당하고 있다. 미국 유럽 등에서는 연구자, 연구기관, 기관생명윤리심의위원회 모두가 연구시작 전 교육을 받고, 관련 규정을 준수하도록 의무화하고 있다. 연구자들은 기관생명윤리위원회의 심의를 받음으로써 조사연구가 벨몬트 보고서와 같은 국제적 수준의 연구윤리에 맞게 수행된다는 것을 인정받게 될 수 있다.

② IRB 심의 절차

다음의 경우와 같이 인간대상연구에 해당된다면, 연구를 하기 전에 연구계획서를 작성하여 해당 기관의 기관생명윤리위원회(이하 '기관위원회') 또는 공용기관생명윤리위원회(이하 '공용위원회')에 심의를 받아 승인 후 연구를 수행해야 한다.

1. 생명윤리법상 인간대상연구를 수행하고자 하는 연구자는 자신의 연구가 "기관위원회 심의대상"인지 또는 "기관위원회 심의면제대상"인지를 확인한다.
2. 다음 사항이 포함된 연구계획서를 작성하여 신청서류와 함께 기관생명윤리위원회(이하 "기관위원회")에 심의를 신청한다. 단, 기관위원회가 미설치된 기관에 속한 연구자 또는 기관에 속하지 않은 연구자는 공용기관생명윤리위원회(이하 "공용위원회")에 심의를 신청할 수 있다.
   ① 연구의 목적
   ② 연구 배경(선행연구 포함)
   ③ 연구대상자 선정, 예상 수, 산출 근거, 모집 및 동의 과정 등에 관한 사항
   ④ 연구 내용 및 방법, 조사 도구(해당하는 경우) 등
   ⑤ 연구로 인해 수집되는 자료 및 정보 등 관찰 항목에 관한 사항
   ⑥ 연구로 인한 연구대상자의 위험과 이익, 보상 등에 대한 사항
   ⑦ 연구대상자 안전대책 및 개인정보보호대책에 관한 사항
   ⑧ 평가 기준 및 방법, 자료 분석 등 통계적 측면에 관한 사항
   ⑨ 연구 수행 장소 및 연구 참여기간, 연구자(연구책임자 및 공동연구자)에 관한 사항 등
   ⑩ 그 밖에 기관위원회 또는 공용위원회가 심의를 위해 요청하는 내용
3. 연구자가 해당 연구를 위해 연구대상자를 직접 선정 및 모집하고자 하는 경우에는 다음 사항을 반드시 함께 제출하여야 한다.
   ① 연구대상자 선정 및 제외기준과 그 근거

② 연구대상자 모집문건, 동의 획득방법 및 절차

③ 다음의 사항들이 포함된 연구대상자 동의서 및 설명문

a. 연구제목 및 목적

b. 연구자 성명, 소속기관 및 연락 담당자 관련 정보

c. 연구비 지원기관

d. 연구로 인해 연구대상자가 해야 할 일(가능하다면, 선택 가능한 대안)

e. 연구 참여로 인한 잠재적 위험과 이익

f. 연구대상자로부터 얻어지는 정보의 종류와 기밀성에 관한 사항

g. 연구 참여의 자발성과 참여 거부의 권리, 철회의 권리

h. 연구 참여에 대한 비용 및 보상

i. 연구 참여와 관련하여 연락 가능한 연구자 또는 기관위원회의 연락처

j. 동의권자, 법정대리인 및 연구자의 서명란, 서명 일자

k. 그 밖에 기관위원회 또는 공용위원회가 심의를 위해 요청하는 서류

4. 연구자는 연구계획서와 함께 연구를 위해 연구대상자로부터 얻어 이용하고자 하는 정보의 목록(예: 실험일지, 연구노트, 기록카드 및 설문지 등의 문서양식)을 제출하여 심의를 받아야 한다.

5. 연구자는 연구에 대한 승인 후 최종 승인된 연구계획서에 따라 연구를 수행해야 한다. 만약 연구계획의 수정 또는 변경이 필요한 경우에는 해당 사항에 대하여 승인을 획득한 기관위원회 또는 공용위원회에 변경승인을 획득한 후에 시행해야 한다.
단, 생명윤리법상 인간대상연구라 할지라도, 연구대상자 및 공공에 미치는 위험이 미미한 경우 즉, 일반대중에게 공개된 정보를 이용하는 연구이거나, 연구대상자에 대한 개인식별정보를 수집하거나 기록하지 않는 연구에 한하여 기관윤리위원회의 심의를 면제할 수 있다.

IRB 심의는 연구 개시 전에 받아야 하며, 최소한 연구대상자를 모집하기 전에는 받아야 한다. 심의 후 승인을 받으면 위원회에서는 모집 공고문, 피험자 제공 서류 등 관련 서류에 승인 번호와 확인 도장을 찍어서 연구자에게 제공하며, 연구자들은 연구 수행 시 이러한 승인 번호와 확인 도장이 있는 서류를 사용하여 연구를 진행하여야 한다.

(2) 사전동의(고지된 동의, informed consent) 확보

기본적인 윤리원칙에 있어 가장 핵심이 되는 요인은 조사대상자로부터 동의의 확보라 할 수 있다. 이러한 동의과정은 연구에 관한 적절한 정보의 제공, 이해제고를 위한 동의권자 적합성, 참여의 자발성의 3요소가 포함되었는지로 분석될 수 있다. 이는 연구대상자에게 자율적 결정권을 부여하여 대상자의 권리 및 복지의 보호, 연구자 및 연구기관의 보호를 목적으로 하고 있다. 이러한 동의서 및 설명서는 기관윤리심의위원회의 심의를 받아야 한다.

① 동의를 얻는 시점

1. 동의 구득과 연구 개시 사이에는 충분한 시간이 존재하여야 한다.
2. 의사결정 전에 피험자에게 동의서를 나누어 주고 연구에 관해 가족, 친지 등과 의논할 시간을 부여한다.

② 동의를 얻는 방법

1. 전통적으로 피험자와 연구자가 일대일 대면하여 받는다.
2. 위험이 없는 연구에서는 동의과정 혹은 동의서가 생략 가능하고 전화설문조사 혹은 인터뷰에 많이 적용한다.
3. 피험자가 동의서를 읽을 수 없는 경우 공정한 입회자가 동의의 전 과정에 참여한다.

③ 동의의 변경 및 면제조건

공공의 이익 혹은 공공서비스 프로그램 연구

1. 피험자에 대한 최소위험연구
2. 피험자의 동의변경 혹은 면제가 피험자의 존엄, 권리 및 복지에 불리하게 영향을 주지 않는 경우
3. 동의취득을 면제하거나 변경하지 않으면 실제연구수행이 불가능한 경우

④ 동의의 구성요건

1. 연구라는 사실 및 연구의 목적
2. 예견되는 피험자의 참가기간, 절차, 실험적인 부분이 있는 경우 이에 대한 명시
3. 피험자에게 예견되는 위험 또는 불편에 관한 기술
4. 피험자에게 예견되는 이득에 관한 기술

5. 피험자에게 도움이 될 수 있을 가능성이 있는 적절한 다른 치료법에 대한 기술
6. 피험자의 신원을 파악할 수 있는 기록은 비밀로 보장할 것이며, 연구의 결과가 출판될 경우 피험자의 신원은 비밀상태로 유지될 것이라는 사실

요약

보건조사연구는 연구결과의 타당성과 신뢰성을 확보하기 위하여 과학적 연구방법에 근거하고 있다. 과학적 연구방법의 절차 즉, 문제의 정의, 연구의 설계, 가설의 설정, 자료분석, 결과 및 결론도출의 과정을 설명하였다. 또한 일반화, 검증가능성 및 재현성과 같은 과학적 조사연구의 특징과 함께 탐색, 기술, 설명, 예측 및 평가와 같은 조사연구의 목적과 연역법 및 귀납법과 같은 조사연구의 논리적 체계를 설명하였다.

연습문제

01 과학적 연구방법을 설명하시오.

해설: 과학적 연구방법은 지식을 습득하는 과정으로서 관찰, 가설 설정, 자료 수집, 자료 분석, 결론 및 피드백과 같은 체계적인 방법을 가지고 있어야 한다.

02 과학적 연구의 목적을 설명하시오.

해설: 과학적 연구의 목적은 첫째, 자연현상의 존재 이유와 그 결과에 대한 지식을 제공하고, 둘째, 자연현상이나 사회현상 속에 존재하는 논리적이고 일정한 규칙을 일반화하며, 셋째, 관련된 변수들 사이의 관계를 기술하고 설명하며, 넷째, 이론을 바탕으로 현상을 예측하는 것이다.

03 조사연구의 목적을 설명하시오.

해설: 조사연구의 목적은 첫째, 어떤 문제에 대하여 가설을 발전시키고 그 분야에 관한 통찰력을 얻기 위해 행하는 탐색(探索, Exploration)적 목적. 둘째, 연구대상의 특성을 변수별로 그 빈도와 분포 및 관련성을 찾기 위한 조사인 기술(記述, Description)적 목적. 셋째, 기술된 현상의 발생 원인을 찾기 위한 연구인 설명(說明, Explanation)적 목적이 있으며, 설명적 목적은 다시, 가) 미래에 일어날 어떤 사건이나 현상에 대한 추론을 하는 예측(prediction)적 목적과, 나) 어떤 현상의 변화를 목적으로 실행한 사업의 효과를 측정하는 평가(evaluation)적 목적으로 구분된다.

04 과학적 조사연구의 논리체계를 설명하시오.

해설: 과학적 조사연구의 논리체계란 경험과 측정에 근거한 증거를 사용하여 현상의 원리를 밝히는 과정으로 연역(deduction)과 귀납(induction)의 논리학을 바탕으로 관찰-이론-실험-재현하는 자연과학의 방법론을 말한다.

연역법은 하나 또는 다수의 일반적 이론에서 논리적으로 어떤 결론에 이르는 과정으로 추상적이거나 일반적인 것에서 출발하여 보다 더 구체적인 것으로 옮겨가는 사고방법 즉, 일반적 원리를 특수한 사실에 적용하는 것이다.

귀납법은 특정한 사실로부터 일반적 이론 또는 원리를 도출해 가는 논리적 전개과정으로 구체적인 것에서보다 더 추상적이거나 일반적인 것에 도달하는 사고방법이다.

05 보건과학에서는 실험이 어렵다고 한다. 이는 윤리문제와 밀접한 관련이 있는데 다음 중 어느 측면과 가장 관계가 있는가?

① 연구내용에 있어서의 윤리문제
② 연구대상에 있어서의 윤리문제
③ 문제선정에 있어서의 윤리문제
④ 연구결과 발표에 있어서의 윤리문제
⑤ 연구비용에 있어서의 윤리문제

정답 ②

06 보건조사연구 윤리에 대한 설명 중 틀린 것은?

① 연구조사는 일반적인 사회통념이 허용되는 것이어야 한다.
② 보건과학연구에 있어 윤리문제는 최근에서야 대두되기 시작하였다.
③ 실험과 자료를 수집할 때는 자발적 참여가 바람직하다.
④ 연구결과의 발표 시에는 정확성과 검증가능성을 위해 조사대상자의 정보를 밝혀야 한다.
⑤ 가장 기본적인 윤리원칙은 연구대상자의 동의를 확보하는 것이다.

정답 ④

07 연구대상자의 동의를 확보하기 위한 문서작성 시 반드시 포함되어야 하는 사항이 아닌 것은?

① 연구의 학문적 배경
② 연구대상자가 해야 할 일
③ 연구 참여로 인한 잠재적 위험과 이익
④ 연구자의 정보, 연락처
⑤ 연구 참여에 대한 비용 및 보상

정답 ①

참고문헌

김경동, 이온죽(2005). 사회조사연구방법, 서울, 박영사.

김옥주(2006). 조사연구에서의 윤리, 2006년 한국조사연구학회 추계학술대회 발표자료.

기관생명윤리위원회 정보포털 http://www.irb.or.kr

대한민국국회, 생명윤리 및 안전에 관한 법률, 대한민국국회 의안정보시스템 http://likms.assembly.go.kr/bill/jsp/main.jsp

대한의사협회(2005). 세계의사회 윤리지침.

배규환, 이기재(2003). 통계조사방법론. 서울: 한국, 한국방송대학교출판부.

세계의사회(2008). 헬싱키 선언-사람을 대상으로 하는 의학연구의 윤리원칙, 제59차 세계의사회 총회, 2008.10.

전국대학보건관리학교육협의회(2009). 보건교육사를 위한 조사방법론. 서울: 한국, 도서출판 한미의학.

전국대학보건관리학교육협의회(2010). 보건교육사를 위한 조사방법론. 서울: 한국, 도서출판 한미의학.

조진호(2006). 인간대상 조사연구의 윤리, 2006년 한국조사연구학회 추계학술대회 발표자료.

한국조사연구학회 조사윤리강령 http://www.kasr.org/

Abramson JH, Abramson ZH(1999). Survey methods in community medicine: Epidemiological Research, Programme Evaluation, Clinical Trials. New York, USA: Churchill Livingstone.

Abramson JH, Abramson ZH(2008). Research methods in community medicine: Epidemiological Research, Programme Evaluation, Clinical Trials. New York, USA: John Wiley & Sons, Ltd.

Bailey DM(1991). Research for the health professional: a practical guide. Philadelphia: USA. FA Davis Company.

Shirley Foster hartley(2002), Sampling strategies and the threat to privacy, Social surveys, Sage benchmarks in social research methods, Vol.1. London, Sage Publication 150-164.

The national Commission for the protection of Human subjects of biomedical and behavioral research(2002), The Belmont Report: Ethical principles and guidelines for the protection of human subjects of research, Social surveys, Sage benchmarks in social research methods, Vol.1. London, Sage Publication pp 139-149.

조사연구 문제와 설계

02

김영복 대구대학교 재활건강증진학과
장창곡 동덕여자대학교 보건관리학과

학습목표

1. 과학적 조사연구의 종류와 절차를 이해한다.
2. 연구 문제와 가설 설정을 이해한다.
3. 조사연구의 설계에 대해 이해한다.
4. 개념의 정의와 조작적 정의를 이해한다.
5. 변수의 형태를 구분할 수 있다.

2.1 과학적 조사연구의 종류와 절차

1) 과학적 조사연구의 종류

(1) 과학적 조사연구의 개념

과학의 목적은 일반현상에 있어서의 인과관계를 찾는 것이다. 즉 과학적 이론은 현상을 구성하고 있는 변수들 간의 관계를 밝히는 것이므로 이러한 변수들 간의 관계는 과학적인 인과관계를 규명하는데 있고, 이러한 목적을 달성하기 위한 과학적 연구를 수행한다.

과학적 조사연구는 자연적으로 발생하는 연구대상자의 특성과 태도, 행동 등을 기술하거나 예측할 목적으로 모집단으로부터 표본을 추출하여 체계적인 방법으로 실증적 자료를 수집하는 연구방법이다. 일반적으로 조사연구방법을 선정할 때는 연구 목적에 따라 연구설계의 적절성(appropriateness), 연구결과의 일반화 가능성(generalization), 시간과 비용의 편리성(convenience) 등을 고려해야 한다.

과학적 조사연구의 장점은 첫째, 다수의 연구대상자들로부터 질문지 또는 면접 등을 활용하여 자료를 수집하기 때문에 광범위한 양의 자료를 얻을 수 있다. 둘째, 주어진 상태에서 주어진 문제에 관한 현실적인 자료를 수집할 수 있다. 셋째, 상대적으로 개별 면접 또는 관찰법보다 적은 시간과 비용으로 자료를 수집할 수 있다. 넷째, 대규모의 연구모집단을 설정하여 표본추출을 위한 체계적인 방법을 사용한 경우 조사된 연구결과를 모집단에 일반화시킬 수 있다. 다섯째, 조사방법을 단계적으로 진술할 수 있기 때문에 후속 연구 및 평가를 용이하게 한다.

반면 조사연구의 단점은 첫째, 조사응답지의 회수율을 예측하기가 어렵고, 회수율이 낮을 수 있다. 둘째, 주로 질문내용에 대해 응답하기 때문에 추상적인 자료를 얻을 수 있다. 셋째, 연구변인에 관한 통제가 어려워 연구결과에 오류가 있을 수 있고, 인과관계를 추론하기 어렵다. 넷째, 자료의 양에 비해 상대적으로 시간과 노력이 적게 들 수 있으나, 조사인원 및 조사원의 능력과 기술에 따라 시간과 비용 부담이 증가할 수 있다.

(2) 과학적 조사연구의 종류

과학적 조사연구는 '연구하고자 하는 문제가 무엇인지?', '조사의 목적과 내용은 무엇인지?'에 따라 자료의 성격, 자료의 수집방법, 분석방법을 결정한다. 효과적인 조사를 실시하기 위해서는 문제의 특성 및 올바른 조사목적과 조사조건을 규명하고, 이에 맞는 조사방식을 선택해야 한다.

과학적 연구조사는 목적에 따라 문제 규명을 위한 탐색조사, 현상 설명을 위한 기술조사, 인과관계 규명을 위한 인과조사로 구분될 수 있다.

1. **탐색적 조사**: 문헌조사, 전문가조사, 경험조사. 파일럿(pilot)조사, 사례조사
2. **기술적 조사**: 횡단조사, 종단조사
3. **설명적 조사**: 실험조사, 유사실험조사

탐색적 조사(exploratory research)는 정확한 문제 규명을 위해 적합한 연구방법의 선정, 과학적 조사, 연구결과의 효과적인 활용방법에 관한 계획 수립 등을 포함한다. 즉 문제를 정확히 알지 못할 때 탐색조사를 통해 연구 문제와 관련된 변수들을 규명한 후, 그에 관한 연관성을 파악하여 가설 설정에 활용한다. 탐색조사는 연구 문제 도출 및 연구가치 추정, 연구주제와 관련된 변수들 사이의 관계에 대한 통찰력 제고, 여러 문제와 기회에 관한 우선순위 파악, 주어진 상황에서 조사대상자에 관한 이해 증진, 조사 수행을 위한 절차의 구체화 등을 위해 활용한다. 탐색적 조사에는 문헌조사, 전문가조사, 경험조사, 파일럿(pilot)조사, 사례조사가 있다.

첫째, 문헌조사(literature review)는 문제를 확인하고 가설을 정립하기 위해 기존의 문헌(연구지, 각종 상업잡지와 통계자료집 등)을 이용하는 방법이다.

둘째, 전문가 의견조사(expert survey)는 전문가들로부터 주어진 문제에 관한 전문적 견해와 정보를 얻어내는 방법이다. 일반적으로 문헌조사와 함께 활용한다.

셋째, 경험조사와 파일럿(pilot)조사는 문제의 성격 및 변수들 간의 관련성을 규명하고, 새로운 아이디어를 얻어 문제해결 과정에 활용하기 위해 경험이 풍부한 사람들의 의견을 수집하고, 조언을 구하는 조사이다. 일반적으로 일대일 대인면접 또는 심층면접법(in-depth interview)을 통해 조사가 이루어진다.

넷째, 사례조사(case study)는 주어진 문제와 유사한 사례들을 찾아 유사점과 차이점을 분석하여 현재의 상황을 논리적으로 유추해 가는 방법으로 사례에 관한 기록, 시뮬레이션 등을 활용한다.

기술적 조사(descriptive research)는 연구대상자의 특성 및 특정 상황의 발생빈도 등을 활용하여 관련 변수들 간의 상호관계를 파악하고, 관련 상황을 예측하는 방법이다. 주로 조사목적을 설정하고 관련변수들의 관계를 파악한 후 이용된다. 이를 위해 먼저 문제제기 및 조사 목적을 결정한 후 조사를 실시한다. 즉 탐색조사보다 사전지식을 통한 검토, 철저한 사전 계획 수립, 체계적인 절차에 따른 수행 등을 중요시한다. 반면 기술조사는 일반적으로 일회성 조사로 실시되는 경우가 많아 인과관계를 파악하는데 적합하지 않다. 기술조사는 종단조사와 횡단조사로 구분할 수 있다.

첫째, 종단조사(longitudinal research)는 자료를 일정기간 동안 시간적 간격을 두고 반복적으로 측정하여 수집하는 방법이다. 동일한 현상을 동일한 대상에게 일정기간 동안 반복적으로 측정하는 조사방법으로 패널조사, 추세조사, 코호트조사 등이 있다.

- 패널조사(panel study)는 패널이라 불리는 표본을 사전에 선정하여 반복조사를 실시하는 방법이다.
- 추세조사(trend study)는 서로 다른 시점에서 반복 측정하여 시계열자료를 수집하는 방법이다.
- 코호트조사(cohort study)는 특정 시기에 출생했거나 동일시점에 특정한 사건을 경험한 사람들을 코호트로 구축하여 반복조사를 실시하는 방법이다. 예를 들어, 베이비붐 세대, 386세대 코호트 등이 있다.

둘째, 횡단조사(cross-sectional research)는 보편적으로 가장 널리 활용되는 조사방법으로 모집단으로부터 표본을 추출하여 특정 시점을 기준으로 자료를 측정하는 방법이다. 특정 시점에 집단 간 특성을 분석해야 하므로 집단 구분을 위해 표본의 크기가 종단조사보다 상대적으로 클 수 있다.

인과조사(causal research)는 과학적인 문제해결을 위해 특정 현상을 가져온 원인과 결과 사이의 인과관계를 정확히 밝히기 위한 방법이다. 변수들 간의 인과관계는 과학적인 인과관계를 근거로 할 때 지식과 이론으로서 가치를 지니게 되고 근본적인 문제해결 및 올바른 의사결정에 도움을 주게 된다. 인과관계를 설명하기 위한 조건으로는 원인이 결과보다 시간적으로 앞서야 하고, 원인과 결과가 관련이 있어야 하며, 결과는 원인이 되는 변수들만으로 설명되어야 한다. 즉 인과관계가 성립되기 위해서는 첫째, 원인으로 추정되는 변수와 결과로 추정되는 변수가 동시에 존재해야 하며, 상호연관성을 가지고 변화해야 한다. 둘째, 원인과 결과를 추정하기 위해 원인이 결과보다 시간적으로 우선해야 한다. 셋째, 결과를 발생시키는 원인이 여러 가지가 있을 수 있으므로 원인과 결과 간에 작용한 외생변수들을 통제해야 한다. 넷째, 인과관계는 원인을 조작하여 문제해결에 적용할 수 있을 때 이론적 가치를 높일 수 있다. 추정된 원인이 조작이 불가능할 때 사회적 현상에 관한 문제해결에 도움을 줄 수 없으므로 이론적 가치가 떨어지게 된다.

2) 과학적 조사연구의 절차

과학적 조사연구는 계획, 수행, 결과 및 보고를 위한 체계적인 과정으로 구성된다. 일반적으로 조사연구의 절차는 문제 제기, 조사 설계, 자료 수집, 자료 분석 및 해석 · 이용, 보고서 작성의 5단계로 구분한다. 1단계에서는 문제 또는 주제의 선정, 문헌 고찰 및 연구의 이론적 틀 작성, 가설 설정과 개념 및 변수의 정의가 이루어지고, 2단계에서는 조사의 설계, 표집방법 및 표본추출 결정, 측정도구의 선택 및 설문지 작성이 이루어진다. 3단계에서는 실제 조사를 수행하고, 4단계에서는 수집된 자료의 통계적 처리 및 분석, 결과에 관한 분석 및 해석을 수행하고, 5단계에서는 최종적으로 보고서를 작성한다. 반면 이러한 절차는 연구 문제 및 연구 목적, 연구자의 능력에 따라 절차의 순서가 바뀌거나 추가 또는 생략될 수 있다.

과학적 조사연구의 절차는 주제 선정 → 문헌조사 → 가설 설정 → 윤리문제 고려 → 조사 설계 → 자료 수집 → 자료 분석 → 결론 도출의 8단계로 구분하기도 하고, 연구 목적 정립 → 연구주제의 설정 → 문헌 고찰 → 개념적 틀의 도출 → 가설의 도출 → 조사 설계 → 측정도구의 개발 → 사전 조사 → 표본의 추출 → 자료의 수집 → 자료의 처리 및 분석 → 보고서의 작성으로 세분화하기도 한다(그림 2-1).

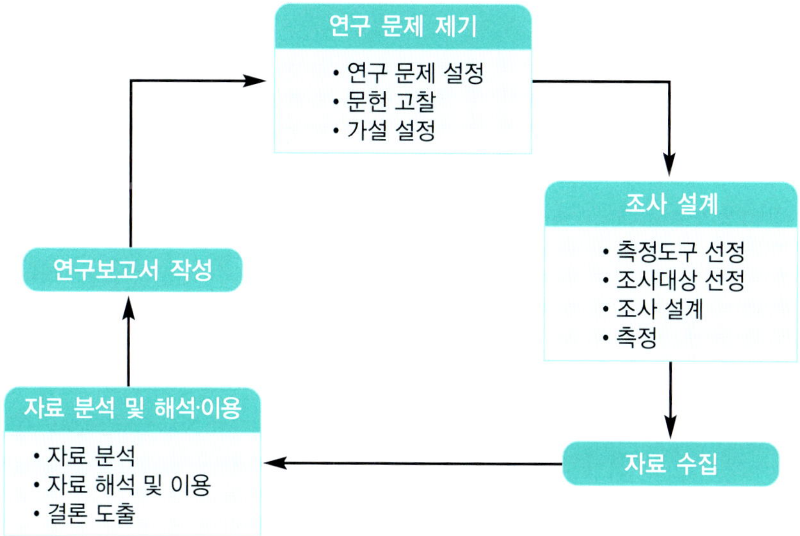

그림 2-1. **과학적 조사연구의 절차**

(1) 문제 제기

대부분의 조사연구는 첫째, 연구 문제에 관한 정보를 얻기 위한 목적, 둘째, 어떠한 이론적 가설을 검증하기 위한 목적, 셋째, 실제적인 문제 해결을 위한 목적으로 실시된다. 조사연구를 위한 첫 번째 단계인 문제 제기는 과학적 조사연구의 전체적인 방향을 설정하는 단계로써 문제 해결을 위한 변수 규명 및 이들 변수들 간의 관련성을 나타내는 가설 설정 및 체계적 고찰을 수행하는 중요한 단계이다. 특히 사회현상과 인간행동에 관련된 많은 개념들은 추상적일 수 있기 때문에 연구 문제는 쉬운 용어를 사용하여 구체적이고 명확하게 규정해야 한다. 연구 문제는 연구자의 관심, 경험, 아이디어, 기존 이론 등을 활용한 창의성 있고 가치 있는 주제로부터 출발하나, 연구 문제의 현실성과 수행 가능성을 함께 검토해야 한다. 일반적으로 배경분석을 위해 상황 분석, 문헌조사, 전문가 의견조사, 사례조사 등을 활용한다.

문헌조사는 연구 문제와 관련된 사실, 이론, 방법 등에 관한 기존의 선행연구들을 탐색하는 검토과정이다. 문헌조사는 연구 문제의 현황에 관한 사전지식 습득, 이를 바탕으로 한 연구 문제 조정, 셋째, 연구 배경의 논리적 전개, 연구가설의 설정, 연구 문제 해결을 위한 적절한 연구방법을 고찰하기 위해 수행한다. 이러한 문헌조사를 통해 새로운 연구 문제 제기, 이론적 배경, 연구방법 등에 관한 구체적인 지식을 습득하고, 연구 진행에 필요한 문헌 자료를 수집할 수 있으며, 연구 문제에 관한 깊은 이해력과 통찰력을 얻게 한다. 또한 연구 문제와 주요 개념을 구체화 및 정교화하고, 연구 문제와 기존의 지식을 연결시켜 줌으로써 연구 문제에 관한 이론적 틀을 작성하고, 가설 설정 및 연구 문제에 대한 접근방법, 조사방법 등을 제시하는데 도움을 준다.

이처럼 문헌 조사결과에 기초하여 연구 목적을 효과적으로 수행하기 위해 연구 문제를 가설로 전환하는 검증과정이 필요하다. 가설은 연구 문제를 설정한 후 검증하고자 하는 둘 또는 그 이상의 변수들 간의 관계에 대한 가정적 명제이다. 가설은 기존 이론으로부터 구성되기도 하고 경험적 사실에 대한 관찰을 통해 구성되기도 한다. 가설을 설정할 때에는 먼저 연구에서 다루고자 하는 개념과 변수들을 명확히 정의하고 경험적으로 측정할 수 있도록 조작화해야 한다. 반면 모든 연구가 가설 설정을 요구하는 것은 아니다. 일반적으로 인과관계를 입증하려는 연구들은 변수들 간에 기대되는 관계를 구체적으로 표현하기 위해 가설을 설정한다.

(2) 조사 설계

조사 설계는 문제 규명을 위한 문제의 종합적 검토과정이다. 문헌조사가 이루어진 후, 연구 수행의 효율성을 높이기 위한 계획을 수립하는 단계로써, 조사 전체의 수행 및 통제를 위한 청사진을 제시한다. 문제 검토과정에서는 조사 목적, 연구 문제, 가설을 검토하고, 조사방법의 제시, 전반적인 조사틀(research framework)의 설정, 자료 수집 절차와 자료분석기법의 결정을 포함한다.

조사 설계 단계에서는 먼저 개념적 정의를 통해 가설을 설정한 후, 이를 검증할 수 있는 정확하고 일관성 있는 측정 도구를 선정한다. 기존의 검증된 측정 도구 또는 연구자가 개발한 측정도구를 사용할 수 있다.

연구 문제를 수행하기 위해 연구대상을 선정한다. 적절한 연구대상을 선정하지 못하면 성공적인 연구 수행이 불가능하므로 연구 문제에 적합한 연구대상자를 선정하는 것이 중요하다. 모집단을 전수조사(population survey)하지 못하는 경우 표본조사(sample survey)를 수행된다. 이를 위해 모집단을 명확히 규정하고, 표본의 성격을 파악하여 적절한 표본의 크기와 종류를 결정하고 여러 가지 표본 추출방법 중 가장 적합한 방법을 선정해야 한다. 조사 설계를 위해 연구의 분석 단위, 연구 범위 등을 정하고 자료 수집방법, 자료 측정, 자료분석방법 등에 관한 구체적인 계획을 수립한다. 조사 설계 과정에서는 조사의 수행 가능성 또는 용이성(feasibility), 조사대상의 접근 가능성(accessibility), 필요 예산 규모 및 비용 확보방안 등을 고려해야 한다. 특히 예산의 편성과 조사일정 계획은 인원, 시간 및 비용을 고려하여 효율적으로 이루어져야 한다.

조사 설계는 연구 목적에 따라 탐색연구 설계, 기술연구 설계, 설명연구 설계로 구분할 수 있으며, 시간차원에 따라 종단적 연구 설계, 횡단적 연구 설계, 시계열 연구 설계 등으로 자료 수집방법에 따라 실험연구 설계, 비실험연구 설계로 구분할 수 있다.

측정은 특정 사건, 상황, 사람을 포함한 각종 목적물에 가치를 수량화하여 특징을 밝혀내는 작업을 말한다. 즉 관찰된 현상의 경험적인 속성에 대해 일정한 규칙에 따라 추상적 개념을 수량화하여 실증 자료화하는 것이다. 측정 도구의 정확성을 살펴보기 위해 측정하고자 하는 것을 정확히 측정하고 있는지를 살펴보는 타당성과 반복 측정 시 동일한 결과가 나타났는지를 살펴보는 신뢰성을 평가한다. 이처럼 조사 설계는 신뢰성, 타당성, 결과의 일반화 가능성 등을 분석하고, 조사 절차와 기법들을 실제상황이나 모의상황에 적용해 봄으로써 경제성, 객관성에 기반한 여러 대안을 얻게 된다.

(3) 자료 수집

조사 설계가 이루어지면 정해진 계획에 따라 자료 수집을 수행한다. 연구 문제와 가설에 답할 수 있는 적합한 형태의 자료를 수집해야 한다. 자료 수집방법은 크게 실험을 통한 자료 수집방법과 실험이 아닌 면접, 설문조사, 관찰, 현장조사 등을 통해 자료를 수집하는 두 가지 방법이 있다. 앞서 선정된 연구대상을 어떻게 효과적으로 표집하여 자료를 수집할 것인가가 이 단계에서 중요한 과제가 된다.

조사 자료는 크게 1차 자료와 2차 자료로 구분된다. 1차 자료는 조사자가 직접 수집한 자료이며, 2차 자료는 다른 사람에 의해 이미 정리되어 있는 자료를 말한다. 1차 자료는 2차 자료에 비해 조사 목적과 직결된 자료를 제공해 주기 때문에 대부분의 의사결정 시 1차 자료에 근거하는 경우가 많다.

1차 자료 수집을 위해 자료 수집방법 결정 → 설문작성 → 표본 추출 → 자료 수집의 단계를 거친다. 자료 수집방법에는 직접적인 방법과 간접적인 방법이 있으며, 자료 수집 시 반드시 조사대상자로부터 협조와 승낙을 얻는 과정이 선행되어야 한다(표 2-1).

표 2-1. 자료의 수집방법

구분	자료 수집방법	유형
직접적인 방법	조사대상자에게 직접 질문을 하여 얻어내는 방법	면접조사, 전화조사, 우편조사, 인터넷 등을 이용하는 방법
간접적인 방법	관찰에 의한 방법	흔적조사법, 내용분석법 등

자료 수집방법이 결정되면 의사결정에 도움이 되는 정보를 획득하기 위해 설문지를 작성하며, 설문지가 작성되면 구체적인 조사대상자를 선정하여 전수조사 또는 표본조사를 수행한다. 자료 수집은 의미 있는 분석결과를 얻을 수 있는 자료를 수집하는 과정으로써 조사자는 조사의 목적과 내용을 명확히 알고 있어야 한다. 또한 유능한 조사원을 모집하고 철저한 교육 후 활용함으로써 조사과정에서 발생할 수 있는 오류를 최소화시켜야 한다.

2차 자료는 1차 자료에 비하여 손쉽고 저렴하게 획득할 수 있다. 연구기관이나 공공기관의 간행물 등을 통해 얻을 수 있으나, 2차 자료만으로 문제 해결이 불가능한 경우가 많다.

(4) 자료의 분석 및 해석·이용

수집된 자료는 연구 문제의 해결 및 가설 검증에 적합하게 체계적으로 정리되고 재조직된 후 분석과정을 거치게 된다. 수집한 자료에서 누락된 사항 또는 잘못 기록된 사항을 검토한 후 자료의 정리와 재조직을 위해 편집, 코딩(부호화), 분류, 변환작업을 수행한다. 편집은 조사 설계에 따른 분석을 수행하기 위해 완전하고 일관성 있는 자료를 확보하기 위한 작업이다. 이 과정에서는 자료의 정정, 보완, 삭제 등이 이루어진다. 이후 코딩을 통해 관찰된 내용을 일정한 숫자로 부호화하여 통계 분석을 실시하고 결과를 해석한다. 자료의 분석 및 해석은 수집된 자료의 편집, 코딩과정이 끝난 뒤에 다양한 통계적 기법을 이용하여 이루어지게 되고, 이 단계에서 자료는 설정한 기준에 따라 범주화되며 범주들 간의 관계를 분석한다.

통계 분석을 실시할 때에는 조사 목적과 자료를 얻기 위해 사용한 표본 추출방법, 자료 수집방법 및 측정방법을 고려하여 통계 분석방법을 선정한다. 통계 분석방법은 조사 설계를 계획할 때부터 수집할 자료의 성격과 분석을 일관성 있게 유지해야 한다. 분석을 통해 얻은 조사결과에 관한 의미 있는 해석이 이루어지고, 정확한 결론이 나올 수 있도록 세밀하게 비판적으로 분석되어야 한다. 동일한 과정을 통해 얻어진 분석결과들도 분석자가 통계기법에 대해 이해의 차이나 분석관점에 의해 달라질 수 있으므로 분석자의 통계기법과 사회과학 전반에 대한 명확한 이해가 있어야 한다.

자료 분석이 끝나면 분석된 결과를 토대로 연구 문제와 가설에 관한 결론을 도출한다. 이때 조사결과에 기초하여 가설을 검증하여 연구를 위해 세운 가설을 지지하거나 부정하게 된다. 이 과정을 통해 조사결과에 일반화의 가능성을 논의할 수 있으며, 기존의 지식과 사실에 대해 도전하거나 수용할 수 있게 되고, 향후 연구가 필요한 새로운 문제, 연구방향, 이론, 방법론 등을 제시하게 된다. 자료 해석 및 결과 활용을 위해 그림, 표, 차트 등을 충분히 활용할 수 있다. 이때 연구결과 해석 및 추론 과정에서 연구자의 주관이나 편견이 개입되지 않도록 유의하여야 한다.

(5) 보고서 작성

조사결과를 문서나 구두로 발표하는 단계로써 연구 수행을 마무리하는 단계이다. 조사결과와 결론을 조사 목적에 맞추어 문자 또는 도표로 정리한다. 조사연구를 수행한 후 보고서를 작성하지 않거나 조사결과를 효과적으로 해석하지 못하면 가치 있는 연구가 되지 못한다.

보고서는 조사 목적, 연구 문제, 조사방법, 조사결과 및 해석 등을 포함한다. 조사 절차는 연구 문제와 이론이 부합하도록 상세히 제시하는 것이 바람직하다. 일반적으로 보고서는 서론(연구 문제, 이론적 배경/문헌 고찰, 가설, 변수의 정의), 조사연구방법 및 절차(연구의 설계, 사용된 측정도구, 절차, 표본선정, 통계 분석방법), 연구결과 및 결과에 대한 논의(연구결과 해석, 제언 및 제한점), 요약 및 결론 등의 순서로 기술된다.

보고서는 조사 목적에 따라 학술적 연구보고서, 정책평가보고서, 학위논문 등으로 구분한다. 조사 내용 및 결과를 작성할 때는 명확성, 정확성, 간결성 등에 기초하여 작성해야 하며, 보고서를 읽는 독자의 이해수준, 내용, 형식, 문체, 문장 길이, 형태 등을 충분히 고려하여 작성해야 한다.

3) 실습

조사연구계획서는 연구 수행의 이유 및 방법을 제시하며, 연구의 승인 또는 필요한 자원을 얻을 수 있는 유용한 도구이다. 조사연구계획서는 조사 목적, 조사 내용, 조사 방법, 의사결정에 필요한 정보, 조사 일정, 예산 등을 기술한다. 일반적으로 연구계획서의 요소에는 연구 문제, 조사 목적, 문헌 검토, 연구대상 선정, 측정, 자료 수집방법, 자료 분석, 조사 일정, 예산을 포함하며, 구체적인 조사 절차는 다음과 같다.

- 조사 수락 → 2차 자료조사, 내부적 상황분석, 외부적 상황분석 → 1차 자료 수집 수단 설계(설문지 작성) → 사전조사 및 설문지 확정 → 수정 → 타이핑 및 교정 → 인쇄 → 코딩계획 작성, 분석절차 설계, 조사 실시 → 코딩 → 편집 → 자료 수집 및 해석 → 최종보고서 작성 → 인쇄 → 의뢰자에게 보고

- 조사 준비 및 조사 설계 → 2차 자료 수집 → 1차 실험 → 2차 실험 → 3차 실험 → 자료 정리 → 코딩 → (펀칭) → 자료 분석 → 컴퓨터 분석 → 결과 분석 → 분석결과 정리 → 보고서 작성 → 보고서 인쇄 → 보고서 제출 → 조사결과의 평가 및 논의

조사연구계획서를 작성하여 얻을 수 있는 장점은 첫째, 연구 문제와 진행과정에 관하여 보다 조직적으로 사고할 수 있고, 연구계획의 문제점을 사전에 발견하여 교정할 수 있다. 둘째, 필요한 자료 수집 및 조사 절차를 사전에 명확히 규정할 수 있다. 셋째, 다른 전문가들로부터 연구계획에 관한 비평과 제안을 받을 수 있는 의사소통의 도구가 된다. 연구계획서의 요소를 구체적으로 살펴보면 다음과 같다.

(1) 연구 문제, 조사 목적

조사연구계획서는 연구에서 해결고자 하는 연구 문제를 명료하게 서술하여야 한다. 정확히 무엇을 연구하고자 하는가? 왜 그것이 연구할 가치가 있는가? 제안된 연구는 실용적 중요성이 있는가? 그 연구는 사회이론 구성에 기여하는가? 등을 일상적인 용어로 일반적 수준에서 진술한 후 구체화된 연구 목적 또는 가설을 명시한다. 이때 구체적인 연구 목적이나 가설은 명료하고 정밀하게 진술하여 누구나 필요한 정보의 유형, 문제 해결을 위한 방법 등을 이해할 수 있도록 작성해야 한다.

연구 목적 또는 가설 설정의 타당성은 연구의 필요성과 연구 문제의 역사적 배경 또는 그 이론적인 근거를 통해 설명해야 하며, 이론적 근거가 미약한 현장연구의 경우 현재의 당면한 실제적인 문제해결을 중심으로 연구의 필요성을 강조해야 한다.

(2) 문헌 검토

기존의 선행 연구결과에 기초하여 연구 문제와 가설 설정을 뒷받침할 수 있는 근거를 제시하는 과정이다. 다른 사람들은 이 주제에 대하여 무엇이라고 말했는가? 어떤 이론에서 그 주제를 다루며, 그 이론은 무엇을 제시하는가? 예전에 어떤 연구가 수행되었는가? 발견된 결과가 일관성이 있는가?, 아니면 과거의 연구결과가 서로 상이한가? 기존의 연구들 중 개선할 수 있는 약점이 있는가? 등을 검토한다.

(3) 연구대상

연구대상을 일반적, 이론적 개념으로 규명하고, 그 연구를 하는데 누구를 접촉하고, 어떻게 만날 것인지 보다 구체적인 개념으로 기술해야 한다. 자료를 수집하기 위하여 누구를,

무엇을 연구할 것인가? 표본을 선택하는 것이 적절할 것인가? 그렇다면, 어떻게 표본을 선택할 것인가? 연구가 연구대상에게 영향을 행사할 가능성이 있다면, 어떻게 하여 연구대상에게 해가 되지 않도록 보장할 것인가? 등을 검토한다.

모집단을 연구의 대상으로 삼을 수 없을 때 표본을 선택한다. 모집단이란 연구의 결과를 일반화할 수 있는 집단을 말하며, 모집단과 표집과의 관계를 명시하는 것이 중요하다. 모집단으로부터 연구에 사용될 표본 추출방법을 선정할 때에는 연구에서 얻어진 결과를 일반화할 수 있는 편견이 없는 방법을 활용해야 한다.

(4) 측정

연구의 성격 또는 조사방법의 중요도에 따라 자료의 수집방법이나 조사 절차, 측정도구의 성격을 명확히 제시해야 한다. 연구의 핵심 변수는 무엇인가? 그 변수를 어떻게 정의하고 측정할 것인가? 여러분의 정의와 측정방법은 연구 문제에 관한 기존의 연구와 동일한가?, 아니면 상이한가? 이미 측정방법을 개발했거나 혹은 다른 사람들이 개발한 것을 사용할 것인가? 등을 고려해야 한다. 측정도구의 정확성을 입증하기 위해 신뢰도와 타당도를 제시하고, 조사 기간과 조사 절차를 상세히 기록해야 한다.

(5) 자료 수집방법

실제로 연구를 위해 자료를 어떻게 수집할 것인가?, 현장조사를 할 것인가?, 아니면 기존 자료를 재분석할 것인가? 등을 검토한 후 1개 이상의 방법을 사용한다.

(6) 자료 분석

자료 분석방법은 통계방법이 적절했는지를 알 수 있도록 명료하고 충분한 자료를 제시해야 한다. 자료 처리에 적용될 통계방법이나 분석방법을 조사연구계획서에 구체적으로 명시하는 것이 바람직하다. 많은 경비와 노력을 들여 자료를 수집하였으나 적합한 통계적 방법이 존재하지 않아 자료를 분석하지 못할 경우 많은 손실을 초래할 수 있다. 이러한 이유로 통계 분석방법을 통계전문가와 사전에 상의하는 것이 바람직하다.

자료 수집 전에 자료 처리 및 분석방법에 대한 연구계획서를 작성하여 얻을 수 있는 효과는 첫째, 연구 문제의 재검토 및 예비지식의 종합적 체계화, 둘째, 조사대상에 관한 확인 및 수집정보, 자료 수집방향 결정, 셋째, 수집된 자료의 분석작업에 관한 편리성과 효율성 추구 등이다.

(7) 조사 일정

각 단계별 일정 계획을 수립하는 것은 조사 진행과정을 파악하여 연구의 완성도를 높일 수 있게 하고, 향후 발생 가능한 장애요인을 극복할 수 있는 대안을 마련하게 한다.

(8) 예산

조사연구를 위한 예산 확보를 위해 인력, 장비, 소모품, 통신요금과 같은 예산항목을 설정하여 비용을 산정하는 것이 바람직하다.

2.2 연구 문제의 제기

1) 연구 문제의 선정

어떤 현상을 연구하기 위해 제기된 연구 문제는 모든 연구의 출발점이 된다. 이러한 문제의 제기는 일련의 사회현상들 간의 관계에 의문을 갖고, 경험적으로 검증해 나가는 첫 단계가 되며, 이를 연구의 목적 또는 동기라고 한다. 명료하고 정확한 연구 문제를 선정하기 위해 연구 분야의 폭넓은 지식을 갖추는 것이 선행되어야 한다. 연구 문제의 선정은 무엇을(what), 왜(why), 얼마만큼(how much) 수행할 것인가를 결정하여 연구의 방향, 한계 또는 범위 등을 결정하는 것이다. 이때 이러한 문제가 새로운 문제인가?, 중요한 문제인가?, 해결 가능한 문제인가? 등을 고려해야 한다.

(1) 연구 문제

연구 문제는 경험, 문헌 고찰, 기존 이론 등을 활용하여 선정할 수 있다. 일상적인 경험으로부터 다음과 같은 의문을 가짐으로써 연구 문제를 선정할 수 있다.

- Why are things done this way?
- What approach would work better?
- I wonder what would happen if...?
- Who is most likely to benefit from this?

연구 분야의 다양한 문헌을 고찰하여 독창적인 아이디어를 찾거나, 연구의 지속성을 위하여 향후 연구를 위한 제언을 검토하거나, 특정 분야 연구결과들 간의 불일치 등을 발견하여 연구 문제를 선정할 수 있으며, 기존의 이론적 틀 또는 개념적 틀을 이용하여 연구 문제를 설정할 수 있다.

(2) 연구 문제의 선정 동기

어떠한 현상을 탐구하거나 연구할 때는 일반적으로 기존의 지식을 기초로 연구를 시작한다. 연구 문제는 관련 지식의 축적이 이루어졌으나 문제 해결을 위한 자료가 불충분한 경우 선정된다. 연구 문제가 선정되는 동기는 다음과 같다.

① 선행연구의 미비

연구 문제를 발견하기 위해서는 현재 무엇을 알고 있고, 무엇을 알지 못하는가를 정확히 진단해야 한다. 예를 들어, 건강증진교육과 관련하여 주요 정보 제공방법에 관한 효과성을 검증한 선행 연구결과가 없다면, 이 분야의 새로운 연구를 시도해야 한다. 즉 주요 관심분야에 대한 선행연구와 기존지식의 미비는 그 분야의 연구 문제를 선정하는 동기가 된다. 어떤 현상에 대하여 기존 선행연구의 미비로 인해 적절한 해답을 얻을 수 없을 때 문제의식을 느끼게 되며 이 분야를 연구 문제로 선정하게 된다.

② 선행 연구결과들 간의 상충

특정 연구 문제를 해결하기 위한 선행 연구결과들이 서로 다르거나 상충되게 나타났을 때, 이를 연구 문제를 선정할 수 있다. 기존 선행 연구결과들이 서로 다른 이유는 연구 설계의 오류, 개념 정립의 오류, 변수 조작의 오류, 자료 수집과정의 오류 등이 발생했기 때문이다. 예를 들어 연구결과에 영향을 미칠 수 있는 중요한 외생변수를 통제하지 못하는 경우가 대표적인 사례이다. 따라서 기존의 유사한 선행 연구결과들이 서로 상충되고 있을 때 진정한 인과관계와 정확한 해답을 찾기 위한 연구를 시작해야 한다.

③ 새로운 현상에 관한 연구의 필요성 제기

연구 문제를 선정하는 또 다른 방법은 이미 알려져 있는 현상들이 서로 어떻게 연관되어 있는가?, 또는 새로운 현상이 어떻게 나타났는가? 등을 검토하여 기존의 현상과 새로운 현상 간의 관련성을 조사하는 것이다. 이러한 현상을 기존의 지식체계로 설명할 수 있다면, 문제가 없겠으나, 만약에 그렇지 못하다면 이러한 현상들 간의 관련성을 설명하기 위한 연구가 필요하게 된다. 즉 기존의 지식체계와 부합되지 않은 현상이 존재하는 경우 이를 연구해 볼 동기가 발생한다. 새로운 사실은 추가적인 연구에 의해서 얻어지는 결과와 기존의 지식체계를 연결하여 설명되므로 이에 관한 지속적인 연구가 요구된다.

(3) 연구 문제의 선정요령

연구 문제는 연구자가 흥미를 느끼는 주제 또는 경험이 있거나 사전지식이 있는 주제를 선정하는 것이 바람직하며, 너무 광범위한 주제는 피하는 것이 좋고, 철저한 평가를 통해 문제를 선정하는 것이 좋다. 즉 연구 문제를 선정할 때에는 평소 관심 있는 주제, 학문적으로 연구가치가 있는 주제, 해결 가능성이 있는 연구 문제, 실용성, 사회적 또는 학문적 이슈가 되는 연구 문제, 독창성을 갖춘 연구 문제 등을 선정하는 것이 바람직하고, 이중 충족되는 요건이 많을수록 연구의 의의는 높아지게 된다.

(4) 연구 문제 선정 시 주의사항

연구 문제를 선정할 때에는 연구자의 흥미나 관심, 학문적 공헌도, 연구 문제의 실용성, 연구 문제의 해결 가능성 등으로 고려해야 한다. 특히 연구 문제가 지식 축적에 공헌하는 바가 높아지기 위해서는 연구 문제의 중요성, 연구결과의 효용성, 연구결과의 적용가능성, 연구의 이론적 관련성, 검증되지 않은 가정에 대한 평가가능성, 관심 대상의 존재 등을 고려하여 연구 문제를 선정해야 한다.

첫째, 연구자의 관심과 흥미가 전제되어야 한다. 연구자가 재미있고 관심 있는 주제를 선정해야 연구 자체가 성공적으로 수행될 수 있다. 흥미 있는 연구 문제를 선정하되, 연구 분석, 연구결과 도출, 결과 해석 등에 연구자의 편견이 개입되어서는 안 된다.

둘째, 실제적인 연구 수행을 위해 연구결과가 관련 분야의 지식 축적 및 학문적 발전에 공헌을 할 수 있어야 한다. 학문적 공헌도가 낮은 연구 문제는 연구의 가치를 상실할 가능성이 높기 때문에 연구결과에 관한 학문적 의미를 찾고 주요 정보로 활용하는 것이 필요하다. 즉 연구 문제는 기존의 연구결과와 연관성이 있거나 아직 검증되지 못한 주장 또는 가정들에 관한 재평가에 도움이 되어야 한다. 이를 위해 독창적이고 중요도가 높은 연구 문제를 선정해야 하므로 상식적인 연구 문제의 선정은 피하고, 충분히 학문적 가치가 있는 것, 독창성이 있는 것, 문화적으로 가치가 있는 것, 윤리적으로 가치 있는 문제를 선정해야 한다.

셋째, 연구 문제는 일상생활 또는 인간의 삶에 도움을 줄 수 있는 실질적인 것을 활용해야 한다. 학문 또는 연구의 궁극적인 목적은 인간의 삶의 질을 높이는 것에 있으므로 연구 문제의 실용성과 활용가능성은 중요한 사항이 된다. 연구의 실행가능성은 자료 획득의 가능성, 조사기간과 비용의 제약성, 연구대상의 확보가능성, 연구에 필요한 협조자의 지원가능성, 연구에 필요한 시설과 기구의 사용가능성 등을 고려하여 평가한다. 이와 함께 도덕적, 윤리적 차원에서 수행이 가능한지, 변수들의 명확한 개념 정의와 측정이 가능한지 등을 고려하여 선정해야 한다.

넷째, 연구 문제는 해결 가능해야 한다. 해결이 불가능한 경우에는 실제생활에의 응용 및 적용, 지식의 축적 등에 도움을 주지 못하게 된다. 일반적으로 모든 연구 문제는 해결 가능성을 전제로 하고 있지만 모든 문제가 해결되는 것은 아니기 때문에 연구 문제 선정 시 문제의 해결 가능성을 평가하는 것이 바람직하다. 연구 문제의 해결가능성은 실증적 검증과정을 전제조건으로 평가되기 때문에 연구실행의 가능 여부를 판단하는 것이 중요하다. 예를 들어, '우리나라 성인의 건강증진서비스 참여율이 변화하는가?' 보다는 '우리나라 40세 이상의 성인의 정기건강검진 수검률이 변화하는가?' 로 구체화하는 것이 관찰가능성을 높이고, 문제의 해결가능성을 높이게 된다. 이처럼 문제의 해결가능성은 연구 문제의 명확한 구조화, 용어의 명확화, 연구 가능성을 통해 평가된다.

2) 문헌 고찰

문헌 고찰은 연구를 수행하기 전에 기존에 진행된 관련연구를 탐색하는 과정이다. 연구자의 대부분은 연구 수행 시 문헌 고찰을 통해 관련내용을 수집하여 연구 내용의 기초자료로 활용하고 있다. 이처럼 문헌 고찰은 기존에 발표된 내용을 수집하고 정리하여 연구 문제에 관한 지식과 이해를 높이는 활동으로 정의된다.

문헌 고찰의 목적은 첫째, 기존의 연구현황을 파악하고, 둘째, 문제해결을 위한 접근방법을 탐색하는 것이다. 문헌 고찰 시 연구 문제에 관한 선행 연구결과, 문제에 관한 해결방안, 문제가 해결되지 않은 이유, 활용된 연구방법 등을 구체적으로 분석해야 하며, 이러한 결과는 연구의 이론적 기초와 가설 설정의 근거를 제공해 준다. 문헌 고찰의 절차는 관련자료 목록 작성 → 자료 수집 → 검토, 요약, 기록 → 내용의 분석과 종합 및 정리의 순으로 진행된다.

(1) 문헌 고찰의 중요성

문헌 고찰은 다른 연구자들이 연구결과를 파악함으로써 자기가 해야 할 연구의 방향과 범위를 결정하는데 도움을 얻을 수 있으므로 문헌 고찰 시 폭넓은 문헌 탐색이 이루어져야 한다. 문헌 고찰의 유용성은 첫째, 새로운 연구의 필요성을 깨닫게 되고 연구 문제를 구체화할 수 있다. 둘째, 이미 밝혀진 지식의 윤곽을 파악할 수 있다. 현존하는 지식체계에 기초하여 연구를 수행할 경우 해당영역에 대한 이해력과 통찰력을 넓힐 수 있다. 셋째, 연구의 방법에 대한 정보를 얻어 연구절차, 측정도구, 통계분석에 관한 구체적인 전략을 세울

수 있다. 넷째, 특정 문제에 영향을 미치는 주요 변수를 파악할 수 있다. 이를 위해 특정문제 영역과 관련된 주요 문헌들을 모두 파악할 필요가 있다. 이와 함께 문헌 고찰은 향후 조사과정에 도움이 되는 유용하고, 기본적인 조사의 틀을 제공한다.

(2) 문헌 고찰의 목적

문헌 고찰은 연구 문제의 영역에 해당되는 기존의 문헌들을 명백하고 논리적으로 밝히는 과정이다. 문헌 고찰의 목적은 연구 문제와 관련이 있는 주요 변수들을 발굴하여 기초적인 조사의 틀을 제공함으로써 중요한 연구결과들을 입증하는데 있다. 이러한 과정을 통해 선행 연구결과들을 체계적이고 논리적으로 이해함으로써 해당영역에 관한 풍부한 지식과 이론적 토대를 수립하게 된다. 문헌 고찰의 목적을 좀 더 구체적으로 제시하면 다음과 같다.

① 연구 문제의 명확화

문헌 고찰을 통하여 연구하고자 하는 주제 및 배경에 관한 이론적 근거를 이해하고, 연구가설을 설정할 수 있다. 선정된 연구 문제에 관한 검토를 통해 좀 더 정교한 연구 문제를 선정할 수 있으며, 새로운 연구주제를 파악하거나 기존의 문제를 해결할 수 있는 방안을 모색하게 된다.

② 기존 연구결과의 이해 증진

문헌 고찰은 연구 문제와 관련된 기존의 연구결과에 대한 이해를 증진시킬 수 있다. 과거에 수행되었던 연구결과를 검토함으로써 기존 연구와의 중복성을 피할 수 있고, 연구의 독창성을 유지 및 증진시킬 수 있다.

③ 기존 연구방법론에 대한 정보

연구 문제에 관련하여 기존의 연구에서 사용하였거나 사용한 연구방법에 관한 정보를 얻을 수 있다. 기존 연구에서 사용한 주요 개념의 측정방법, 측정도구, 자료 수집방법, 통계 분석방법 등을 파악할 수 있고, 기존에 사용되었던 방법론을 이용함으로써 방법론의 타당성을 높일 수 있다.

④ 연구의 이론적 배경 확립

연구가설은 대부분 기존에 발표되었던 이론에 바탕을 두고 설정된다. 문헌 고찰은 연구가설을 설정하는데 필요한 이론적 배경을 제시하고, 연구 문제를 선정한 이유, 연구 문제의 중요성을 제시할 수 있는 과학적 근거를 제공한다.

(3) 체계적 문헌 고찰과정

문헌 고찰의 체계적인 수행과정은 첫째, 연구주제와 관련된 일반적인 용어의 규명, 둘째, 기초적인 정보와 중요한 참고문헌을 파악하기 위해 주요 자료 등의 탐색, 셋째, 연구 문제와 관련한 주요 단어 또는 내용의 구체화, 넷째, 관련 문헌 탐색을 위한 색인, 초록, 정보탐색체계 활용, 다섯째, 필요한 문헌 목록의 구체화, 여섯째, 관련기관으로부터 참고 문헌 습득, 일곱째, 연구 문제 관련한 정보 습득 및 보고서 작성, 여덟째, 문헌을 바탕으로 한 이론적 배경 또는 선행 연구결과 작성 및 참고문헌 목록 작성 등 8단계로 설명된다.

문헌 고찰의 과정을 5단계로 간략히 제시하면 그림 2-2와 같다. 연구주제의 선정, 문헌검색, 주제와의 관련성 평가 및 검토, 문헌검토 결과의 정리, 검토결과의 문서 작성으로 구분할 수 있다.

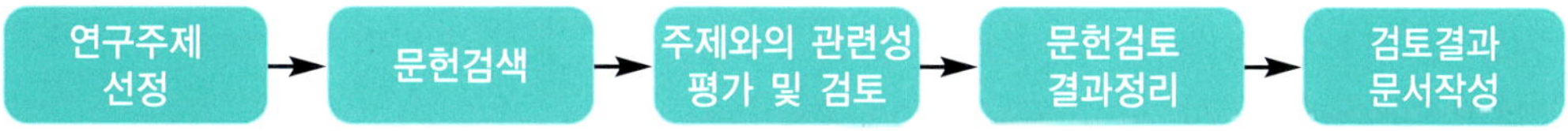

그림 2-2. 문헌 고찰의 5단계 과정

① 연구주제 선정

문헌 고찰의 첫 번째 단계는 연구주제를 명확히 하는 것이다. 연구 시작 시에 연구주제를 명확히 함으로써 앞으로의 연구진행과정에서 발생 가능한 혼란은 감소시킬 수 있으며, 문헌 검색을 위한 적절한 주제어(key words)를 선정할 수 있다.

② 문헌 검색

연구주제와 관련된 선행 연구결과를 검색하고 조사한다. 문헌검색은 일반적으로 도서관에 비치된 서적, 논문집 또는 각종 데이터베이스를 이용하되, 관련 정기간행물 및 신문, 도서, 논문집 등에 발표된 논문이나 기사를 정기적으로 수집한 참고문헌 색인을 활용하는 것이 능률적이다. 문헌검색 후 검색된 내용을 검토한 후 대출, 복사 및 프린터 출력을 통하여 문헌을 획득한다.

문헌검색의 범위는 문헌의 유형, 연구자의 관련 지식수준, 관련 분야의 연구진행 정도에 따라 구분할 수 있다. 반면 관련 분야의 배경 이론, 연구방법 등에 대한 연구가 많지 않았을 때 문헌 고찰의 범위가 모호해질 수 있다. 참고문헌의 출처는 1차 출처와 2차 출처로 구분된다. 1차 출처는 연구를 직접 수행한 사람에 의해 기록된 결과이며, 2차 출처는 연구자가 아닌 제삼자에 의해 기록된 것이다. 예를 들어, 한 주제에 대하여 수행된 다양한 자료를 수집하여 분류 및 요약한 종설형태 논문(systematic review article)이 2차 출처에 해당된다.

문헌을 체계적으로 수집하기 위해서는 도서관 등의 목록을 조사하여 참고도서의 점검표와 조사대상 항목 일람표를 작성하는 것이 좋다. 한편 인터넷으로 각종 국내 및 국외 학술 데이터베이스에 접속하여 특정 주제어를 이용하여 검색할 수 있다. 이때 연구주제와 관련된 주제어를 검색창에 입력하여 자료를 검색한다. 검색된 논문을 대상으로 검토를 거친 후에 텍스트파일, PDF파일로 저장할 수 있다.

③ 연구주제와의 관련성 평가 및 검토

선정된 연구주제와 수집된 문헌 간의 관련성을 평가해야 한다. 연구주제와 관련성이 낮다고 판단된 문헌은 제외되거나 간략히 언급되고, 주제와 관련성이 높다고 판단된 논문은 내용에 관한 상세한 검토를 수행한다. 상세 검토 시 논문에 대한 비판적인 시각을 가지고 논문에서 사용된 연구가설, 자료 출처, 자료의 크기, 사용된 변수의 적절성, 변수의 측정방법, 통계방법 등의 타당성과 신뢰성을 평가한다.

각 문헌의 특징, 장점, 단점 등의 검토결과를 기록한다. 기록할 때 논문의 출처, 연구가설, 이론적 배경, 연구방법, 주요 연구결과, 결론 등을 포함해야 하고, 검토 시 객관성을 유지하도록 노력해야 한다. 문헌자료를 선택할 때는 정확성, 참신성, 권위, 체재와 내용의 충실도를 고려해야 한다(표 2-2).

④ 문헌 검토결과의 정리

취합된 자료는 연구주제와 관련된 전반적인 내용을 분석하여 문서로 작성해야 한다. 여러 문헌 검토결과를 표로 정리하여 이해하기 쉽게 자료를 제공해야 한다. 표를 작성할 때는 짧은 시간 내에 문헌고찰의 결과를 검토할 수 있도록 연구 목적, 자료의 수, 측정방법, 통계 분석방법, 연구결과 등을 구분하여 정리해야 한다.

⑤ 검토결과의 문서 작성

문헌 고찰결과에 관한 문서를 작성할 때는 연구주제와 관련된 최근 경향뿐만 아니라 기존의 연구결과를 정리하고, 선행연구의 장점, 문제점 등을 논리적으로 정리해야 한다. 문

표 2-2. 국내 및 국외 각종 학술, 참고 데이터베이스

데이터베이스 명칭	정보제공 내용
공공데이터포털 (https://www.data.go.kr)	국가에서 보유하고 있는 데이터를 공유, 활용할 수 있도록 공공데이터와 Open API 제공
과학기술정보 통합서비스(NDSL) (http://www.ndsl.kr)	국외 주요 출판사의 전자저널과 인쇄저널에 대한 목차 및 소장정보 제공, 원문복사서비스 제공
과학기술학회마을 (http://society.kisti.re.kr)	국내 430여 개의 과학기술분야 학회 학술정보 및 학술지의 원문 제공
국가전자도서관 (http://www.dlibrary.go.kr)	국립중앙도서관, 국회도서관 등 8개 국가정보기관 통합데이터베이스
국가통계포털(KOSIS) (http://www.riss.kr)	국내 주요 통계와 국제 비교 통계정보 제공
국립중앙도서관 (https://www.nl.go.kr)	국립중앙도서관의 디지털정보 데이터베이스 및 학위논문 검색기능 제공
국회전자도서관 (https://www.nanet.go.kr)	입법정보, 의회법령자료, 학술지, 국내 석·박사 학위논문, 각종 기사의 검색기능 및 원문 제공
대한민국 전자관보 (http://gwanbo.mois.go.kr)	대한민국정부에서 발행된 관보 자료 제공
법제처 국가법령정보센터 (http://www.law.go.kr)	우리나라 법령정보의 통합 검색기능 제공
보건복지부 (http://www.mohw.go.kr)	각종 통계 자료 및 간행물 자료의 검색기능 제공
의학전자도서관(MEDLIS) (http://www.medlis.kr)	한국의학도서관협회 회원기관 간의 소장 학술지를 공동 활용하는 시스템으로 학술지 종합목록 및 원문 제공
학술연구정보서비스(RISS) (http://www.riss4u.net)	전국대학도서관의 소장 자료 검색 및 원문 제공
DBpia (http://www.dbpia.co.kr)	전 주제 분야 1,500여종 국내학회지 원문 제공
JCR Web (http://isiknowledge.com/jcr)	과학 및 사회과학분야의 저널 평가결과, 통계 자료 제공, 저널의 상대적 중요도(Impact Factor) 등 제공
KISS (http://kiss.kstudy.com)	전 주제 분야 1,900여종 국내학회지 원문 제공
KMbase (https://kmbase.medric.or.kr/)	한국 의학논문 데이터베이스
KoMCI Web (http://www.komci.or.kr/)	한국의학학술지에 게재된 논문의 참고문헌 분석을 통하여 학술지의 인용도 및 평가지표에 대한 정보 제공
KoreaMed (https://www.koreamed.org)	의학 관련 학술지의 초록 데이터베이스
PubMed (https://pubmed.ncbi.nlm.nih.gov)	미국의학도서관(NLM)에서 제공하는 의학 데이터베이스

출처: 전국대학보건관리학교육협의회(2012). 조사방법론, 서울: 도서출판 한미의학, pp.130-131(일부 발췌 및 수정)

서작성 시 되도록 유사한 연구결과에 대해서는 하나의 문장으로 취합되어 표현하는 것이 좋다. 예를 들어, '선행 연구결과에서는 육류섭취량과 대장암 발생률이 통계적으로 유의한 관계가 있는 것으로 나타났고, 1일 채소섭취량이 변비예방에 효과적인 것으로 나타났다.' 라고 기술할 수 있다.

(4) 문헌 고찰 시 유의사항

문헌 고찰 시 첫째, 일관성이 결여된 정보 또는 선행연구를 단순히 연도별로 배열하여 제시하지 말고, 둘째, 모든 관련 정보를 설득력 있고 논리적인 방법으로 일관성 있게 제시해야 한다. 체계적인 문헌 고찰은 선행연구의 일관성과 모순성을 지적할 수 있고, 연구방법에 대한 비교 또는 한계점을 비판할 수 있다. 상충된 연구결과에 대해서는 개인의 주관을 배제하고 무분별한 내용 생략을 피해야 한다.

3) 연구가설의 설정

(1) 연구가설의 정의 및 특성

많은 과학적 연구는 연구 문제를 가설의 형태로 바꾸어 검증함으로써 문제의 해답을 얻고 있다. 가설(hypothesis)은 일반적으로 '두 개 이상의 변수들 간의 관계를 검증 가능한 형태로 서술해 놓은 하나의 문장' 또는 '변수들 간의 관계에 대하여 잠정적으로 내린 결론 또는 추측', '둘 또는 그 이상의 변인들 간의 예상되는 관계' 라고 정의한다. 연구 문제를 선정하고 선행연구를 분석한 후 구체적인 연구 문제를 진술하고, 가설을 설정한다. 구체적인 연구 문제의 진술은 관련 문헌에 관한 검토를 마친 후 선행 연구결과에 기초하여 진술한다. 가설은 변수들 간의 관계에 대하여 잠정적으로 내린 결론 또는 추측이라고 할 수 있다. 가설은 예측되는 결과를 중심으로 진술해야 하며 구체적인 내용을 포함해야 한다. 반면 모든 연구에 있어서 반드시 가설의 진술을 요구하지는 않는다. 즉 연구의 목적과 성격, 연구방법에 따라 명백히 가설을 진술하는 경우도 있으며 진술하지 않는 경우도 있다.

가설
- 연구 문제의 해결을 위하여 논리적으로 추론한 명제
- 각각 구성한 개념적 틀로부터 검정 가능한 진술문
- 둘 이상의 변수들 간의 관계에 대해 논리적으로 검정 가능한 진술문

가설은 학문적, 논리적으로 추론한 것으로 사실에 근거하며, 실증적으로 확인해야 할

대상이고, 구체적인 현상과 밀접한 관련성이 있으나, 아직까지 진실 여부가 확인되지 않은 사실을 말한다. 가설의 특징은 첫째, 가설은 문제를 해결할 수 있어야 한다. 예를 들어, 비만도가 높아지면 성인병에 걸릴 확률이 높아진다는 가설이 참으로 밝혀진다면, 사람들은 체중 조절을 통해 성인병을 예방하고자 노력할 것이다. 둘째, 가설은 변수로 구성되며, 변수들 간의 관계를 제시할 수 있어야 한다. 셋째, 가설은 검증될 수 있어야 한다. 가설에 포함되는 변수들이 실제로 관찰, 측정될 수 있도록 조작적으로 정의할 수 있어야 하고, 실제 현장에서 관찰을 통해 수집한 자료를 이용해서 검증할 수 있어야 한다.

가설은 연구 문제를 변환하여 설정하고, 인과관계를 밝히는 연구는 검증 가능한 가설만을 설정한다. 연구의 목적 또는 방법에 따라 차이가 있을 수 있으나, 탐색연구나 실태조사는 일반적으로 가설을 설정하지 않는다. 연구 문제가 변수들 간의 관계를 진술한 것이라면, 가설은 하나의 사실과 다른 사실과의 관계를 잠정적으로 나타낸 것으로, 검증과정을 통해 특정 현상을 설명하고, 연구 문제의 해답을 도출해 준다.

(2) 가설의 진술문

① 선언적 형태

가설은 대개 변수 간의 관계를 서술하는 선언적 문장 형태로 표현된다. 예를 들어, '지역사회 주민을 위한 간접흡연예방 캠페인 실시횟수의 증가는 간접흡연폐해에 관한 인식수준을 높여준다.'로 기술하는 형태이다.

② 가정법 형태

연구에서는 주로 가정법 형태의 문장으로 가설을 서술하는 경우가 많다. 예를 들어, '만약 지역사회 주민을 위한 간접흡연예방 캠페인의 실시횟수가 증가한다면 간접흡연폐해에 관한 인식수준은 높아질 것이다.'로 기술하는 형태이다.

③ 방향성 가설과 무방향성 가설

방향성 가설(directional hypothesis)은 두 변수들 간의 관계를 이미 알고 가설에 변수 간 관계의 방향성을 내포한 연구자의 의도와 주장을 진술한 것이다. 예를 들어 '지역사회 주민을 위한 간접흡연예방 캠페인의 실시횟수가 증가할수록 간접흡연폐해에 관한 인식수준은 높아질 것이다.'로 기술하는 형태이다. 반면 무방향성 가설(nondirectional hypothesis)은 아직 두 변수들 간의 관계가 정의되지 않았거나 선행연구들 간의 상충된 결과를 발견하여 두 변수들 간의 관계를 발견하지 못한 것이다.

(3) 가설의 조건

가설은 대개 기존의 관련이론으로부터 도출되기 때문에 이론으로부터 도출된 가설이 경험적 사실로 검증된 경우 새로운 명제 또는 새로운 이론으로 인정받게 된다. 즉 특정 상황을 설명하는 변수를 파악하고, 개념적 틀에서 논리적 추론을 수행하여 변수들 간의 관계를 설정하고, 적절한 통계분석을 활용하여 변수들 간의 이론화된 관계를 검증하게 된다. 이와 같이 검증 가능한 진술문을 형성하는 과정을 가설 설정이라고 한다.

가설은 주어진 변수들 간의 기대되는 관계를 명시하고, 가설이 검증될 수 있도록 가설에 포함된 변수는 관찰가능하고 측정 가능한 변수로 설정되어야 한다. 또한 연구 문제의 적절한 해답을 찾기 위해 사실과 이론에 근거하여 설정되고, 선행 연구결과를 통해 추론되거나 연역됨으로써 가설의 정당성(justifiability)을 확보해야 한다.

이상의 내용을 정리하여 가설의 조건을 제시하면 다음과 같다. 첫째, 경험적으로 검증 가능해야 한다. 둘째, 해당 연구 분야의 다른 가설 또는 이론과 연관성이 있어야 한다. 셋째, 연구 문제를 해결할 수 있어야 한다. 넷째, 개념적으로 조작적 정의가 명백히 규정할 수 있도록 논리적으로 간결해야 한다. 다섯째, 의사소통이 될 수 있는 보편적 용어로 표현해야 한다. 여섯째, 계량화할 수 있어야 한다. 일곱째, 실제 적용할 조사 분석방법과 상호 적절한 관련성이 있어야 한다. 여덟째, 가설검증의 결과는 가능한 광범위하게 적용될 수 있어야 한다.

(4) 연구 문제와 가설의 관계

가설은 실증적인 검증과정을 통해 참인지 거짓인지 확인할 수 있다. 참일 경우에는 제기된 문제가 해결될 수 있으나 거짓일 경우 해답을 얻을 수 없으며 다른 가설을 찾아보아야 할 것이다. 즉 가설이 실증적 검증과정을 거쳐 진실이라고 받아들여진다면 그 가설은 연구 문제에 대한 해답을 제공해 줄 수 있으나, 가설이 진실이 아닌 것으로 판명된다면 가설은 그 연구 문제에 대한 해답을 제공해 줄 수 없게 된다. 가설은 하나의 사실과 다른 사실과의 관계를 잠정적으로 나타내는 것으로 가설을 검증함으로써 특정 현상에 대한 설명을 가능하게 해주어 연구자가 제기한 문제의 해답을 내려주게 된다.

(5) 연구 문제의 해결

일반적으로 연구 문제는 해결 가능성을 전제로 하고 있지만, 모든 연구 문제가 과학적 연구에 의해 해결되지는 못한다. 이러한 이유로 연구 문제가 실제 연구로 진행하기 위해서는 학문적 공헌도와 실질적 효용성이 있어야 한다. 즉 현상에 대한 이해와 설명, 미래의 예측을 위한 지식의 축적에 기여할 수 있어야 한다.

연구 문제의 해결가능성을 판단하는 기준으로 연구 문제의 명확한 구조화, 용어의 명확화, 연구가능성 등을 제시한다. 연구 문제가 구조화되지 못하고 모호하게 표현되어 있거나, 문제에 내포되어 있는 특정 용어나 개념의 정의가 잘못되어 명확하지 않거나, 문제는 정확하고 용어들이 잘 정의되어 있으나 문제에 대한 연구를 현실적으로 수행할 가능성이 없을 때에는 해결가능성이 없거나 낮다고 판단할 수 있다.

① 연구 문제의 명확한 구조화

연구 문제 구조화는 문제의 범위 및 체계를 명확히 규정하는 것으로 연구 문제를 구체화하기 위해 필수적으로 요구되는 사항이다. 연구 문제가 명확히 구조화되지 못했다면 연구 문제가 관찰 가능한 현상과 밀접히 연결되지 못했다는 것이므로 연구 문제의 해결가능성을 높이기 위해서는 연구 문제를 관찰 가능한 형태로 변환해야 한다.

② 용어의 명확화

용어의 명확한 정의는 현상에 대한 명확한 규정을 위해 반드시 수행되어야 한다. 연구 문제에 포함된 용어의 정의가 명확히 규정되지 않은 경우 연구 문제의 모호성을 증가시킴으로써 연구 문제의 해결가능성이 낮아지게 된다.

③ 연구가능성

연구 문제를 구조화하고 용어를 명확히 정의했다고 해서 모든 연구 문제가 해결되는 것은 아니다. 연구 문제를 해결하기 위해서는 연구의 실증적 검증가능성, 연구의 실현가능성을 갖추어야 한다. 자료의 수집, 연구 설계의 구체화, 연구수행과 관련된 시간과 비용의 제약성, 연구대상자의 확보가능성, 연구에 필요한 시설과 기구 등의 제반조건을 구비해야 한다.

2.3 조사연구의 설계

1) 조사연구의 설계와 의의

(1) 조사연구 설계의 목적

조사연구 설계는 연구 문제에 대한 해답을 경제적으로 얻기 위한 효율적 접근방안을 모색하고, 연구 문제와 관련 변수를 통제하며, 연구결과의 내적 타당도 및 외적 다당도를 확보하기 위해 필요하다. 조사연구 설계를 통해 체계적 변수의 효과를 극대화하고, 오차변량의 최소화 효과를 거둘 수 있으며, 외부변인을 통제할 수 있다.

(2) 분석 단위와 연구 범위

연구 분석 단위(unit of analysis)는 연구의 최종 분석 대상으로서 개인, 집단, 조직, 사회적 상호작용, 사회적 가공물 등이 될 수 있다. 분석 단위는 관찰 대상이 되는 관찰 단위(unit of observation) 또는 표본추출요소(sampling element)가 되기도 한다.

- **개인**: 청소년, 대학생, 유권자, 직원, 기업주, 주부, 소비자 등
- **집단**: 또래집단, 가족, 부부, 지역, 센서스 조사구 등
- **조직**: 기업, 학교, 군부대, 종교단체, 정부 부처, 비정부기관(NGO) 등
- **사회적 상호작용**: 전화통화, 교통사고, 소송, 논쟁, 시위, 친구선택, 이메일교환 등
- **사회적 가공물**: 책, 신문, 그림, 사진, 자동차, 건물, 과학적 발견 등

연구 범위를 정하는 것도 연구 설계과정에서 매우 중요한 사항이다. 연구 범위를 정할 때에는 연구에서 다루는 개념이나 변수의 수, 종류, 관찰 단위 등을 사전에 충분히 검토하여 결정해야 한다.

(3) 조사연구 설계과정에서 고려해야 할 사항

조사연구 설계과정에서 고려해야 할 사항은 조사연구의 수행가능성 또는 용이성, 연구대상에의 접근 가능성, 조사연구 비용 및 확보방안, 조사대상자의 윤리적 문제 등이다.

① 조사연구의 수행 가능성

이상적인 연구를 설계하고 있다고 해도 연구수행을 위해 요구되는 시간, 비용, 기술 등을 지원할 수 없다면 연구는 수행되기 어렵다. 연구수행을 위한 여러 조건을 검토하여 조사연구가 수행 가능한지의 여부를 우선적으로 검토하는 것이 필요하다.

② 연구대상에의 접근 가능성

연구대상인 개인, 집단, 조직, 사회적 상호작용, 사회적 가공물 등에 대한 접근가능성을 고려해야 한다. 연구주제가 사적인 경우 연구대상에 접근하여 정보를 얻는 것은 더욱 어렵기 때문에 이에 관한 대안을 마련해야 한다. 일반적으로 노인, 저학력자, 취업주부, 고위공직자, 경영진 등은 접근이 어려운 대표적인 집단이다. 이들을 대상으로 연구조사를 할 경

우 정보 수집을 위한 사전 계획과 접근 전략을 모색해야 한다.

③ 조사연구의 예산 및 비용

조사연구에 필요한 예산의 규모를 사전에 추정하고 비용 조달을 위한 방안을 마련하는 것이 중요하다. 연구지원기관 등을 통해 연구비용을 지원받을 수 있으나, 제한된 예산 내에서 연구를 수행해야 하는 경우가 많으므로 조사비용을 효율적으로 사용할 수 있는 자료조사방법, 자료분석방법 등을 선정하는 것이 효과적이다.

④ 윤리적 문제

조사연구는 인간을 대상으로 하는 경우가 많으므로 조사과정에 발생할 수 있는 윤리적 문제에 대해 주의가 필요하다. 자료 수집과정 및 연구결과 발표 시 조사대상자들에게 불이익을 초래하는 부분이 있는지, 인간으로서의 권리와 자유, 존엄성을 침해하는 부분이 있는지 등을 신중히 검토하여 조사대상자들의 권리, 자존심, 위험, 비밀 누설 등의 개인적 피해를 발생하지 않도록 주의해야 한다. 조사대상자로 선정하기 전에 반드시 조사 참여에 대한 자율적인 동의서(informed consent)를 받아야 하며, 연구에 필요한 정보를 얻기 위해 무리한 질문을 하거나 강제적으로 응답을 유도하는 등의 부적절한 일을 해서는 안 된다.

2) 조사연구 설계의 종류

조사연구 설계의 종류는 조사연구의 목적에 따른 연구 설계 유형, 시간적 차원에 따른 연구 설계 유형, 자료 수집방법에 따른 연구 설계 유형으로 구분할 수 있으며, 자료 수집방법에 따른 연구 설계 유형에는 실험 조사연구와 비실험 조사연구가 있다.

(1) 조사연구 목적에 따른 연구 설계 유형

탐색 연구는 '누구를, 무엇을' 에 해당되는 답을 찾는 것이라면, 기술연구는 '무엇이, 어디서, 언제, 어떻게' 에 대한 답을, 설명적 연구는 '왜' 에 대한 답을 찾는 것으로 생각해 볼 수 있다.

① 탐색 연구 설계(explorational research design)

탐색 조사연구는 특정 주제를 탐색하거나 연구 주제가 새로운 관심사일 때 실시한다. 주로 연구 문제의 발견, 변수의 규명, 가설의 도출을 위해 실시하고, 본 조사를 위한 예비조사가 필요한 경우에 실시한다. 비록 연구주제가 결정되었다 할지라도 구체적인 연구 문제에 관한 사전지식이나 충분한 정보가 없을 경우에는 기본적인 정보를 얻거나 연구 주제에 관한 통찰력을 얻기 위해 탐색 연구를 수행한다. 조사 방법에는 전문가 의견조사, 초점집단면접조사(focus group interview), 문헌조사, 사례조사, 설문지 예비조사 등이 있다.

탐색 조사의 특징은 문제와 기회의 포착, 보다 정교한 문제와 기회의 파악, 상황에 관련된 변수들 간의 관계에 대한 통찰력 제고, 연구 문제의 중요도 및 우선순위 파악, 연구자와 조사참여자 간의 친밀감 또는 이해 증진, 추후 본 조사 절차에 대한 구체화 과정, 최종조사를 위한 관련 정보 수집 등이다.

② 기술연구 설계(descriptive research design)

특정 현상 또는 모집단의 특성 파악을 위해 연구 문제에 대한 기술조사를 실시하게 된다. 이때 기술연구 설계는 기술조사에 관한 계획과 조사 구조 및 자료분석방법 등에 관한 사전 계획을 수립하는 것이다. 기술연구 설계는 탐색 연구와 비교해 볼 때 연구주제에 관한 구체적인 지식과 체계적 계획을 가지고 있을 때 가능해진다. 즉 연구자의 통찰력을 요구하고 구체적인 연구 목적을 달성하기 위한 연구 설계 유형이라고 할 수 있다. 조사의 유형은 연구주제에 관한 일반적 특성조사, 관련 변수들 간의 상호관계 조사, 관련성이나 상호관계조사를 기초로 한 상황에 관한 예측을 위한 조사로 구분된다. 예를 들어, 대규모의 사회조사, 여론조사, 인구센서스 조사, 갤럽조사 등을 위한 사전 계획 수립이 기술연구에 해당한다.

③ 설명연구 설계(explanatory research design)

단순한 탐색이나 기술이 아닌 어떤 현상에 대한 원인, 인과관계 등을 조사하고자 할 때 설명연구를 실시한다. 연구 목적은 두 개 이상의 변수들 간의 관련성 또는 인과관계를 검증하기 위해 수행한다. 다시 말해 인과관계를 밝히거나 어떤 현상에 대해 설명하기 위한 연구 설계 유형이다.

(2) 시간적 차원에 따른 연구 설계 유형

자료 수집의 시간적 차원에 따라 횡단적 조사연구 설계, 종단적 조사연구 설계, 시계열 조사연구 설계로 나눌 수 있다. 한 시점에서 연구대상이나 현상을 조사하고자 하는 경우 횡단적 조사연구 설계방법을 사용하게 되고, 시간의 흐름이나 변화에 따라 연구대상이나 연구현상의 변화를 조사하고자 하는 경우는 종단적 조사연구 설계방법을 선정하게 된다.

횡단적 조사연구와 종단적 조사연구의 장점과 단점을 비교하면 다음과 같다.

① 횡단적 조사연구 설계(cross-sectional research design)

횡단적 조사연구는 한 시점에서 사람이나 상황의 표본, 혹은 단면을 관찰하는 연구로서, 특정 시점에서 모집단 또는 표본에 관한 변수의 상황이나 실태를 살펴보는 연구이다. 많은 조사연구에서 광범위하게 활용되고 있으나, 조사시점이 언제인가에 따라 연구결과의 신뢰도에 영향을 미칠 수 있다. 횡단적 조사연구의 목적은 특정 집단 또는 집단들 간의 차이를 비교·분석하는 것이며, 이를 위해 표본의 크기는 각 집단을 충분히 대표할 수 있을 정도로 커야 한다. 조사방법은 인구센서스조사, 질환의 유병률조사, 신제품에 대한 소비자 선호도 조사 등이 있다.

횡단적 조사연구는 측정이 한 번만 이루어지고 반복해서 이루어지지 않는다는 것이 종단적 조사연구와 다른 점이다. 종단적 조사연구에 비해 시간과 노력이 적게 든다는 장점이 있으나 특정 사건이나 현상의 변화를 파악하기 어렵다는 단점을 지니고 있다(표 2-3).

표 2-3. 횡단적 조사연구와 종단적 조사연구의 장·단점

구분		내용
횡단적 조사연구	장점	• 자료 수집이 용이하고 짧은 시간에 자료를 수집할 수 있음. • 종단조사에 비해 경제적임. • 유사한 목적을 가진 연구결과들 간의 객관적인 비교가 가능함.
	단점	• 자료를 수집하는 시점에 측정 대상의 변화를 인지하지 못하는 경우 측정상의 오류가 발생할 수 있음. • 추세분석이나 계절에 따른 변동을 파악할 수 없음.
종단적 조사연구	장점	• 특정 현상의 시간적 흐름에 따른 변화를 파악할 수 있음. • 변수들 간의 인과관계를 분석할 수 있음.
	단점	• 오랜 기간에 걸쳐 조사가 수행되므로 비용이 많이 듦. • 시간적 흐름에 따라 응답자의 주관적 판단(선입견 등)이 개입되어 자료의 객관성이 부족될 수 있음.

② 종단적 조사연구 설계(longitudinal research design)

종단적 조사연구는 동일한 현상이나 대상을 일정한 시간간격을 두고 반복적으로 관찰하는 연구로서 시간 간격을 두고 여러 번 측정하기 때문에 시간의 흐름에 따른 연구대상의 움직임과 변화를 관찰하고자 할 때 활용된다. 예를 들어, 개인의 성장발달의 변화, 시간적 변화에 따른 사전·사후 비교를 위한 연구에 적합하다. 종단적 조사연구는 주로 패널을 이

용하거나 시계열자료를 이용하여 변화의 추세를 분석한다. 대표적 유형으로는 패널(panel) 조사연구, 코호트(cohort) 조사연구, 추세(trend) 조사연구가 있다.

패널조사연구는 특정한 조사대상 집단을 사전에 선정한 후 이들을 대상으로 반복적으로 조사를 실시하는 방법이다. 여러 시점에 걸쳐 동일한 표본인 패널을 반복적으로 조사하기 때문에 조사대상자의 전체적인 변화뿐만 아니라 변화의 원인, 내부적 요인까지 파악할 수 있다. 패널 조사연구는 깊이 있고 구체적인 분석을 가능하게 해주므로 정확한 자료를 필요로 하거나 중요한 목적을 지닌 연구에서 많이 사용된다. 패널 조사에는 한국노동패널조사, 한국청소년패널조사, 장애인고용패널조사, 여성가족패널조사, 한국복지패널조사, 한국의료패널조사 등이 있다.

코호트 조사연구는 같은 해에 출생했거나 같은 경험을 가진 집단을 주기적으로 반복하여 조사하는 것이다. 측정 시기는 다르지만 측정대상자들의 출생 시기 또는 특정 경험을 공통으로 갖고 있는 대상자들을 조사하는 연구유형이다. 여기서 코호트는 특정한 하위집단으로 비슷한 경험이나 특성을 공유한 사람들의 집단을 일컫는다. 코호트 조사연구는 특정 코호트가 시간의 흐름에 따라 어떤 변화를 경험하는지를 조사한다. 베이비붐세대(1955~1963년 사이에 태어난 사람들), 7080세대(1970년대 및 1980년대에 대학을 다녔던 세대), 486세대(40대, 1980년대 학번, 1960년대생) 등을 코호트로 구축할 수 있다.

종단적 조사연구는 시간과 노력, 그리고 금전적 비용이 많이 요구되므로 대규모 조사나 많은 수의 표본을 대상으로 하는 연구에는 적합하지 않다. 시간과 노력의 문제로 인하여 개인 연구자가 종단조사를 수행하기는 어렵다. 대개 연구소나 정부기관에서 종단적 조사를 실시하며, 우리나라는 미국이나 선진국에 비해 대규모 종단조사를 많이 시행하지 못하고 있다.

③ 시계열 조사연구 설계(time series research design)

시계열 조사연구는 시간에 따른 모집단의 변화 또는 변화 경향을 조사하는 종단적 연구의 한 유형이다. 추세 조사연구는 매번 조사할 때마다 동일한 모집단을 대상으로 하거나 동일한 모집단에서 새롭게 추출된 표본을 대상으로 조사를 실시한다. 비록 매번 추출되는 표본들은 서로 다를지라도 동일한 모집단에서 추출되기 때문에 모집단에 관한 대표성을 전제로 연구를 수행한다. 추세 조사연구는 과거의 추이를 분석함으로써 미래의 상태를 예측하는데 활용된다. 추세 조사연구에는 감염병 발생추이연구, 범죄 발생추이연구, 알코올 소비 추세연구 등이 있다.

(3) 자료 수집방법에 따른 연구 설계 유형

① 실험 설계(experimental design)

특정 사회현상이 야기된 원인과 그 결과 사이의 관계를 정확히 밝혀내야만 현상에 대한 근본적인 이해와 올바른 의사결정을 할 수 있으므로 인과관계의 규명은 매우 중요한 의미를 가지게 된다. 실험 설계는 변수들 간의 인과관계를 규명하기 위한 가장 과학적인 조사방법이다. 즉 통제된 조건하에서 독립변수를 조작하여 효과를 파악하는 연구방법이다.

실험연구 설계에서 변수는 연구 목적이나 내용에 따라서 독립변수, 종속변수, 외생변수(통제변수)로 구분된다. 실험연구는 적어도 한 개 이상의 독립변수를 조작할 수 있는 설계이어야 한다. 실험변수의 조작이란 독립변수의 강도를 연구자가 임의로 조절하는 것을 말한다. 이는 인과관계를 밝힐 수 있는 설계이며, 이론의 내용을 확인하거나 결과에 대한 원인을 찾기 위해 수행하는 조작적인 계획이다. 실험 설계가 갖추어야 하는 조건은 적어도 하나 이상의 실험을 하게 되는 독립변수 혹은 요인이 있어야 하고, 이 요인에 의한 실험을 하는 군과 실험을 하지 않는 군을 비교 분석해야 하는 대상자가 있어야 한다.

완벽한 실험 설계가 되기 위해 독립변수의 조작, 외생변수의 통제, 실험대상의 무작위화의 세 가지 조건들을 충족해야 한다. 독립변수의 조작은 관찰대상의 특정 현상이 일어나는 조건을 인위적으로 조작한 것으로써 독립변수의 종류와 변화의 강도가 종속변수에 미치는 영향을 관찰하기 위한 것이다. 외생변수는 독립변수 이외에 종속변수에 영향을 미칠 수 있는 모든 변수를 말하며, 외생변수의 통제는 독립변수와 종속변수 간의 인과관계를 정확히 파악하기 위해 종속변수에 대한 외생변수의 영향을 제거하는 것이다. 즉 독립변수만의 순수한 영향력을 조사하기 위해서는 외생변수가 통제되어야 한다. 과학적이고 정밀한 조사방법이 되기 위해서는 이러한 외생변수의 영향을 체계적으로 방지 또는 제거할 수 있도록 실험이 설계되어야 한다. 실험대상의 무작위화(randomization)는 변수들 간의 인과관계에 관한 연구결과를 일반화할 수 있도록 모집단에서 실험대상을 선정할 때 선택될 확률이 모두 동일할수록 무작위적으로 추출하는 것을 말한다. 선정된 실험대상을 세부 집단으로 배분할 때에도 각 세부집단 중에서 실험집단과 통제집단을 을 결정할 때에도 무작위 배정방법을 활용해야 한다.

실험연구 설계는 연구 목적, 성격, 상황에 따라 실험연구와 유사실험연구로 구분된다. 실험연구와 유사 실험연구는 통제, 비교집단, 일반화의 조건을 얼마나 충족시켰는가에 따라 결정된다. 실험연구 설계에는 순수실험 설계와 준실험 설계가 있으며, 일반적으로 실험연구는 순수 실험연구를 말한다.

ⓐ 순수 실험 설계(true experimental design)

순수 실험 설계는 원인 변수들만 선별하여 외생변수를 엄격히 통제하고, 실험변수를 조작함으로써 변수들 간의 인과관계를 검증하는 것이다. 순수 실험 설계의 목적은 순수한 독립변수의 효과와 변수들 간의 인과관계를 검증하고, 가설의 검증과 수정 및 새로운 가설을 도출하며, 이론의 예측타당도를 검증하는데 있다. 장점은 외생변수의 철저한 통제, 대상의 무작위화, 1개 이상의 독립변수 조작가능, 변수의 명확한 조작화와 그 강도의 정밀한 변화가능, 높은 재현가능성, 명확한 인과관계의 검증가능 등이다. 단점은 인위성 및 부자연성, 적은 수의 표본, 윤리적인 문제로 실험 포기 및 중단, 실험 설비를 위한 비용 등이다.

순수 실험 설계의 특징은 조작(manipulation), 통제(control), 확률배정(randomization)이다. 조작은 연구자가 연구 집단에 시행한 특정 조치(처치)를 말하며, 통제는 연구자가 하나 이상의 대조군을 두어 실험결과를 비교할 수 있도록 설계하는 것이며, 확률배정은 연구자가 실험군과 대조군을 나눌 때 무작위성을 갖고 확률적으로 배정하는 것을 말한다(그림 2-3).

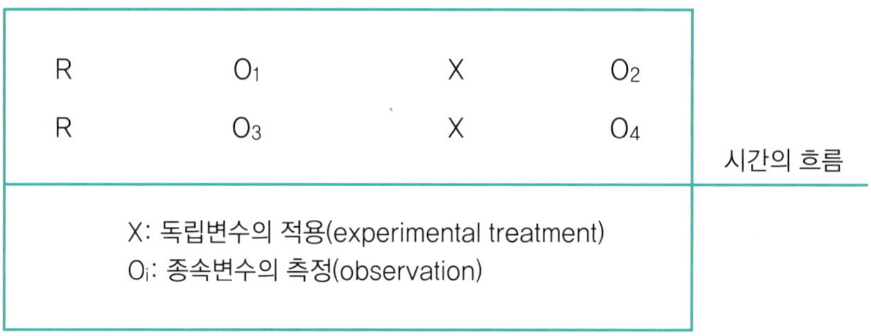
R O1 X O2
R O3 X O4
시간의 흐름
X: 독립변수의 적용(experimental treatment)
Oi: 종속변수의 측정(observation)

그림 2-3. **사전·사후 검사 통제집단 설계**

ⓑ 준실험 설계(quasi experimental design)

준실험 설계는 실험대상과 실험변수 처치 시기의 무작위화가 불가능한 실제상황에서 가능한 한 외생변수를 통제하고 실험변수의 효과를 검증하고자 할 때 주로 이용된다. 장점은 실제 상황에서 이루어지므로 독립변수의 강도가 강하게 나타나고, 매우 복잡한 사회적 요인들이 작용하는 경우에 사용할 수 있으며, 이론의 검증이나 실제적 문제를 해결하는데 이용할 수 있고, 융통성이 있으며 다양한 문제에 적용할 수 있다. 단점은 현장에서 대상의 무작위화와 독립변수의 조작화가 어려움이 있고, 외생 변수들에 의해서 독립변수의 효과가 오염될 가능성이 있으며, 현장에서 실험이 불가능한 경우가 있고, 정밀도가 낮다.

준실험 설계는 실험대상의 구성 방법과 측정시기에 따라 비동등 통제집단 사전사후 비교 설계, 비동등 통제집단 사후 비교 설계, 동류집단 비교 설계, 단일집단 비교 설계 등으로 분류할 수 있다. 준실험연구는 순수실험연구의 특성인 조직화, 통제법, 확률배정의 세 가지 특성 중 하나 이상이 이루어지지 않은 상태이나, 독립변수의 조작화는 반드시 포함되어야 한다.

ⓒ 사후 실험 설계(ex-post facto research design)

사후 실험 설계는 실험변수의 조작이 불가능하거나 실험변수가 사전에 가해진 경우에 실험변수의 조작 없이 변수들 간의 관계를 검증하기 위해 이용되는 방법이다. 즉, 결과가 이미 발생했거나 실험변수의 통제가 불가능하거나 적절하지 않은 경우에 이미 발생한 결과의 원인을 사후적으로 추적하여 찾아내기 위한 설계방법이다. 장점은 이론을 근거로 도출한 가설을 현실 상황에서 검증이 가능하며, 광범위한 대상으로부터 자료 수집이 가능하고, 실험 설계에 비해 다양한 변수를 연구할 수 있으며, 인위성의 개입이 전혀 없고 매우 현실적이고, 발견적 지도 접근법(heuristic approach)이 가능하다는 것이다. 단점은 독립변수의 조작이 불가능하고, 명확한 인과관계 검증이 불가능하며, 측정의 정확성이 낮고, 실험대상의 무작위화가 불가능하며, 결과 해석상의 임의성, 주관성의 문제점이 있다는 것이다(그림 2-4).

R	X	O_1
R		O_2

그림 2-4. 사후 검사 통제집단설계

② 비실험연구 설계(non-expeinmental study)

실험이 아닌 비실험 형태의 방법으로 자료를 수집하고 연구·조사하는 연구 설계 유형을 총칭하여 비실험연구 설계라고 한다. 독립변수가 연구자에 의해서 조절되는 것이 아니라 이미 노출된 상태이거나 인위적으로 조절이 불가능한 상태에서 독립변수와 종속변수의 관계를 사후적으로 파악하는 조사 설계이다. 다시 말해, 독립변수를 조작하지 않기 때문에 인과관계를 밝힐 수 없고, 단지 상관관계만을 밝힐 수 있다. 비실험연구 설계는 연구 목적을 달성함에 있어 자연적 상황에 있는 연구대상들의 분포, 빈도 등의 일반적 특징과 각 특징 간의 관계 등에 대한 분석을 위해 많이 쓰인다. 비실험연구에는 설문지조사연구, 면접조사연구, 현장조사연구, 사례조사연구 등이 있다.

3) 조사연구 설계의 타당성

타당성(validity)이란 측정하고자 하는 것을 정확히 측정하였는가를 파악하기 위한 개념으로서 연구 문제 또는 가설을 얼마나 정확하게 검증할 수 있는가를 의미한다. 즉 실험과정에서 외생변수들의 영향이 통제하여 변수들 간의 관계를 정확히 검증함으로써 실험결과를 일반화할 수 있었다면, 그 연구 설계는 타당성이 있다고 할 수 있다. 일반적으로 내적 타당도는 실험연구의 결과가 실험처치에 의한 것인가 또는 외생변수의 작용에 의한 것인가를 구별하는 것이며, 외적 타당도는 연구결과의 일반화 가능성을 말한다.

(1) 내적 타당도

내적 타당도는 종속변수의 변화가 독립변수의 변화에 의한 것인가를 파악하는 것이다. 만약 종속변수의 변화가 외생변수가 아닌 의도했던 실험처치의 결과라면, 내적 타당도가 높은 것으로 평가되나, 종속변수의 변화가 독립변수가 아닌 외생변수의 효과가 개입된 것이라면, 내적 타당도가 낮은 것으로 평가된다. 내적 타당도를 위협하는 요인에는 외부사건, 성숙, 검사효과, 측정도구의 효과, 통계적 회귀, 연구대상 선정의 오차, 연구 도중 탈락, 실험의 확산, 측정 시기와 효과발생의 시기, 여러 저해요인의 상호작용 효과 등이 있다.

① 외부사건

독립변수 외에 종속변수에 영향을 줄 수 있는 어떤 외부적인 사건(history)이 실험 상황에 발생하여 연구결과에 영향을 미칠 수 있다. 예를 들어, 직장인의 업무량과 건강 간의 상관관계를 알아보기 위한 연구에서 연구대상인 직장인의 야근 등 업무수준에 따라 간 수치를 측정할 때 이 연구에서 사전검사와 사후검사 사이에 10주 동안 직장 내나 외부에서 회식 등으로 인한 음주량이나 술자리의 빈도를 고려하지 않았다면 음주요인이 종속변수에 영향을 줄 수 있다. 특히 외부요인은 사전검사와 사후검사의 시간 차가 길수록 통제하기 어려우므로 검사 간의 시간간격을 조절하는 것이 필요하다.

② 성숙

인간은 고정되어 있지 않으며 시간이 경과함에 따라 자연스럽게 성숙(maturation)하게 되는데, 이러한 자연적 성장들이 실험적 개입의 효과로 나타나는 경우가 있다. 즉 성숙은 외부사건과 관계없이 시간이 경과하면서 발생하는 생리적 또는 심리적 과정(변화)들을 말한다. 연구대상의 성장 발달, 노화, 상처 치유, 피로감 등이 이에 속한다. 장기간에 걸쳐서 수행되는 연구 또는 연구 변수의 속성이 빠르게 변화하는 경우에는 이러한 변화가 종속변수에 영향을 미치기도 한다.

③ 검사효과

검사효과(testing effect)는 두 번 이상의 검사를 실시하는 조사연구에서 나타난다. 같은 내용의 검사를 두 번 실시할 경우 첫 번째의 검사경험이 두 번째 검사의 반응에 큰 영향을 미쳐 결과적으로 내적 타당도에 부작용을 가져오게 된다. 특히 교육적 효과를 조사하는 연구의 경우 문제가 된다. 예를 들어, 성취검사나 지능검사를 두 번째 받게 되면 처음보다 더 높은 점수를 받는 경향이 있다. 태도검사에서도 두 번째 검사에서 처음보다 긍정적 또는 부정적인 측면이 강해진다. 실험요인의 개입 여부와 관계없이 검사 자체만으로도 검사결과에 영향을 미칠 수 있다.

④ 측정도구의 효과

측정도구(instrumentation)의 효과는 사전검사와 사후검사를 다른 도구로 실시하였을 때 발생한다. 즉 검사효과가 우려되어 사전 측정도구와 사후 측정도구를 다른 도구로 실시하였을 때 사전 · 사후의 차이가 도구의 문제인지, 실험요인의 효과인지를 구분하기 어려워진다. 실제로 사전측정과 사후측정 간의 차이는 평가자가 이전보다 능숙해지거나, 피곤해지거나, 실험의 목적에 대해 알게 되거나, 사후측정에서 사전측정보다 엄격해지거나 완화된 기준을 이용한 결과일 수 있다.

⑤ 통계적 회귀

통계적 회귀(statistical regression)는 같은 측정을 두 번에 걸쳐 하는 경우 사전검사에서 극단 점수를 사용했을 때 나타나는 효과이다. 일반적으로 사전검사에서 극단 점수들의 평균은 사후검사에서 전체 분포의 평균에 가까운 쪽으로 이동한다. 다시 말해 2회 이상 종속변인을 측정하는 경우에 첫 번째 검사에서 극단적인 점수를 받은 사람들을 뽑아서 실험처치를 주고 두 번째 검사를 실시했을 때 그 실험처치의 효과가 극단치에서 집단의 평균치 쪽으로 이동하는 현상이 나타난다. 이는 측정기구의 결함이나 모집단 내에서의 불안성 때문에 생기는 현상으로서 실험의 내적 타당도를 저해하는 요인이 된다.

이러한 이동은 극단 점수들이 빈번히 이용되는 치료연구에서 흔히 나타난다. 예를 들어, 체중조절 프로그램의 효과를 살펴보기 위해 사전측정을 통해 비만도가 정상치보다 지나치게 높은 고도비만군을 연구대상으로 선정하였다면, 사후측정의 결과는 프로그램의 효과성과 관계없이 비만도가 감소할 가능성이 커지게 된다.

⑥ 연구대상 선정의 오차

연구대상 선정은 모집단에서 대상자를 무작위 추출하여 이들을 각 집단에 무작위 배정해야 한다. 반면 표본을 구하기 어려울 때 선정 원칙을 지키지 못하여 연구대상 선정의 오차(selection bias)가 발생할 수 있다.

⑦ 연구 도중 탈락

내적 타당도를 위협하는 요인은 사전검사와 사후검사 사이에 연구대상자가 탈락하는 것(mortality or attrition)이다. 사전검사에는 참여했으나, 실험처치 또는 사후검사를 할 때 개인의 사정 때문에 또는 피험자로서의 자격을 상실해서 참여를 못하게 되는 것을 말한다. 이러한 탈락은 표본의 사례 수에 영향을 미치게 되므로 집단을 비교할 때 실험의 내적 타당도를 낮출 수 있고, 중도 탈락한 대상자들의 특성을 배제한 상태에서 전후 측정결과를 비교하는 것도 문제가 될 수 있다. 연구대상의 탈락을 최소화하기 위해서는 연구 기간을 가능한 한 단축하고 연구 중에 탈락을 최대한 방지할 수 있는 방안을 마련해야 한다.

⑧ 실험의 확산

실험처치는 실험군에만 주어지고 통제군에는 주어지지 않아야 하는데, 실험처치의 내용이 어떤 이유로든 통제군에 스며드는 실험의 확산(diffusion of treatment)이 발생될 수 있다. 즉 교육을 받은 실험군과 교육을 받지 않은 대조군이 우연히 만나 교육내용에 대해 서로 이야기했다면 실험처치가 확산되어서 처치의 효과를 정확히 측정할 수 없게 된다.

⑨ 측정 시기와 효과발생의 시기

종속변수의 성격에 따라 실험처치의 효과가 나타나는 시기가 달라질 수 있다. 실험처치의 효과가 발생하는 시기와 사후검사의 시기가 맞지 않으면 실제 실험처치의 효과를 정확히 측정하지 못하게 되므로 연구자는 효과가 발생하는 시점을 고려하여 사후검사의 시기를 결정해야 한다.

⑩ 여러 저해요인의 상호작용 효과

이상의 저해요인들이 각각 서로 결합되어 함께 영향을 미칠 수도 있는데, 이를 여러 저해요인의 상호작용(interaction) 효과라고 한다. 연구대상의 선정과 성숙의 상호작용 효과 등이 이에 해당된다.

(2) 외적 타당도

외적 타당도는 연구결과를 다른 모집단 또는 다른 상황에 일반화시킬 수 있는 정도를 말한다. 즉 다른 연구대상자에게 특정 조건에서 같은 연구결과를 기대할 수 있는가의 문제이며, 한 실험에서 얻어진 연구의 결과를 다른 어떤 상황에서 일반화할 수 있는가를 의미하는 것이다. 외적 타당도는 내적 타당도와 반드시 일치하지는 않는다. 내적 타당도가 높으면 외적 타당도가 높아지는 경우도 있으나, 내적 타당도가 높은 실험이라도 외적 타당도가 떨어지는 경우가 있으며, 외적 타당도가 높아도 실험의 통제방법이 엄격하지 못하여 내적 타당도가 떨어지는 연구도 있을 수 있다. 외적 타당도를 위협하는 요인은 모집단과 표본의 차이, 검사의 상호작용 효과, 처치효과와 연구대상의 특성 간 상호작용, 다중처치의 간섭효과, 조사의 반응성 등이 있다.

① 모집단과 표본의 차이

표본 또는 환경, 절차 등의 대표성 문제이다. 대부분의 조사연구는 연구대상 전체를 전수조사하기 어려운 경우가 많다. 비용적 문제도 있으나 현실적으로 실현가능성이 낮은 경우가 많다. 이러한 이유로 표본(sample)을 통해 발견한 특정 사실들을 모집단에게 일반화시키는 것이다. 반면 모집단을 대표할 수 있는 표본을 무작위로 추출해야 하나 현실적으로 무작위추출이 어려울 때가 많다.

② 검사의 상호작용 효과

사전 검사가 연구대상자의 반응에 영향을 미치므로 사전검사를 받은 집단은 사전검사를 받지 않은 집단과 달라지고, 이로 인하여 모집단의 대표성이 상실되어 결과적으로 외적 타당도를 낮추게 된다. 이러한 현상을 검사의 상호작용 효과(interaction effect of testing)라고 한다.

③ 처치효과와 연구대상의 특성 간 상호작용

연구대상의 선정과 실험처치 간의 상호작용 효과(interaction effects of selection

and experimental treatment)는 외적 타당도를 저해하는 또 다른 요인이 된다. 예를 들어, 애니메이션을 활용한 보건교육 프로그램은 교육수준이 높은 대상들보다 낮은 대상들에게 더 효과적일 수 있다. 이러한 상호작용의 가능성을 인식하지 못할 경우, 애니메이션을 활용한 교육이 모든 연구대상자들에게 효과가 있다고 가정할 수 있다.

④ 다중처치의 간섭효과

어떤 연구에서는 같은 연구대상자에게 두 개 이상의 처치를 한 실험결과를 제시하는 경우가 있다. 동일한 피험자에게 여러 가지 실험처치가 제공될 때, 하나의 실험처치가 다른 실험처치에 영향을 미치게 되는 간섭효과가 발생하게 된다. 이러한 실험에서 첫 번째 처치의 효과를 알아내는 것은 가능하나, 두 번째 처치의 효과를 평가하는 것은 거의 불가능하다. 두 번째 처치의 효과는 첫 번째 처치의 결과와 혼합되므로 연구자는 각 처치의 효과를 분리해 알아낼 수 없기 때문이다.

⑤ 조사의 반응성

자신들이 특정한 조사연구의 대상이 되고 있음을 알고 있다면, 그에 따른 반응이 나타날 수 있다. 그 결과 자신이 연구대상임을 알고 있는 집단과 그렇지 않은 집단의 결과는 다를 가능성이 높다. 이러한 현상을 조사의 반응성(research reactivity)이라 한다. 특히 인간이 조사대상이 되는 대부분의 연구에서는 연구대상자들이 갖는 이러한 조사반응성 문제가 조사결과의 일반화를 저해하는 요인이 된다.

2.4 조사연구의 요소

1) 조사연구의 요소

조사연구란 연구대상을 체계적으로 조사하여 특성을 파악하고, 조사대상에 대하여 수집된 정보를 통계적으로 분석하고 결과에 의미 있는 해석을 하는 것을 뜻한다. 즉, 조사연구는 조사하고자 하는 특성의 개념을 조작적 정의에 따라 측정하고, 신뢰할 수 있고 타당한 측정도구를 통해 연구대상 집단에서 표본을 추출하고 이로부터 설문조사나 면접 등에 의하여 데이터를 수집하여 분석하는 일이다.

2) 개념의 정의와 조작적 정의

(1) 개념(概念, concept)

개념은 관찰된 사실의 다양한 면모를 간략하게 기술하는 추상적 표현으로 연구자가 조사하고자 하는 대상에 관해서 공통된 것(동일성), 일반적인 것(보편성)을 간략하게 기술한 것을 의미한다. 개념은 내포와 외연을 가지고 있다.

첫째, 개념의 내포(Intension). 개념을 구성하고 있는 총체적 특징을 말하는데, 예를 들어, '사람' 이라는 개념의 내포는 '언어를 사용하며, 이성을 가지고 있고, 도구를 사용할 줄 알며, 유희를 즐기고, 사회적·문화적·도덕적 생활을 하는 것' 등을 말한다.

둘째, 개념의 외연(Extension). 개념들이 적용될 수 있는 대상들의 범위를 말하며, 예를 들어, '매스컴' 이라는 개념의 외연은 '신문, 잡지, TV, 라디오' 등을 말한다.

(2) 조작적 정의(operational definition)

조작적 정의는 측정 가능한 하위 개념들로 개념을 재정의 하는 것이다. 예를 들면, 사람들의 음주행태를 연구하기 위해 음주라는 개념에 대해 조작적 정의를 하면 다음과 같다. 첫째, 한 잔은 표준 한 잔(알코올 함량이 12g±20%인 경우)을 의미하고 둘째, 폭음(binge drinking)이란 하루에 5잔 이상의 알코올성 음료를 마시는 것을 말하며 셋째, 폭음자(binge drinker)란 지난 2주일 동안 하루에 5잔 이상의 알코올성 음료를 한번 이상 마신 자를 말한다.

3) 변수의 형태

보건조사연구를 위해 연구대상의 특성을 측정하게 된다. 자료를 수집할 때 연구의 목적에 맞는 자료를 얻기 위해 변수의 특성을 알아야 하고 그에 따라 변수를 정의해야 한다. 즉, 변수(variable)는 측정결과가 조사대상에 따라 다른 값으로 나타날 수 있는 특성 혹은 속성으로 그 속성에 따라 여러 수준으로 분류할 수 있거나 다양한 값을 취할 수 있는 사건, 사물, 현상을 나타내는 개념 또는 변인이라고도 한다.

변수는 일반적으로 그 속성을 셀 수 있느냐 즉, 정량화의 가능성 여부에 따라 양적변수 또는 질적변수로 구분하며, 주어진 범위 내에서 어떠한 값이라도 취할 수 있는지 아니면 단지 몇 개인지로만 구분되는지에 따라 연속변수와 이산변수로 구분하고, 한 연구에서 변수 상호 간의 관계양상에 따라 독립변수와 종속변수로 구분한다.

이외에도 매개변수(mediating variable), 조절변수(moderating variable) 및 교란(혼란)변수(confounding variable) 등이 있다.

(1) 변수의 종류

변수는 질적변수와 양적변수로 구분하며, 양적변수는 다시 연속변수와 이산변수로 구분한다.

1. 질적변수(qualitative variable): 성별, 종교, 색깔 등과 같이 숫적, 양적이 아닌 변수를 의미한다.
2. 양적변수(quantitative variable): 측정 가능한 숫적변수이며, 키, 몸무게, 나이와 같은 연속변수와 사과의 개수, 형제의 수 등과 같이 이산변수로 구분된다.
3. 독립변수(independent variable): 다른 변수에 영향을 미치는 변수로서 종속변수에 대응되는 개념이다. 회귀분석에서는 예측변수 또는 설명변수, 실험에서는 처치변수, 그리고 인과관계에서는 원인변수로 불린다.
4. 종속변수(dependent variable): 독립변수의 영향을 받아 변화하는 변수로서 독립변수에 대응되는 개념이다. 회귀분석의 경우 피설명변수 또는 피예측변수, 그리고 실험과 인과관계에서는 결과변수로 불린다.
5. 매개변수(mediating variable): 독립변수와 매개변수와의 관계에서 매개변수는 종속변수의 역할을 하지만 매개변수와 종속변수만의 관계에서는 독립변수의 역할을 하는 변수이다. 즉, 매개변수는 독립변수와 종속변수의 중간다리 역할을 하는 변수이다.
6. 조절변수(moderating variable): 독립변수와 종속변수 사이에서 두 변수 사이의 관련 정도를 조절하는 제3의 변수이다. 즉, 월수입(독립변수)과 지출(종속변수) 사이의 관계에서 성별이 조절변수로 작용하여 월수입에 따른 지출의 양이 성별에 따라 달라지게 하는 변수이다.
7. 교란(혼란)변수(confounding variable): 두 변수 사이에 관여하여 둘 사이의 관계를 교란시키는 변수이다. 즉, 독립변수와 종속변수가 서로 상관이 없는데 상관이 있게 하거나 그 반대의 결과를 초래하는 변수를 의미한다.

(2) 변수의 척도(scale of variables)

변수를 측정하는 척도는 크게 명목척도, 서열척도, 등간척도 및 비척도의 네 가지로 구분한다.

1. 명목척도(nominal scale)는 피부의 색깔, 종교의 종류, 생사 여부, 왼손잡이, 오른손잡이 등과 같이 숫적인 측정이 아닌 특성에 의해 분류되는 척도를 의미한다.
2. 서열척도(ordinal scale)는 성적석차, 교육수준, 사회경제적 수준 등과 같이 양적 차이보다 상대적 차이로서 순서나 계급을 측정한 척도이다. 서열척도는 상대적 크기만 알려져 있기 때문에 양적 비교는 불가능하다.
3. 등간척도(interval scale)는 온도(℃, ℉)나 방위와 같이 배수의 개념이 성립되지 않지만 일정한 간격을 가지는 반면 실질적인 0점이 없는 측정 척도이다. 예를 들면, ∣20℃－25℃∣=∣5℃－10℃∣=5℃로 간격이 동일하지만, 40℃가 20℃보다 2배 더 뜨겁다고 할 수 없다. 하지만 절대온도를 나타내는 Kelvin(°K) scale은 비척도로 간주된다.
4. 비척도(ratio scale)는 물체의 길이, 무게(g, Ib 등), 부피(cc, m^3 등), 비율, 시간의 길이와 같이 배수의 개념이 성립하며, 일정한 간격과 실질적인 0점을 가지는 측정 척도이다.

이상에서 본 바와 같이 비척도, 등간척도, 서열척도에 이용가능한 통계적 방법들이 명목 척도에는 이용 불가능한 경우가 많으므로 변수의 척도를 잘 파악하여 상황에 알맞은 통계 분석방법을 적용하여야 한다.

요약

과학의 목적은 일반현상에 있어서의 인과관계를 찾는 것이며, 이러한 목적을 달성하기 위한 과학적 연구를 수행한다. 과학적 조사연구는 목적에 따라 탐색조사, 기술조사, 인과조사로 구분되며, 탐색조사는 문제 규명을 목적으로 문제의 규명을 정확히 할수록 연구방법 및 과학적 조사에서 얻어진 결과들을 활용할 수 있는 계획을 체계적으로 수립할 수 있다. 탐색조사 방법에는 문헌조사, 전문가 의견조사, 사례조사 등이 있다. 기술조사는 연구대상자의 특성 및 특정 상황의 발생빈도 등을 활용하여 관련 변수들 간의 상호관계를 파악하고, 관련 상황을 예측하는 방법이다. 자료를 일정기간 동안 시간적 간격을 두고 반복적으로 측정하여 수집하는 종단조사와 모집단으로부터 표본을 추출하여 특정 시점을 기준으로 자료를 측정하는 횡단조사가 있다. 인과조사는 과학적인 문제해결을 위해 특정 현상을 가져온 원인과 결과 사이의 인과관계를 정확히 밝히기 위한 방법이다. 과학적 조사연구는 계획, 수행, 결과 보고를 위한 체계적인 과정으로 구성된다. 일반적으로 조사연구의 절차는 문제 제기, 조사 설계, 자료 수집, 자료 분석 및 해석 · 이용, 보고서 작성의 5단계로 구분한다. 1단계에서는 문제 또는 주제의 선정, 문헌 고찰 및 연구의 이론적 틀 작성, 가설 설정과 개념 및 변수의 정의가 이루어지고, 2단계에서는 조사의 설계, 표집방법 및 표본추출 결정, 측정도구의 선택 및 설문지 작성이 이루어진다. 3단계에서는 실제 조사를 수행하고, 4단계에서는 수집된 자료의 통계적 처리 및 분석, 결과에 관한 분석 및 해석을 수행하고, 5단계에서는 최종적으로 보고서를 작성한다. 연구계획서는 연구 문제, 조사 목적, 문헌 검토, 연구대상 선정, 측정, 자료 수집방법, 자료 분석, 조사 일정, 예산을 포함한다.

문제의 제기는 일련의 사회현상들 간의 관계에 의문을 갖고, 경험적으로 검증해 나가는 첫 단계가 되며, 연구 문제는 경험, 문헌 고찰, 기존 이론 등을 활용하여 선정할 수 있다. 연구 문제가 선정되는 동기는 선행연구의 미비, 선행 연구결과들 간의 상충, 새로운 현상에 관한 연구의 필요성 제기 등이다. 문헌 고찰은 연구를 수행하기 전에 기존에 진행된 관련연구를 탐색하는 과정이다. 문헌 고찰의 목적은 연구 문제와 관련이 있는 주요 변수들을 발굴하여 기초적인 조사의 틀을 제공함으로써 중요한 연구결과들을 입증하는데 있다. 문헌 고찰 과정은 연구주제의 선정, 문헌 검색, 주제와의 관련성 평가 및 검토, 문헌 검토결과의 정리, 검토결과의 문서 작성으로 구분한다. 가설은 일반적으로 '두 개 이상의 변수들 간의 관계를 검증 가능한 형태로 서술해 놓은 하나의 문장'으로 정의한다. 가설의 특징은 첫째, 가설은 문제를 해결할 수 있어야 한다. 둘째, 가설은 변수로 구성되며, 변수들 간의 관계를 제시할 수 있어야 한다. 셋째, 가설은 검증될 수 있어야 한다. 가설의 진술문은 선언적 형태, 가정법 형태, 방향성 가설과 무방향성 가설로 구분된다. 가설의 조건은 첫째, 경험적으로 검증 가능해야 한다. 둘째, 해당 연구 분야의 다른 가설 또는 이론과 연관성이 있어야 한다. 셋째, 연구 문제를 해결할 수 있어야 한다. 넷째, 개념적으로 조작적 정의가 명백히 규정할 수 있도록 논리적으로 간결해야 한다. 다섯째, 의사소통이 될 수 있는 보편적 용어로 표현해야 한다. 여섯째, 계량화할 수 있어야 한다. 일곱째, 실제 적용할 조사분석방법과 상호 적절한 관련성이 있어야 한다. 여덟째, 가설검증의 결과는 가능한 광범위하게 적용될 수 있어야 한다. 따라서 연구 문제의 해결가능성을 높이기 위해서는 연구 문제의 명확한 구조화, 용어의 명확화, 연구가능성의 조건을 갖추어야 한다.

조사연구 설계는 어떤 측면을 누구를 그리고 어떤 목적으로 관찰할 것인지를 결정하는 과정으로 연구 문제의 해답을 찾기 위한 계획과 전략을 말한다. 연구 분석 단위는 연구의 최종 분석 대상으로서 개인, 집단, 조직, 사회적 상호작용, 사회적 가공물 등이 될 수 있다. 조사연구 설계의 종류는 조사연구의 목적에 따른 연구 설계 유형, 시간적 차원에 따른 연구 설계 유형, 자료 수집방법에 따른 연구 설계 유형으로 구분할 수 있으며, 자료 수집방법에 따른 연구 설계 유형에는 실험 조사연구와 비실험 조사연구가 있다. 첫째, 조사연구 목적에 따른 연구 설계 유형에는 탐색 연구 설계, 기술연구 설계, 설명연구 설계가 있다. 둘째, 시간적 차원에 따른 연구 설계 유형에는 횡단적 조사연구 설계, 종단적 조사연구 설계, 시계열 조사연구 설계가 있다. 셋째, 자료 수집방법에 따른 연구 설계 유형에는 실험 설계, 비실험 설계, 사후 실험 설계가 있다. 조사연구의 타당성 확보를 위해 내적 및 외적 타당성을 갖추는 것이 중요하다. 일반적으로 내적 타당도는 실험연구의 결과가 실험처치에 의한 것인가 또는 외생변수의 작용에 의한 것인가를 구별하는 것이며, 외적 타당도는 연구결과의 일반화 가능성을 말한다. 내적 타당도를 위협하는 요인에는 외부사건, 성숙, 검사효과, 측정도구의 효과, 통계적 회귀, 연구대상 선정의 오차, 연구 도중 탈락, 실험의 확산, 측정 시기와 효과발생의 시기, 여러 저해요인의 상호작용 효과 등이 있고, 외적 타당도를 위협하는 요인은 모집단과 표본의 차이, 검사의 상호작용 효과, 처치효과와 연구대상의 특성 간 상호작용, 다중처치의 간섭효과, 조사의 반응성 등이 있다.

연습문제

01 선행연구가 없는 상태에서 실시되는 초기의 연구방법으로 적합한 것은?

① 실험연구 ② 비교조사연구
③ 탐색조사연구 ④ 상관관계연구
⑤ 비실험연구

정답 ③

02 조사연구의 장점에 해당하는 내용은?

① 연구기간이 짧다.
② 연구방법이 간편하다.
③ 반복연구가 가능하다.
④ 심층적인 자료를 얻을 수 있다.
⑤ 엄격한 연구변인의 통제가 가능하다.

정답 ③

03 연구의 시작에서부터 종료까지의 전반적인 계획을 수립하는 단계는?

① 가설 설정 ② 연구 설계
③ 측정 ④ 자료 수집
⑤ 연구보고서 작성

정답 ②

04 연구절차 중 해당 연구 문제 및 관련 분야의 깊은 이해력과 통찰력을 활용하여 기존의 이론들과 선행 연구결과들을 검토하는 과정은?

① 문헌 고찰 ② 가설 설정
③ 측정 도구 선정 ④ 연구 설계
⑤ 자료 수집

정답 ①

05 둘 또는 그 이상의 변인들 간의 예상되는 관계를 진술한 것은?

① 연구 문제 ② 문헌 고찰 ③ 가설
④ 측정 ⑤ 자료 분석

정답 ③

06 종단적 연구 설계의 특징 중 시계열 연구 설계와 차이를 보이는 특징은?

① 동일 조사대상자 선정

② 동일한 조사 내용

③ 반복 조사 실시

④ 일정한 조사 간격 유지

⑤ 조사대상자 및 연구 현상에 관한 변화 측정

정답 ①

07 실험연구와 비실험연구의 차이점은?

① 연구 상황의 통제

② 독립변수의 조작

③ 비교군의 설정 여부

④ 연구대상자의 무작위 표집

⑤ 사전·사후검사 실시

정답 ②

08 연구의 외적 타당도를 낮추는 저해요인은?

① 외부사건(history)

② 성숙(maturation)

③ 검사 효과(effect of testing)

④ 통계적 회귀(Statistical Regression)

⑤ 검사의 상호작용 효과(interaction effect of testing)

정답 ⑤

09 개념의 내포와 외연을 설명하시오.

해설: 개념의 내포는 개념을 구성하고 있는 총체적 특징을 말하며, 외연이란 개념들이 적용될 수 있는 대상들의 범위를 의미한다. 예를 들면, 사람이란 개념의 내포는 언어를 사용하며, 이성을 가지고 있고, 도구를 사용할 줄 알며, 유희를 즐기고, 사회적·문화적·도덕적 생활을 하는 것이며, 외연은 백인, 황인, 흑인과 같이 사람을 구성하는 종류를 의미한다.

10 변수의 척도 네 가지를 기술하시오.

해설: 명목척도, 서열(순서)척도, 등간(간격)척도, 비척도

참고문헌

고성호, 김광기, 김상욱, 민수홍, 유홍준, 이성용, 이정환, 장준오, 정기선, 정태인(2013). 사회조사방법론, 서울: 도서출판 그린

김광웅(1989). 사회과학연구방법론, 서울: 박영사

김영종(2000). 사회복지조사방법론, 서울: 학지사

김종천(1999). 사회복지조사론, 서울: 대학출판사

김해동(1991). 조사방법론, 서울: 법문사

남세진, 최성제(1992). 사회복지조사방법론, 서울: 서울대학교출판부

배규환, 이기재(2003). 통계조사방법론. 서울:한국, 한국방송대학교출판부.

송인섭(1989). 연구방법의 이해, 서울: 성화사

송인섭 등(2008). 아동연구방법, 서울: 동문사

유승흠 편저(2005). 보건학 연구방법과 논문쓰기. 서울: 계축문화사

을지대학교 학술정보센터. http://lib.eulji.ac.kr/

이군희(2005). 사회과학 연구방법론. 서울: 법문사

이상미, 이은옥(2003). 간호연구, 서울: 한국방송통신대학교출판부

이선옥, 이성은(2004). 고급간호연구, 서울: 한국방송통신대학교출판부

이주열, 이정환, 신승배(2013). 조사방법론, 서울: 군자출판사

이팔환 등(2004). 사회복지조사방법론, 서울: 신정출판사

전국대학보건관리학교육협의회(2009). 보건교육사를 위한 조사방법론. 서울: 한국, 도서출판 한미의학

전국대학보건관리학교육협의회(2012). 보건교육사를 위한 조사방법론. 서울: 한국, 도서출판 한미의학

정옥분(2008). 아동학연구방법론, 서울: 학지사

차배근(1985). 사회과학 연구방법, 서울: 세영사

채서일(2010). 사회과학조사방법론, 서울: 비앤엠북스

한성현 등(1996). 보건과학연구방법론, 서울: 수문사

허경옥, 배미경, 김기옥, 이승신, 박선영(2003). 생활과학 연구방법과 통계분석, 서울: 수문사

홍성열(2005). 사회과학도를 위한 연구방법론. 서울: 시그마프레스

Dawson-Saunders B, Trapp RG(1990). Basic and clinical biostatistics. Prentice-Hall International Inc.

Dawson B, Trapp RG(2014). Basic and clinical biostatistics. McGraw-Hill Medical.

Folland, S., Goodman, A.C., Stano, M. (1997). The Economics of Health and Health care. Prentice-Hall

Polit, D.F., Hungler, B.P. (1995). Nursing Research-principles and methods. Pennsylvania: J.B. Lippincott Company

표본 설계 03

오영아 한국보건복지인력개발원

학습목표

1. 모집단과 표본의 특성을 설명한다.
2. 표본을 추출하는 이유와 고려사항에 대해 설명한다.
3. 확률표본과 비확률표본의 차이를 설명한다.
4. 다양한 표본추출방법을 이해하고, 조사상황에 맞는 방법을 활용한다.

3.1 표본의 선정

1) 모집단과 표본

(1) 모집단

모집단(population)이란 연구자가 조사하고자 하는 전체 대상을 의미한다. 예를 들어, 우리나라 대학신입생의 음주량이 얼마나 되는지 알아보는 조사에서 이 조사의 모집단은 우리나라 전체 대학신입생이 된다. 특히 연구목적에 적합한 자료를 얻기 위해서는 명확하고 정밀한 모집단 규정이 필요하며, 모집단을 정하기 위해서는 연구대상 및 연구범위, 연구기간, 표본단위 등을 명확히 한정해야 한다. 모집단은 전체 표본추출단위의 개수를 알 수 있는 유한모집단과 전체 표본추출단위 개수가 무한한 무한모집단으로 구분할 수 있다. 2020년 현재 대전광역시에 거주하는 65세 이상 노인 전체는 유한모집단이며, 주사위를 던지기나 대한민국 국민 등은 무한모집단의 예이다. 그러나 연구를 위해서 모집단을 구체적으로 규정하여 유한모집단화할 필요가 있다(그림 3-1).

(2) 표본

표본(sample)이란 모집단 즉, 연구대상 전체에서 선택된 일부를 의미한다. 예를 들어, A 보건소 직원 130명을 조사하는 데에 따르는 시간과 비용을 고려해서 현실적으로 무작위

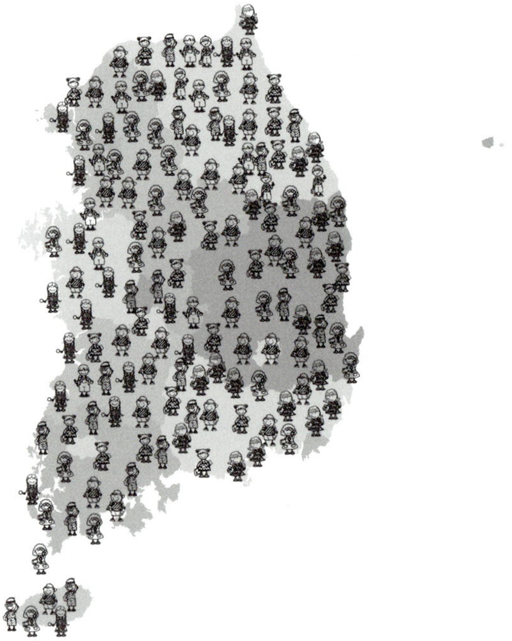

그림 3-1. **모집단: 우리나라 전체 10세 어린이**

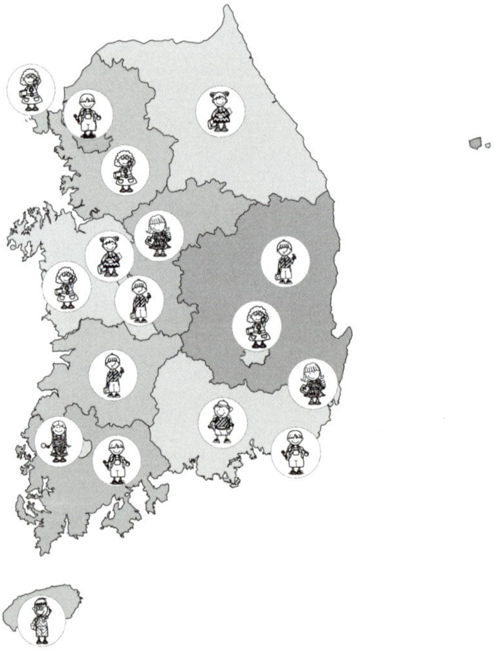

그림 3-2. **표본: 시도별 10세 어린이 1명씩**

과정을 통해 30명을 뽑아 이들을 대상으로 조사하게 된다. 표본은 모집단에 대해 전수조사를 할 수 있지만 시간, 비용 등 다양한 이유로 모집단 전수조사의 어려움이 따를 때 일정한 크기의 표본을 통해 모집단의 특성을 추정하여 연구에 활용할 수 있다(그림 3-2).

(3) 표본추출

모집단을 대표하는 표본을 뽑는 과정을 표본추출이라고 한다. 표본을 추출하는 방법에는 확률적 방법과 비확률적 방법이 있다.

표본을 추출할 때에는 표본추출단위(sampling unit)를 명확하게 규정해야 한다. 표본추출단위는 조사대상 집단을 구성하는 기본단위이다. 예를 들어, 서울시 유권자를 모집단으로 하는 어떤 무작위 표본조사를 할 경우 표본추출단위는 서울시에 거주하는 개별 유권자가 될 것이다. 그러나 표본추출의 단위는 표본추출방법과 조사목적에 따라 모집단을 구성하는 최하위 수준의 개별 요소뿐만 아니라 이러한 개별 요소가 모여서 집단을 이루고 있는 학급, 학교, 지역, 도시 등도 될 수 있다.

표본은 모집단을 얼마나 잘 대표할 수 있는가와 표본의 크기가 어느 정도가 되어야 모집단을 적절하게 대표할 수 있는지가 중요하다. 이를 위해 다음의 몇 가지 사항을 고려해야 한다.

- 표본크기는 통계적 신뢰를 얻을 수 있는 규모여야 한다.
- 표본선정은 계획적으로 일정한 절차에 따라 선정해야 한다.
- 비용을 고려하여 가장 효과적인 정보를 얻을 수 있어야 한다.
- 표본이 어떤 층을 포함하는지 또는 포함하지 않는지를 분명히 알아야 한다.
- 연구자의 편견을 배제하고 모집단을 충실히 대표할 수 있는 표본을 추출해야 한다.

(4) 모수와 통계량

모집단이 가지고 있는 어떤 특성을 하나의 수치로 요약·기술해 주는 수치를 모수(parameter)라고 하고, 표본의 특성을 요약·기술해 주는 여러 가지 수치를 통계량(statistic)이라고 한다. 통계적 추론을 한다는 것은 표본에서 얻은 통계량을 바탕으로 그에 상응하는 모집단의 모수를 추정하는 것을 말한다.

(5) 표본오차

표본오차는 추출된 특정의 표본으로부터 얻은 통계량을 기초로 모집단의 모수를 추정할 때 발생하는 오차이다. 즉, 모수와 통계량 간의 차이가 표본오차이다. 일반적으로 표본오차는 표본의 크기가 증가함에 따라 감소한다.

2) 표본선정이유

연구를 수행하면서 측정도구가 구성되면 도구를 적용할 연구대상을 선정하게 되는데, 이 과정에서 연구자는 전수조사를 시행할 것인지 표본조사를 시행할 것인지를 결정해야 한다.

전수조사는 연구대상이 되는 집단이 직접적인 조사대상이 되고, 표본조사는 전체 모집단을 대표하도록 선택된 대상이 조사의 대상이 된다.

즉, 표본을 선정하는 것은 조사대상 전부에서 자료를 얻을 수 없을 때 대상을 선별하여 조사하는 것이다. 이때 표본은 모집단의 특성을 잘 반영할 수 있도록 '대표성' 을 보이게끔 선정되어야 한다. 일반적으로 전수조사는 많은 비용과 시간을 필요로 하는 등 현실적인 어려움이 있기 때문에 대부분 연구에서는 모집단을 대표할 수 있는 일부를 표본으로 선정하며, 경우에 따라서는 전수조사 자체가 불가능한 경우가 있다. 또한 전수조사 과정에서 발생하는 비표본오류 때문에 전수조사가 오히려 표본조사보다 부정확한 결과를 가져올 가능성도 있다. 예를 들면, 연구목적이 전국 10대 청소년의 우울증 실태를 알고자 할 때 전국 10대 모두를 대상으로 설문조사를 하는 것은 매우 힘들 뿐 아니라 정확한 설문조사는 거의 불가능하기 때문에 전국 10대 청소년을 대표할 수 있는 표본을 선정하여 조사한다.

연구에서 표본조사가 선호되는 이유는 다음과 같다.

- 표본조사는 전수조사에 비하여 연구에 필요한 비용과 시간을 절약할 수 있다. 이러한 경제적인 측면으로 인해 전수조사보다 더 많은 조사내용을 포함시켜 정보를 얻을 수 있다.
- 표본조사는 전수조사보다 조사의 정밀도를 좀 더 높일 수 있다. 연구대상이 비교적 적은 수이므로 잘 훈련된 조사원을 통하여 정확하고 심층적인 정보를 수집할 수 있다.
- 전수조사가 불가능하여 어쩔 수 없이 표본조사를 하는 경우가 있다. 예를 들어, 전국 65세 이상 치매노인을 대상으로 연구하고자 할 때 접근성이 용이하지 않은 경우 등 다양한 경우로 조사를 모두 할 수 없기 때문에 표본을 추출하여 조사를 할 수 밖에 없는 경우가 있다.
- 표본조사는 조사의 대상이 사람이 아니라 사물의 경우에도 적용할 수 있다. 예를 들어, 그릇의 내구성을 실험하기 위해 그릇을 파손해야 하는 경우에도 표본조사가 사용될 수 있다.

이 외에도 모집단이 정확하게 파악되지 않는 경우나 모집단이 무한히 큰 경우에도 표본조사를 이용하게 된다. 이렇게 표본추출을 사용하여 표본을 이용하는 것이 여러 면에서 유용한 면을 가지고 있지만 표본의 대표성 확보가 어렵거나 모집단의 규모가 작아 표본의 선정이 무의미할 때, 그리고 표본 설계가 복잡해서 시간이 많이 소요되고 오차발생 확률이 높을 때에는 표본추출에 주의를 기울여야 한다.

3) 표본추출틀과 표본크기

(1) 표본추출틀과 모집단

① 표본추출틀(sampling frame)

표본추출틀은 표집틀이라고도 하며, 표본추출을 위해 모집단의 요소나 표본추출단위들을 모아 정리해 놓은 일종의 목록을 말한다. 예를 들어, 조사목적에 따라 전화번호부, 과거 우편판매 대상이 되었던 고객목록, 특정 지역에 거주하는 주민 명단, 학교와 병원 명단 등을 표본추출틀로 활용할 수 있다.

② 표본추출틀과 모집단

표본추출틀은 모집단을 대표할 수 있는가가 중요하며, 모집단과 표본추출틀이 완벽하게 일치하는 것이 가장 이상적인 방법이라 할 수 있다. 모집단과 표본추출틀이 일치하지 않아 발생하는 오차를 프레임 오차(표본추출 오차)라고 하며, 프레임 오차가 있을 경우 잘못된 결론을 도출할 가능성이 높아진다.

가장 일반적인 예가 1936년에 실시한 다이제스트(Literary Digest) 잡지의 미대통령 선거 결과 예측이다. 1936년 민주당의 루즈벨트(Franklin D. Roosevelt)와 공화당의 랜던(Alfred Landon)의 대통령선거 결과를 예측하기 위해서 다이제스트지는 유권자 240만 명을 대상으로 여론조사를 한 결과 응답자의 57%가 랜던을, 그리고 나머지 43%만이 루즈벨트를 지지하는 것으로 나타나 랜던이 대통령으로 당선될 것이 확실시되었다. 그러나 투표결과는 예측과는 반대로 루즈벨트가 62%, 랜던이 37%의 지지율을 확보함으로써 루즈벨트가 재선되었다. 조사한 결과가 왜 빗나가게 되었을까? 가장 중요한 원인은 표본틀을 잘못 선정한 데에서 연유한다. 당시 다이제스트지는 표본추출대상인원으로 약 천만 명을 명단으로 작성하였는데 이 명단작성, 즉 표본틀 작성에서 오류가 발생하였다. 천만 명의 명단을 작성하는데 사용된 자료가 전화번호부, 그리고 각 사회단체의 중진들만이 보유하고 있는 각종 클럽회원권이었던 것이다. 당시 전화를 가지고 있거나 회원권을 소지하고 있는 사람들은 모두가 미국사회의 중상류층에 속하는 사람들이었기 때문에 표본틀의 선정과정에서 이미 하류나 중하류층에 속하는 유권자들은 여론조사에서 아예 배제되었다.

그러므로 예측할 수 있듯이 당시 상류층이 지지하였던 공화당 후보 랜던이 민주당 후보인 루즈벨트, 즉 중하류층이 지지하는 후보보다 훨씬 앞질러 득표하리라는 그릇된 예측이 여론조사 결과로 나오게 되었다. 이처럼 표본추출틀의 선정은 표본추출의 성패를 좌우하는 관건이 된다.

또한 표본추출틀은 수집하기 쉬운 목록이어야 한다. 실제 연구 수행 시 시간의 효율성과 비용의 효율성은 배제할 수 없는 중요한 요소이기 때문이다.

(2) 표본크기(sample size)

표본의 크기는 모집단으로부터 표본추출단위(sampling unit)의 수를 몇 개로 결정하는 것이 가장 적절한가에 대한 문제이다. 연구목적과 연구상황에 맞는 표본추출방법을 사용하면 적은 사례로도 정확한 연구결과를 얻을 수 있다. 즉 추출되는 표본은 극단적으로 한 개의 표본추출단위로 구성될 수도 있고 또 모집단에서 한 개의 표본추출단위만을 제외한 전체를 표본추출단위로 구성할 수도 있다.

따라서 표본크기를 결정하는 데 어느 정도로 하는 것이 좋은가에 대한 절대적인 기준은 존재하지 않으며, 최소의 표본추출로 최대의 연구효과를 얻도록 하는 것이 경제적이며 능률적이라고 할 수 있다.

(3) 표본크기와 신뢰구간, 최대허용오차 간의 관계

표본을 추출하여 실시한 조사연구는 표본추출오차가 연구결과에 작용할 수 있어, 연구결과를 100% 신뢰할 수 없게 된다. 이에 오차범위를 좁히기 위한 표본크기 결정 문제는 통계적 추측과정에서 사용되는 기본적인 원리를 바탕으로 전개된다. 특히 신뢰구간은 표본크기를 결정하는데 중요하므로 신뢰구간과 최대허용오차에 대한 개념에 대하여 먼저 살펴본 후 표본크기를 결정하는 방법에 대하여 다루어 보고자 한다.

① 추정량과 신뢰구간

표본추출의 가장 큰 목적은 모수를 정확하게 추측하는 것이다. 하지만 전수조사(센서스)를 실시하지 않는 경우에는 정확한 모수를 파악하는 것은 불가능하며, 따라서 추정량 또는 신뢰구간을 통하여 실제 모수의 위치를 파악해야 한다.

표본을 분석하여 모수가 어떤 값일지를 추측하는 추정량(통계량)은 일반적으로 신뢰구간의 가운데 위치한 값이다. 신뢰구간은 모수가 있을 가능성이 있는 구간을 추측한 것이며, 구간의 정확성을 확률과 같은 수치로 표현한다. 아래의 예는 모수와 추정량, 신뢰구간의 예를 설명한 것이다.

> 예
> **K후보의 국회의원 선거에 대한 득표율을 예측하기 위하여 유권자 2,500명을 대상으로 조사하였더니 1,500명이 K후보를 지지한다고 응답하였다.**
>
> - 모수: 국회의원 선거에서 K후보가 얻을 득표율
>   (이 값을 모집단의 비율 또는 모비율이라고 한다.)
> - 추정량: 조사한 2,500명 중 K후보를 지지한다고 응답한 비율
>   (이 값은 모비율을 추측하기 위하여 표본으로부터 계산된 통계량이 된다.)
> - 추정값: 추정량을 계산한 값
>   즉 1,500÷2,500=0.6

신뢰구간은 폭이 좁게 나타나면 모수의 추측에 있어서 유용하게 사용될 수 있지만, 폭이 넓게 나타나면 유용한 정보로서의 역할을 하지 못한다. 예를 들어, 시장 점유율을 예측하는 두 종류의 연구를 고려해보자. 연구 A에서는 95%의 확신을 가지고 시장 점유율이 49~51% 사이에 있을 것이라고 주장하고 있는 반면, 연구 B는 95%의 확신을 가지고 20~80% 사이일 것이라고 예측하였다고 하자. 비록 두 연구가 점유율에 대한 추정값은 모두 50%이지만 정확도 측면에서 서로 다르다. 만일 이러한 정보를 가지고 신상품 개발에 투자를 결정해야 한다면 어떠한 연구가 더 유용한 정보를 제공할 것인가? 당연히 연구 A가 더 정확한 신뢰구간을 제공하고 있기 때문에 유용한 정보라고 할 수 있다. 연구 B는 시장점유율이 20%까지 내려갈 수 있고 80%까지 올라갈 수 있다는 의미 외에는 상대적으로 의사결정과정에서 유용한 정보를 제공하지 못하고 있다.

② 최대허용오차(최대허용 표본오차)

표본오차(sampling error)는 모집단으로부터 선정된 표본집단의 자료를 토대로 연구하였을 때 이 표본집단이 어느 정도까지 정확하게 모집단의 특성을 반영하는가를 측정하는데 사용되는 개념이다. 다시 말하면, 실제로 조사하고자 하는 모집단을 표본추출을 통하여 조사하였을 때 실제 조사하고자 하는 내용과 표본조사 내용이 얼마나 차이가 나는가를 저울질하는데 적용되는 용어이다.

의사결정과정에서 신뢰구간이 유용한 정보가 되려면 신뢰구간의 폭이 좁은 것이 바람직하다. 이 의미는 추정량으로부터 크고 작아지는 항(시장점유율의 예제에서는 연구A의 경우 50±30%가 된다)이 작은 값일수록 유용하다는 뜻이다. 이러한 개념은 연구설계

이전에 표본의 크기를 결정하는데 있어서 중요한 역할을 한다. 신뢰구간에서 사용되는 ± 항 다음에 나오는 부분(연구A에서는 1%이고 연구 B에서는 30%)을 최대허용오차(최대허용 표본오차)라고 한다. 결국 신뢰구간의 폭은 최대허용오차의 2배이며, 신뢰구간의 상한값에서 추정량을 빼면 최대허용오차가 되고 신뢰구간의 상한값은 추정량에서 최대허용오차를 더한 값이 된다.

평균이 0이고 표준편차가 1인 정규분포를 표준정규분포라고 한다. 분포의 양 꼬리부분의 확률이 α가 되는 표준정규분포의 값을 Z_α라고 표기한다면 95% 신뢰구간에서의 최대허용오차는 다음과 같이 계산된다.

$$Z_{0.05/2}\,(=Z_{0.025}) \times \frac{\text{표준편차}}{\sqrt{n}}$$

하지만 일반적으로 표준편차를 모르고 있으므로 표준편차의 자리에는 표준편차에 대한 추정량인 표본표준편차가 대입된다.

③ 최대허용오차와 표본크기의 관계

최대허용오차는 신뢰구간을 얼마나 넓게 만들 것인지를 결정하는 중요한 개념이 되며, 위의 최대허용오차 산출식에서 몇 가지 사실을 확인할 수 있다.

첫 번째 사실은 최대허용오차에 의하여 결정되는 신뢰구간의 폭은 표본의 수에 따라 달라진다. 즉 신뢰구간의 정확도를 높이고 싶으면 최대허용오차가 줄어야 하고, 이는 표본의 수인 n이 큰 값을 가져야 가능하다.

두 번째로 최대허용오차가 동일하다면 표준오차가 큰 경우 많은 수의 표본이 필요하다. 동일한 정확도를 유지하기 위하여 표본평균의 표준편차(표준오차)가 적은 경우는 적은 수의 표본으로도 정확도를 유지시킬 수 있다는 의미이다. 표준오차는 각각의 관측값이 얼마나 다양한 값을 취하느냐의 정도를 나타내는 것으로 이 수치가 크다는 의미는 자료의 값이 매우 다양하게 분포하고 있다는 의미 즉, 표준편차가 크다로 해석할 수 있다. 단순무작위 표본추출의 경우, 모집단의 특성을 객관적이고 일관성 있게 표현해 주는 방법으로, 이 방법에 의해 표준오차가 크게 나타났다면 모집단의 표준편차도 상당히 클 것이라고 추측할 수 있다. 결국 모집단의 다양성을 나타내는 모집단의 표준편차는 표본의 수를 결정하는데 중요한 요인이 된다.

만일 연구자가 95% 신뢰구간을 사용하지 않고 90% 신뢰구간을 사용하여 최대 허용오차를 표현하고자 한다면 $Z_{0.025}=1.96$ 대신에 $Z_{0.05}=1.645$의 수치를 대입하면 된다. 즉,

신뢰수준 90%의 최대허용오차는 다음과 같이 표현할 수 있다.

$$Z_{0.05} \times \frac{\text{표준편차}}{\sqrt{n}}$$

결국 표본의 크기를 결정하는 세 번째 요인은 Z_{α}를 결정하는 신뢰수준에 있다. 좀 더 확신을 가지고 신뢰구간을 만들고 싶다면 99%로 신뢰수준을 높일 수 있으면 이 경우는 $Z_{0.005}=2.58$로 Z_{α}에 해당하는 값이 커지며 동일한 최대허용오차가 주어졌을 경우 많은 수의 표본이 요구된다. 같은 크기의 최대허용오차일지라도 99% 신뢰수준을 이용한 표본의 수는 95% 신뢰수준을 이용한 표본의 수보다 크다.

마지막으로 표본의 수를 결정하는데 고려해야 하는 요인은 시간과 비용에 관련된 연구 진행에 필요한 자원의 파악이다. 실제 연구에서는 이러한 가용자원이 필수적이며 일반적으로는 최대허용시간과 최대비용과 같이 상한값을 지정하고 표본의 수를 결정한다. 만일 유용한 자원이 무한하다면 많은 수의 표본을 사용하거나 센서스 조사를 실시하는 것이 바람직하며 표본의 수에 대하여 고민할 필요가 없다. 하지만 이러한 상황은 현실적이지 못하다. 대부분의 연구설계에서 연구자는 어느 정도의 신뢰수준과 최대허용오차를 이용하여 표본의 수를 결정하고자 하지만, 예산이나 시간의 부족으로 인하여 제약을 받는다. 많은 경우에 있어서 표본의 수 결정문제는 예산의 제약을 받아 결정된다고 하여도 과언이 아닐 것이다.

(4) 표본크기 결정 시 고려해야 할 사항

본격적으로 표본크기 결정 방법에 대해 살펴보기 전에 먼저 표본의 크기에 영향을 미치는 요소들을 알아보고자 한다.

① 모집단의 성격

ⓐ 모집단의 크기

모집단의 크기가 클수록 조사에 필요한 연구대상자가 선택될 비율은 작아지므로 이를 보상하기 위해 표본의 수가 커야 한다.

ⓑ 모집단 구성요소의 동질성 또는 이질성

조사에서 필요로 하는 표본의 크기는 모집단이 어느 정도 동질적인가에 달려 있다. 모집단이 비교적 동질적일 때는 적은 수의 사례로도 조사에서 요구하는 신뢰도를 확보할 수 있다. 하지만 이질적 집단인 경우는 표본의 수가 커야 한다.

> 예
> - 비교적 변화양상이 일정한 변수의 연구(하루의 체온변화 등): 동질적
> - 변화가 많은 변수의 연구(인간의 심리변화, 태도 등): 이질적

② 연구의 목적과 방법

ⓐ 이론과 조사 설계

조사의 유용성은 표본의 크기에 의해서만 결정되는 것이 아니다. 오히려 이론의 질 그리고 세밀하고도 적절한 조사 설계의 개발 및 실시 등에 있다고 할 수 있다. 즉, 표본을 선정할 때 표본만 따로 떼어서 생각할 것이 아니라, 잘 구성된 이론을 활용하면 작은 크기의 표본으로도 훌륭한 결과를 얻을 수 있다는 것이다. 이는 특히 이론을 검증하거나 기존의 다른 조사와 연관지어 하는 경우 더욱 그러하다. 조사문제의 특성이나 기존의 조사결과를 반영하여 조사를 설계하면 적은 수의 표본추출대상으로도 표본추출크기가 큰 대상으로 실시한 조사보다 더 효과적일 수도 있기 때문이다.

반대로, 측정도구가 민감하지 못하고 정확하지 못할 때는 표본크기가 커야 한다.

ⓑ 표본추출방법

앞서 설명한 모집단이 이질적인 경우에는 이를 동질적인 몇 개의 층(strata) 또는 부분으로 나누어 필요한 표본의 크기를 줄일 수 있다. 즉, 각 층 사이는 서로 이질적이다 해도 층을 하나의 동질적인 하위 모집단으로 보면, 각 층은 적은 규모의 표본으로도 층을 잘 대표할 수 있게 된다. 이러한 원리에 기초한 표본추출방법이 층화표본추출방법이며, 다른 확률표본추출방법에 비해 상대적으로 적은 수의 표본으로도 필요한 수준의 신뢰도와 정밀도를 확보할 수 있게 된다. 또한, 동일한 규모로 보았을 때 군집표본추출법의 경우 층화표본추출뿐만 아니라 단순무작위표본추출보다 더 많은 표본오차를 초래하는 경향이 있다. 표본추출방법에 대한 자세한 설명은 다음 장에서 다루도록 한다.

ⓒ 연구의 종류

서술적 연구에서는 실험연구보다 많은 수의 표본이 필요하며 탈락률을 감안하여 표본의 크기를 결정해야 한다. 일반적으로 사례조사나 역사적 연구에서는 실험연구보다 더 적은 표본이 요구되기도 한다.

장기적인 연구는 연구가 진행되는 과정에 탈락자가 발생하므로 표본을 보충하기 위해

많은 표본이 필요하다.

실험 연구의 경우 각 처치별로 표본이 20명 이상이어야 평균이나 도수분포가 정상분포를 하게 되므로 처치의 종류가 많아지면 그만큼 표본의 수도 커지게 된다.

③ 비용과 시간

비용과 시간을 고려할 때는 되도록 적은 규모의 표본이 유리하다. 하나의 표본에 대한 조사에 소요되는 비용이 일정하다고 할 때 표본이 크면 클수록 비용이 증가하기 때문이다.

물론 이는 조사표의 길이, 현지 조사자의 수, 면접 대상자의 추정 여부, 대상자의 지리적 집중 정도, 비회수비율(refusal rate), 유실사례 수(losses of cases), 표본추출형태, 조사표의 적용방법(면접조사, 배포조사, 우송조사 등) 등에 따라 차이가 있으므로 표본크기 결정에도 이들이 고려되어야 한다.

현실적으로 예산과 시간은 모든 조사요구를 충족시킬 수 있을 만큼 그렇게 충분하지가 않다. 따라서 전 조사과정에 적절히 배분할 필요가 있다. 즉, 신뢰도와 정밀도의 수준이 높으면 높을수록 큰 규모의 표본과 비용이 소모되므로 일정한 수준의 신뢰도와 정밀도만 확보할 수 있다면 그 이상으로 높이는데 소요되는 비용을 조사 설계, 조사원에 대한 훈련, 자료의 처리 및 분석 등에 사용함으로써 비표본 오차를 줄이도록 하고 그러므로 조사 전체의 오차를 줄이도록 해야 한다.

(5) 표본크기 결정방법

앞에서 우리는 표본의 수에 영향을 미치는 다양한 요인들에 대하여 살펴보였다. 표본의 크기를 어느 정도로 할 것이냐의 문제는 연구대상 선정에서 매우 중요한 과제이므로 지금부터는 실제로 이러한 요인을 이용하여 어떻게 표본의 크기를 결정하는지 알아보도록 하자. 먼저 표본크기를 결정하기 위하여 결정되어야 할 항목은 다음과 같다.

표본크기를 결정하기 위하여 사전에 결정해야 하는 수치

1. **최대허용오차**: 신뢰구간을 계산하는 과정에서 나오는 ±항 다음에 나오는 수치로서 연구자가 허용할 수 있는 오차의 한계를 나타낸다.
   예를 들면, 연구자가 시장점유율의 오차한계를 ±5%로 정한다든지 또는 평균급여의 오차한계를 ±5(만원)로 정할 수 있다.
2. **신뢰수준**: 신뢰구간을 정했을 경우 확신하는 정도를 0%에서 100% 사이로 표현하는 값이다. 일반적으로 95%를 많이 사용한다.
3. **표준오차**: 모집단의 분포가 어느 정도 퍼져 있는지를 나타내는 수치로서 모집단의 표준편차에 대한 추정량인 표본평균의 표준편차가 사용된다.

표본크기 결정방법을 설명함에 앞서, 표본의 크기는 n, 모집단의 크기는 N, 신뢰수준에 따른 Z통계값은 Z, 최대허용오차는 d, 모집단의 표준편차는 σ로 표시하고자 한다.

신뢰수준에 따라 달라지는 Z값은 다음과 같으며, 사회과학연구에서는 일반적으로 95% 신뢰수준을 사용한다.

- 90% 신뢰수준에서의 Z 통계값($Z_{0.005}$) = ± 2.58
- 95% 신뢰수준에서의 Z 통계값($Z_{0.025}$) = ± 1.96
- 99% 신뢰수준에서의 Z 통계값($Z_{0.05}$) = ± 1.645

이제 표본크기 결정하는 방법에 대해 알아보고자 한다. 표본크기 결정방법은 크게 유한 모집단인 경우와 무한 모집단인 경우에 따라 적용되는 공식이 다르다.

① 유한 모집단의 경우

모집단의 크기를 알고 있을 때, 표본의 크기는 최대허용오차와 신뢰수준을 바탕으로 다음의 공식에 의하여 결정된다.

$$n = \frac{N}{\frac{d^2}{Z^2} \times \frac{N-1}{\sigma^2} + 1}$$

예

A고등학교 1학년 1,000명의 영어성취도의 수준을 알아보기 위해 95% 신뢰수준과 허용오차 3%의 범위에서 적절한 표본의 크기를 구하고자 할 때 작년도의 수학성취도의 표준편차가 10이었다면, 적절한 표본크기는 몇 명인가?

해설 이 문제에서는 N=1,000(명), 95%신뢰수준에 따른 Z값=1.96이고, d=3%(0.03), σ=10이다. 이를 표본크기 결정 공식에 대입하면, 대략 998명의 학생들을 조사하면 95%의 신뢰수준에서 원하는 수준의 정확도를 얻게 된다.

$$n = \frac{1000}{\frac{(0.03)^2}{(1.96)^2} \times \frac{1000-1}{10^2} + 1} = \frac{1000}{0.0023+1} \fallingdotseq 998(\text{명})$$

하지만, 대부분 모집단의 크기를 알고 있는 조사는 드물다. 이어서 모집단의 크기를 가늠하기 어려운 경우 표준크기를 결정하는 방법에 대해 살펴보자.

② 무한 모집단의 경우

모집단의 크기를 알 수 없을 때(산에 있는 소나무 수, 한국 신생아 수, 비행청소년 수 등), 표본의 크기는 다음의 공식에 의하여 결정된다.

먼저, 최대허용오차는 다음과 같이 표현될 수 있다.

$$d = Z \times \frac{\sigma}{\sqrt{n}}$$

이를 n에 대하여 풀어보면, 다음과 같은 식을 유도할 수 있다.

$$n = \frac{Z^2 \sigma^2}{d^2}$$

위의 공식은 모집단의 크기를 알 수 없는 경우 표준크기를 결정하는 데 활용되는 기본 공식이며, 모표준편차를 알고 있는 경우와 모비율을 알고 있는 경우를 나누어 살펴보자.

ⓐ 모표준편차를 알고 있는 경우

다음 예제를 통하여 실제로 모평균 문제에서 표본의 수가 어떻게 결정되는지 알아보자.

예

어느 연구자는 서울에 거주하는 직장인들의 평균봉급을 알고자 한다. 그가 생각하고 있는 최대 허용오차는 ±10(만원)이며 이러한 기준으로 신뢰구간을 만들었을 경우 99%의 확신을 갖고 싶어 한다. 연구자가 그 동안 조사한 자료에 의하면 모집단에 대한 표준편차는 100(만원)으로 알려져 있다. 이러한 조건을 만족하기 위한 최소의 표본크기는 얼마인가?

해설 이 문제에서는 $d=10$(만원), $\sigma=100$(만원)이고 이 책의 부록에 있는 표준정규분포 표에 의하여 $Z_{0.005}$가 된다. 여기서 d와 σ의 단위가 모두 만원 단위로 동일하다는 것을 알 수 있다. 표본의 수 설정에 대한 식에 의하여 약 666명의 직장인을 조사하면 99%의 신뢰수준에서 원하는 수준의 정확도를 얻을 수 있다.

$$n = \frac{(Z_{0.025})^2\,\sigma^2}{d^2} = \frac{(2.58)^2\,(100)^2}{10^2} \fallingdotseq 665.6 = 666(\text{명})$$

앞에서 소개한 예제의 경우는 공식에 의하여 간단하게 표본의 크기를 결정하였지만 실제 연구에서는 이러한 식의 적용에 몇 가지 어려움이 있다. 이는 모집단에 대한 표준편차 σ 또는 표본자료를 통해 계산된 표본표준편차 s를 미리 알고 있어야 한다. 만일 모집단에 대한 표준편차를 모르고 있다면 (1) 모집단에 대한 표준편차를 표본자료 없이 사전에 어떻게 추정할 것인지, (2) 그 추정 값의 정확도가 어느 정도 믿을 만한 수치인지, 그리고 (3) 추정값의 변화가 표본크기 결정에 어느 정도 영향을 미치는지를 파악해야 한다.

결론적으로 말하면, 모집단에 대한 표준편차는 표본크기를 결정하는데 중요한 역할을 한다. 예를 들어, 위의 예제에서 모집단의 표준편차가 실제로 110(만원)이라고 알려져 있다면 표준편차는 단순히 10(만원) 만큼의 차이가 발생한 것이지만, 요구되는 표본의 수는 약 802명이 되며 이 수치는 663과 비교하였을 경우 139명 더 많은 표본의 수이다. 이러한 문제점은 표준편차의 작은 변화에도 표본크기는 민감하게 반응한다는 의미로서 중요하게 받아들여야 한다. 많은 실제연구에서 모집단에 대한 표준편차를 추정하는 문제를 간단하게 생각하는 경향이 있다. 만일 모집단에 대한 표준편차가 부정확하게 추정하게 되면 결국 계산된 표본의 크기도 의미 없는 수치가 되어 버린다는 것은 자명한 사실이다.

그렇다면 좀 더 정확한 모집단에 대한 표준편차를 계산하는 방법은 어떠한 것이 있을까? 다음과 같은 세 가지 경우에 모집단에 대한 표준편차를 추정할 수 있다.

1. 기존연구를 조사하여 모집단에 대한 표준편차의 추정량을 얻었다면 그 수치를 사용할 수 있다.
2. 시간과 예산이 허락된다면 사전조사를 통한 사전조사 자료를 이용하여 계산된 표준편차에 대한 추정량을 사용한다.
3. 만일 모집단의 최댓값과 최솟값을 알고 있고 모집단의 분표가 정규분포와 비슷한 종모양 형태라고 가정할 수 있다면 표준편차에 대한 추정량은 다음과 같이 계산된다.

$$s = \frac{\text{최댓값} - \text{최솟값}}{6}$$

위의 식은 정규분포에서 평균±3(표준편차)의 범위가 모집단의 거의 모든 자료를 포함하기 때문에 유도된 식이다. 최댓값과 최솟값의 차이는 대략 6×표준편차에 근사될 수 있다는 개념에서 표준편차의 추정량을 계산한 것이다. 앞에서 언급한 세 가지 방법은 모집단에 대한 표준편차를 보다 객관적이고 합리적으로 추정하는 방법이기는 하지만, 연구자가 명심해야 할 점은 여기서 얻은 추정량이 실제 모집단에 대한 표준편차가 아니라 오차를 가지고 있는 추정량이라는 것이다.

ⓑ 모비율을 알고 있는 경우

다음으로 모비율에 대한 표본크기를 결정하는 문제를 생각해보자. 여기서도 모비율에 대한 표준편차에 대하여 적당한 추정량이 있다면 모평균과 같은 식이 적용된다. 모비율에 대한 표준편차는 $s=\sqrt{p(1-p)}$가 되지만 모비율을 나타내는 p를 모르는 문제가 발생한다. 모비율 p를 추정하는 문제는 바로 연구의 주요목적이므로 이 수치를 제대로 추정만 할 수 있다면 표본을 뽑을 필요가 없을 것이다. 이 경우 모평균의 문제와 마찬가지로 기존 연구를 조사하여 모비율에 대한 표준편차를 추측하거나, 사전조사를 실시하여 표준편차에 대한 추정값을 계산할 수 있다.

하지만 모비율에 대한 표본의 크기 결정 문제에서는 이러한 방법보다는 표본크기의 상한값을 계산하여 이 값을 표본의 크기로 결정하는 방법을 주로 사용한다. 여기서 표본크기의 상한값은 주어진 최대허용오차와 신뢰수준이 모든 모비율값에 만족될 수 있도록 하는 충분히 많은 수의 표본을 의미한다.

그렇다면 모든 p에 대하여 최대허용오차와 신뢰수준을 만족하는 표본크기는 어떠한 방법으로 계산할 것인가? 이 문제는 주어진 최대허용오차와 신뢰수준에 대하여 모집단의 표준편차를 최대로 하여 그 조건을 만족하는 표본의 크기를 구함으로써 해결할 수 있다. 모집단에 대한 표준편차인 $\sqrt{p(1-p)}$는 모비율이 0.5일 때 최댓값 $\sqrt{0.5(1-0.5)}$이며, 95% 신뢰수준에서 최대허용오차 d를 갖는 모비율에 대한 표본크기(상한값 n_{max})는 다음의 식을 통하여 얻을 수 있다.

$$n_{max} = \frac{(Z_{0.025})^2 \times 0.5(1-0.5)}{d^2} = \frac{(Z_{0.025})^2}{4d^2}$$

예

B사 제품이 선호되는 비율을 파악하는 연구에서 표본의 수를 결정하려고 한다. 연구자가 원하는 신뢰수준은 95%로 최대허용오차를 ±2% 내로 만들고 싶어 한다. 50명의 소비자를 대상으로 실시한 사전조사에서는 20명이 B사 제품을 선호하는 것으로 나타났다. 표본의 수를 결정하여라. 또한 신뢰수준 95%와 최대허용오차 ±2%를 확실히 만족하는 표본의 수는 얼마인가?

해설 이 문제에서는 $d=0.02$이고 $Z_{0.025}=1.96$이 된다. 또한 사전조사에서 얻은 모비율의 추정값은 $p=20/50=0.4$이므로 모집단에 대한 표준편차는 다음과 같이 추정할 수 있다.

$$\sqrt{0.4(1-0.4)} = \sqrt{0.24}$$

따라서 요구되는 표본의 수는 다음과 같다.

$$N = \frac{(Z_{0.025})^2\sqrt{p(1-p)}^2}{d^2} = \frac{(1.96)^2(\sqrt{0.24})^2}{(0.02)^2} \fallingdotseq 2304.96 = 2305(\text{명})$$

또한 신뢰수준 95%와 최대허용오차 ±2%를 확실히 만족하는 표본의 수는 $\sqrt{p(1-p)}$의 최댓값이 $1/\sqrt{4}$인 경우이므로 다음과 같이 계산될 수 있다.

$$n_{max} = \frac{(Z_{0.025})^2}{4(d)^2} = \frac{(1.96)^2}{4(0.02)^2} = 2401(\text{명})$$

③ 표본크기 결정방법의 한계점

표본크기를 결정하는 문제에 있어서 한 가지 고려하지 않은 중요한 요인은 비용과 시간에 관련된 사항이다. 만일 시간과 비용이 충분하다면 앞에서 언급한 표본의 수를 결정방법을 그대로 적용할 수 있지만, 시간과 비용이 제한되어 있다면 표본의 수를 새롭게 수정해야 한다. 하지만 이 경우 연구자는 낮은 신뢰수준과 높은 최대허용오차를 감수해야 한다.

표본크기 결정에서 언급하고자 하는 두 번째 한계점은 이 방법이 오직 한 개의 변수만을 대상으로 계산되었다는 것이다. 즉, 한 변수에 대한 표준편차, 신뢰수준, 최대허용오차를 기준으로 표본의 크기가 결정된다. 하지만 대부분의 실제 연구에서는 연구자가 여러 문항의 측정을 통하여 여러 변수에 대하여 관심이 있을 것이다. 예를 들어, 서울에 거주하는 직장인의 평균 봉급과 평균 식비지출에 모두 관심이 있을 경우 간단하게 표본의 수를 적용할 수 없다. 만일 연구가 두 개 이상의 측정변수와 관련되어 있다면, 그 중에서 가장 중요한 변수를 기준으로 표본의 크기를 결정하는 것이 가능하다. 다른 방법으로는 변수 중에 변화가 가장 큰 변수(표준편차가 가장 클 것이라고 기대되는 변수)를 기준으로 표본크기를 결정하는 것이다. 두 번째 방법을 적용하게 되면 정해진 신뢰수준에서 다른 변수들도 요구되는 최대허용오차를 모두 만족하게 될 것이다. 만일 연구에서 관심 있는 변수들이 모두 비율에 관련된 것이라면 간단히 n_{max}를 이용하여 표본크기를 정할 수 있다.

마지막으로 고려해야 하는 세 번째 한계점은 모집단이 특정한 집단으로 제한되어 있을 경우 적용이 어렵다는 것이다. 예를 들어, 초등학교 자녀를 두고 있는 가구라든가 월수입이 100만 원 이하의 가구들과 같이 모집단의 형태가 특별하게 정의되었을 경우 앞에서 제시한 표본의 수를 결정하는 방법은 간단하게 적용될 수 없다. 여기서 연구자는 표본추출틀 중에서 모집단의 특별한 연구대상이 차지하는 비율을 고려하여야 한다. 즉, 표본추출틀에 속해 있는 가구 중에서 연구에서 정해진 특별한 모집단인 초등학교 자녀를 가진 가구 또는 월수입이 100만 원 이하의 가구에 대한 비율을 고려해야 한다. 만약 표본크기 결정방법을 통하여 초등학교 자녀를 가진 가구를 최소한 200가구 조사해야 한다는 결과가 나타났다고 가정하자. 또한 해당 가구에서 초등학교 학생을 가진 가구가 20% 정도로 알려져 있다면 실제 조사해야 할 가구는 $200 \div 0.2 = 1000$가구를 조사하여야 한다. 따라서 표본추출틀에서 모집단의 관심 있는 연구대상이 차지하는 비율을 I라 하고 원하는 표본의 수가 n이라고 한다면, 연구에서 조사해야 할 실제 표본의 수는 다음과 같이 계산된다.

$$\text{실제 조사할 표본의 수} = \frac{n}{I}$$

만일 표본추출틀에 속한 모든 대상이 모집단의 관심 있는 연구대상이라면 이러한 수정은 필요하지 않게 된다.

3.2 확률표본과 비확률표본

모집단을 일반화시키기 위해서는 모집단을 대표할 수 있는 표본을 추출해야 한다. 표본을 추출하는 방법에는 여러 가지가 있지만 모집단의 특성과 표본추출할 여건을 고려하여 연구목적에 가장 알맞은 방법을 적용해야 한다.

표본추출방법은 크게 확률표본추출과 비확률표본추출이 있다. 각 표본추출의 특성을 살펴보면 표 3-1과 같다.

표 3-1. **확률표본추출과 비확률표본추출의 비교**

	확률표본추출	비확률표본추출
연구대상이 표본으로 추출될 확률	알려져 있음	알려져 있지 않음
표본추출방법	무작위 표본추출	인위적 표본추출
표본오차 추정	가능	불가능
모수추정 시 bias	없음	존재가능
표본분석결과의 일반화	가능	불가능
시간, 비용	많이 소요	적게 소요

확률표본추출의 경우, 무작위 표본추출방법을 사용함으로써 객관적인 표본추출이 이루어지며 그로 인해 표본에서 얻은 통계치가 모수를 추정하는데 보다 정확하다는 장점이 있다. 하지만 실행적인 측면에서 확률표본추출은 많은 시간과 비용을 필요로 하기 때문에 비확률표본추출이 많이 이용되고 있다. 따라서 연구의 목적 및 이용 가능한 자원을 고려하여 표본추출방법을 선택해야 한다(그림 3-3).

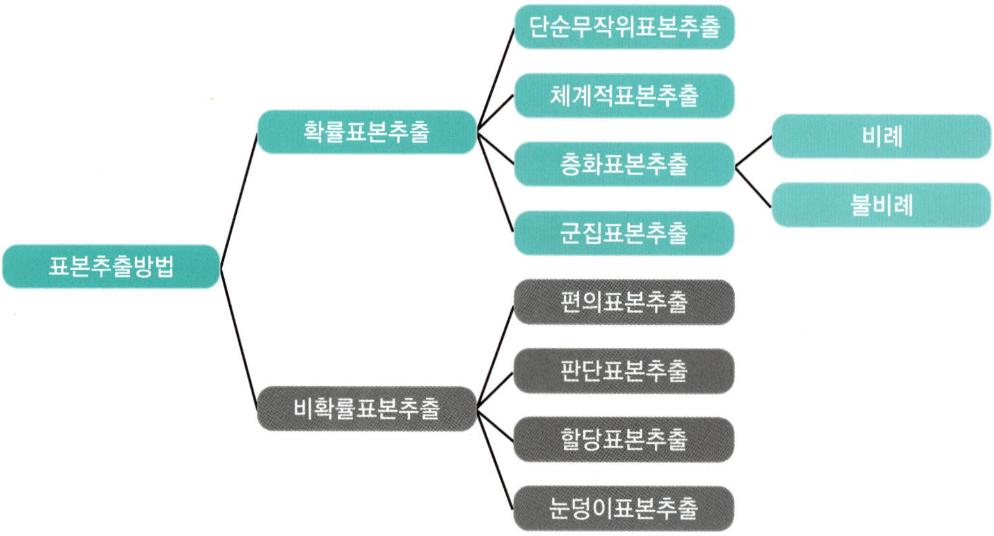

그림 3-3. 표본추출의 종류

1) 확률표본추출(probability sampling)

확률표본이란 모집단에서 표본을 추출할 때 조사단위가 뽑힐 수 있는 확률이 동일한 상태에서 뽑힌 조사단위로 이루어진 표본을 말한다. 즉 확률표본추출이란 특정한 표본을 얻을 확률을 객관적으로 알 수 있도록 설계하여 추출하는 방법이다. 비확률표본추출에 비하여 모집단에 대한 대표성이 높은 것이 특징이다.

(1) 단순무작위표본추출(simple random sampling)

단순무작위표본추출은 제비뽑기처럼 특별한 선정기준을 마련해 놓지 않고 아무렇게나 무작위로 추출하는 방법이다. 이 방법은 확률적 표본추출방법 중 가장 널리 쓰이고 있으며, 다른 확률적 표본추출방법의 기초가 된다. 다만 두 가지 조건이 충족되어야 한다.

첫째, 모집단에 포함된 모든 요소가 똑같이 표본추출될 수 있는 기회를 가져야 한다. 즉, 모집단을 구성하고 있는 각 요소의 선택될 확률이 동등해야 한다.

둘째, 모집단에 포함된 어느 특정한 요소의 선택이 다른 요소가 표본추출될 기회에 아무런 영향을 주지 않아야 한다. 즉, 모집단을 구성하고 있는 각 요소의 선택될 확률이 상호 독립적이어야 한다.

단순무작위표본추출에서 단순이라는 말의 의미는 어떤 다른 표본추출방법을 함께 사용하지 않고 여기서 정의하고 있는 이 방법에 의하여 표본의 추출이 완성되는 방법을 뜻한다.

단계적 표본추출방법이나 그 밖에 다른 표본추출방법에서는 1차나 2차 단계에서 유층을 사용하거나 군집을 사용하여 표본을 추출하고 마지막 단계에서 무작위표본표본추출방법을 사용하는 경우가 많다. 이에 반해 단순무작위표본추출은 이러한 표본추출방법들과는 달리 전체 모집단에 대하여 일차적인 표본의 추출이 무작위표본추출법에 의하여 이루어지는 표본추출방법이다.

① 표본추출과정

단계 1. 모집단을 확정하고 표본틀을 작성한다.

단계 2. 각각의 표본단위에 고유번호를 부여한다.

단계 3. 표본의 크기를 결정한다.

단계 4. 무작위 방법(난수표, 제비뽑기, 컴퓨터를 이용한 난수 추출방법 등)으로 난수를 이용하여 표본을 추출한다.

① 난수표 이용법
표본을 추출하는 방법으로 난수표 또는 확률수표(random number table)를 이용하는 방법이 있다. 난수표란 숫자를 무작위로 배열해 놓은 표이다.

② 통 속의 쪽지 이용법
단순무작위표본추출법에 관한 예를 들면, 100명 중에 10명을 뽑을 때, 각 학생의 이름을 적은 종이 100장을 통 속에 넣고 잘 섞은 다음에 하나씩 10장을 뽑으면 된다.
일단 뽑은 쪽지를 다시 통 속에 넣지 않는 방법을 비복원추출(without replacement)이라 한다.
복원추출(with replacement)이란 표본을 뽑는 과정에 뽑힌 추출단위를 제자리에 돌려 놓고 다시 추출하는 방법을 말한다.

③ 통계프로그램 이용법
난수를 발생하는 통계프로그램이 많아, 컴퓨터를 이용하면 확률적으로 번호를 뽑을 수 있다. 예를 들어, SPSS 프로그램을 이용하여 케이스 중의 일부를 무작위로 추출하여 분석하고자 할 때는 케이스 선택을 이용한다. 모집단이 크지 않을 때 사용하는 방법으로 원형회전판과 다면체 이용법이 있다.

④ 원형회전판 이용법

⑤ 다면체(주사위) 이용법

② 장점

단순무작위표본추출법의 장점은 다음과 같다.

- 모집단을 구성하고 있는 요소들이 모두 독립적으로 동등하게 뽑힐 확률을 갖고 있는 상태에서 표본추출하므로 대표적인 표본이 될 가능성이 높다.

- 모집단에 대해서 사전지식을 필요로 하지 않는다.
- 다른 표본추출방법과 결합하여 사용할 수 있다.
- 다른 확률적 표본추출방법에 비하여 적용하기가 용이하며, 표본오차를 쉽게 계산할 수 있다.

③ 단점

- 연구자가 모집단에 대해 사전지식이 있을 경우, 그러한 지식을 충분히 활용할 수 없다.
- 비교적 표본의 규모가 커야 한다는 문제점이 있다.
- 소수가 가지고 있는 특성이 있을 경우, 그러한 케이스가 반드시 표본추출된다는 보장을 할 수 없다.
- 모집단이 큰 경우 시간소모가 많아 비효율적이다.
- 동일한 크기의 표본일 경우 층화표본추출보다 단순무작위표본추출에서 표본추출오차가 더 크기 때문에 대표성이 떨어질 수 있다.

④ 사례

1. 모집단이 350이라면 난수표에서 두 자리 숫자로 된 세로줄의 첫째 줄과 둘째 줄의 숫자를 합하여 세 자리 숫자로 보고 난수표를 세로로 따라 내려가기로 했다고 하자.

   10　09　73

   37　54　20

   08　42　26

   99　01　90

   12　80　79 → 100　84　128번이 추출된다.

2. 어느 회사에 입사한 신입사원 1500명 중 100명의 신입사원에게 회사의 이미지를 물으려고 할 때 단순무작위표본추출을 실시할 수 있다. 우선 신입사원 연명부에 1번부터 1500번까지 번호를 부여한 다음 난수표의 한 지점을 설정한다. 예를 들어, 난수표 두 번째 줄과 두 번째 칸이 교차하는 지점의 난수는 3407이다. 이 난수는 모집단의 번호에 있지 않으므로 버리고 다음 난수를 보면 4557이므로 이것 역시 버린다. 그 다음 번호인 0205는 신입사원 연명부에 있는 번호이므로 추출한다. 그 다음 난수인 532,352,1490,628에 의하여 표본을 계속 추출한다. 만약 동일한 신입사원의 번호가 나올 경우에는 버리고 다른 번호로 추출한다. 이런 과정을 계속하여 100명의 신

입사원이 추출되면 단순무작위표본추출은 종료된다.

(난수표)

34 07

45 57

02 05

05 32

03 52

14 90

39 80

06 28

⋮

3. 고등학교 3학년 500명을 대상으로 우울증 여부를 알아보고자 한다. 이 모집단에 대한 명단은 각 반의 출석부를 통해 입수하였다. 100명을 단순무작위표본추출할 경우 500명 각각에게 고유번호를 부여한 후 컴퓨터를 이용하여 난수(random number)를 발생시켜 해당하는 번호의 학생을 표본으로 추출한다.

(2) 층화확률추출법(stratified random sampling)

층화확률추출의 방법은 모집단이 가지고 있는 어떤 중요한 특성을 기준으로 소집단 즉 하위층을 만들어 모집단을 분류해 놓고, 이렇게 분류된 각 집단 내에서 무작위적 또는 체계적으로 표본을 추출하는 방법이다. 다시 말하면 모집단이 가지고 있는 특성을 몇 개의 동질적인 소집단으로 분류한 다음에 각 소집단으로부터 단순확률추출을 하는 것을 말한다.

각 소집단을 층(stratum)이라고 한다. 모집단을 층별 소집단으로 구분하는 기준은 연령, 교육, 성별 혹은 지역 같은 단일 기준으로 하는 경우와 교육과 수입, 성별과 연령 등과 같이 두 개 이상의 혼합 기준으로 하는 경우가 있다. 예컨대 조사대상의 고등학생 모집단을 성별에 의한 남자와 여자의 2개 집단으로 나누거나, 성별과 학년 기준을 동시에 사용하여 성별(남자, 여자)과 학년(1, 2, 3학년) 두 속성의 결합에 의하여 형성되는 6개의 집단으로 분류할 수 있다. 소집단 내부의 표본단위들은 동질적(homogenous) 특성을 가지고 있지만, 소집단 간에는 이질적(heterogenous) 특성을 가지고 있다. 층화를 나누는 이유는 모집단이 어떤 특성에 의하여 확연이 구별될 때, 그러한 특성을 애초부터 고려하여 골고루 표본추출함으로써 좀 더 대표적인 표본이 되도록 하는데 있다. 이러한 표본추출방법은 모집단 전체의 조사결과뿐만 아니라 유층별 결과도 필요로 하는 경우, 각 유층마다 뚜렷한 차이가 있어 서로 비교할 필요가 있는 경우, 조사의 정밀도를 높이기 위한 경우 등에 사용되는 방법이다(그림 3-4).

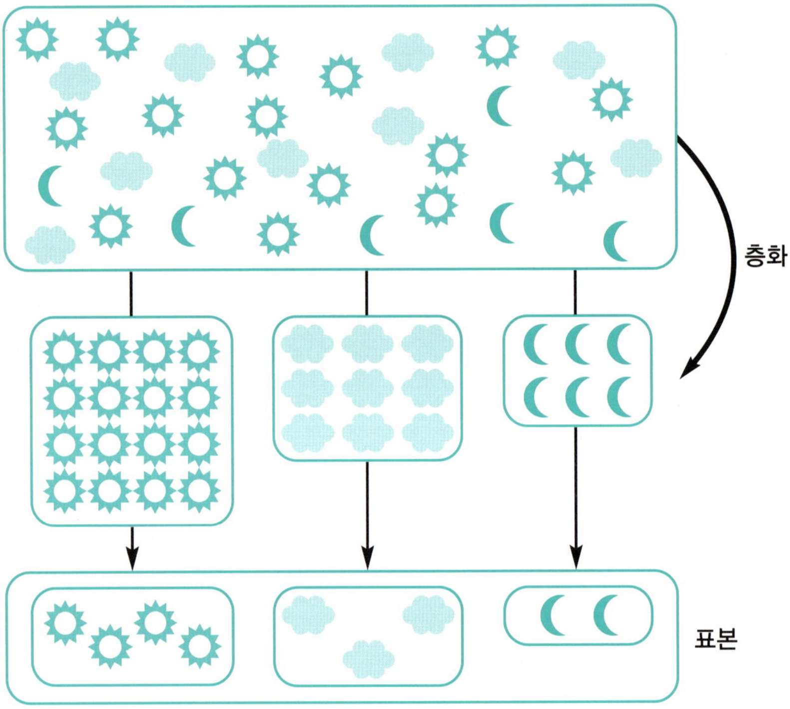

그림 3-4. **층화확률추출법**

① 표본추출과정

단계 1. 모집단을 상호 독립적이고 포괄적인 층(strata)들로 나눈다.

단계 2. 크기 혹은 산포도를 고려하여 각 층에서 추출되어야 할 표본 수를 결정한다.

단계 3. 각 층별로 단순 무작위 표본추출법을 사용해 표본을 추출한다.

② 장점

- 모집단의 중요 특성을 사전에 고려하여 표본추출하므로 대표적인 표본이 될 가능성이 높다. 유층을 설정하고 이로부터 표본을 추출하면 모집단을 잘 대표하는 표본이 추출되어 조사결과의 정밀도가 높아질 수 있다.
- 같은 크기의 표본을 뽑을 때 단순무작위표본추출의 경우보다 표본추출오차가 작다. 이런 의미에서 표본크기가 작을 경우 층화추출방법이 단순무작위표본추출의 방법

보다 더 효율적이라고 말할 수 있다.

- 하위집단들의 특성을 파악하고 또 이것을 상호 비교할 수 있다는 장점이 있다.

③ 단점

- 연구자가 층화추출방법을 이용하려면 모집단의 중요 특성과 하위집단의 구성 비율에 관한 지식을 미리 갖추고 있어야 한다. 이러한 특성을 알지 못하면 하위층을 구분하여 표본추출할 수 없다.
- 여러 가지 특성에 따라 모집단을 하위집단으로 분류할 때에 자칫하면 분류상의 오류를 범할 가능성이 있다. 만약 분류상의 오류를 범하게 되면 그만큼 표본추출오차가 커지게 된다.
- 집단크기에 비례하는 표본추출이 아닌 집단에서 필요한 수만큼 뽑게 되는 경우 모집단의 구성 비율이 표본에 반영되지 않아 편파적 표본이 될 우려가 있다.
- 표본오차가 커질 수 있다. 즉, 층내에서의 오차에 층간의 오차가 추가되어 전체적으로는 단순확률추출법보다 표본오차가 커진다.

④ 종류

층화확률추출법은 각 소집단이 모집단에서 차지하는 것에 비례하여 그 집단의 표본크기를 정하는 비례층화확률표본추출(proportionate stratified random sampling)과 각 소집단의 산포도를 고려하여 표본을 추출하는 불비례층화확률표본추출(disproportionate stratified random sampling) 방법으로 구분된다.

ⓐ 비례층화확률표본추출

모집단에서 차지하는 각 층화의 비율을 기반으로 한다. 모집단에서 각 층이 정하는 비례에 따라 각 층의 크기를 할당하여 표본을 추출해서 전체의 대표치를 구하는 것을 목적으로 한다. 예를 들면, 18~24세까지의 집단이 전체의 30%를 차지하고 있다면 표본에서도 이들의 비율을 30%로 유지하는 것이다.

i) 표본추출과정

- 분석의 대상이 되는 계층을 결정한다.
- 모집단 속의 계층의 크기에 의거하여 구성비를 분석한다.
- 모집단의 구성비에 맞춰 무작위표본추출에 의하여 각 계층으로부터 표본을 선택한다.

ii) 장점

- 모집단을 적당하게 대표하는 표본을 잡을 수 있으며 모집단의 특성을 파악하기 좋다.

iii) 단점

- 층이 여러 개가 되면 비례적으로 뽑기 어렵다.

iv) 사례

- 대학 학생수가 90%가 남자이고 10%가 여자인 경우 성별에 의한 층화를 할 경우에 남자 90%, 여자 10%가 되도록 표본을 추출한다.
- A대학교에서는 본교 학생들이 A대학교를 어떻게 생각하고 있는지 파악하고자 한다. A대학교의 총 학생 수는 10,000명이며, 1학년은 4,000명, 2학년은 3,000명, 3학년은 2,000명, 4학년은 1,000명으로 구성되어 있는 것으로 알려져 있다. 연구자는 10,000명 중 500명을 선택하여 A대학교의 태도에 대한 설문조사를 실시할 예정이다.

  단계 1. A대학교 학생들을 학년별로 층화한다.

  단계 2. 각 층에 속하는 표본의 수를 모집단의 수와 비례하게 정한다.

층	층에 속한 모집단의 수	층에 속한 표본의 수
1학년	4,000명	200명
2학년	3,000명	150명
3학년	2,000명	100명
4학년	1,000명	50명
합계	10,000명	500명

  단계 3. 층에 속한 표본의 수를 각각 단순 무작위 표본추출한다.

ⓑ 불비례층화표본추출

불비례층화표본추출은 각 층의 크기와는 상관없이 같은 수의 표본을 추출하는 방법이다.

i) 표본추출과정

- 분석의 대상이 되는 계층을 결정한다.
- 분석적 고려에 의거하여 모집단 속의 계층의 규모를 결정한다.
- 모집단의 구성비와 상관없이 2단계에서 결정된 비율에 맞춰 각 계층으로부터 표본을 선택한다.

ii) 장점

- 각 층의 비교가 쉽고 경제적이며, 실험집단과 통제집단을 나눌 때 사용한다.

iii) 단점

- 모집단의 특성을 파악하기 어렵고 현지조사인 경우 같은 크기로 층을 뽑을 수 없다.

iv) 사례

- 대학 학생수의 90%가 남자이고 10%가 여자인 경우 성별에 의한 층화를 할 경우에는 남자 50%, 여자 50%가 되도록 표본을 추출한다.
- 초등학교 교사 100명을 대상으로 성별에 따른 직무만족도의 차이를 비교하고자 할 경우 전체 모집단에서 남녀의 비율이 1:9라고 할 때 비례표본추출방법을 적용하게 되면 남교사 10명, 여교사 90명이 되므로 지나치게 편향된 연구가 될 가능성이 크다. 이때 두 집단 모두에서 50명씩 추출하거나 남교사 집단에 1/10 대신 3/10과 같이 차등적인 비율을 적용하는 방법을 고려해 볼 수 있다. 각 집단의 산포도에 대해 이미 알고 있을 때 산포도가 심한 집단, 즉 다양한 특성을 지닌 집단에는 많은 수의 표본을 할당하고 그렇지 않은 집단에는 적은 수의 표본을 할당하는 것이 더 적절하다고 할 수 있다.
- 어느 여론조사 기관에서는 정부가 제시한 정책에 대하여, 유권자들의 태도를 파악하고자 100명의 표본을 선택하여 조사하기로 결정하였다. 기존에 알려진 사실은 전체 유권자의 40%를 차지하는 A지역의 유권자 대부분은 여당을 지지하고 있으며 전체 유권자의 40%에 해당하는 B지역의 유권자는 대부분 야당을 지지하고 있고, 전체 유권자의 20%를 차지하는 C지역의 유권자는 어느 정당도 선호하지 않고 있다.
  이 경우 A지역과 B지역에서는 정부 정책에 대한 태도의 산포도가 그렇게 크게 나타나지 않는다. 하지만 C지역의 속한 유권자들은 어느 정당도 선호하지 않기 때문에 정부 정책에 대한 산포도가 클 것이라고 예상할 수 있다. 따라서 이와 같은 경우에는 비례층화확률표본추출보다는 불비례층화확률표본추출을 적용하여 C지역 층에게 보다 많은 표본을 할당하는 것이 바람직하다.

(3) 군집추출법(cluster sampling)

군집추출법은 표본을 추출할 때 모집단을 구성하고 있는 개별적 요소를 단위로 하여 뽑는 것이 아니라, 개별요소가 한데 묶인 집단을 단위로 하여 추출하는 방법이다. 여기서 군집은 학교, 학급, 학과 등의 집단이 되거나 혹은 구(區)나 동(同) 등의 지역이 될 수도 있다. 즉 군집추출방법을 이용하여 조사연구를 할 때는 몇 개의 군집을 추출해서 군집 내의 모든 사례들을 조사대상으로 삼는 것이다(그림 3-5).

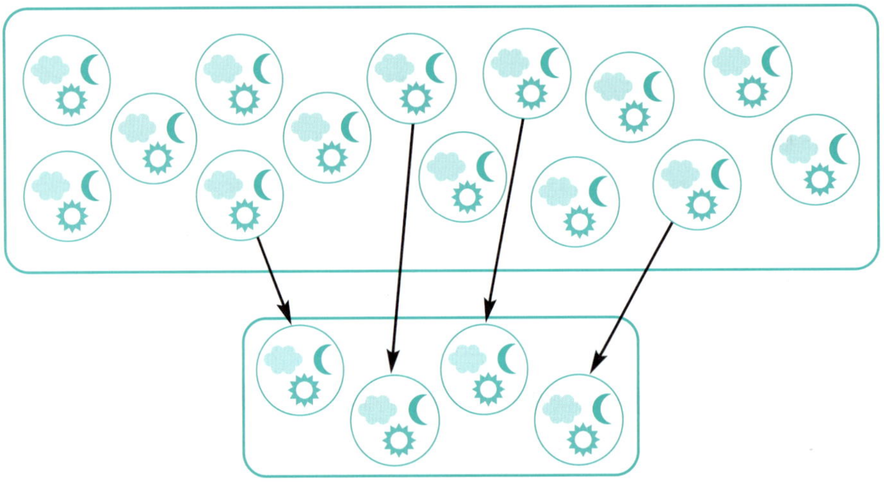

그림 3-5. **군집추출법**

① 표본추출과정

단계 1. 군집 수준의 수를 결정한다.

단계 2. 각 군집수준으로부터 결정된 수만큼을 무작위적으로 선택한다.

단계 3. 최종적인 표본추출단위는 집단이다.

② 군집추출 유형

ⓐ 1단계 군집추출(one-stage cluster sampling)

무작위로 선택된 군집에 속하는 모든 연구대상을 조사하는 군집추출을 의미한다. 이 경우에는 모집단의 다양한 특성을 모든 군집이 가질 수 있도록 구성해야 한다.

ⓑ 2단계 군집추출(two-stage cluster sampling)

무작위로 선택된 군집에 속하는 연구대상의 일부를 단순 무작위 표본추출하여 조사하는 군집추출을 의미한다.

ⓒ 다단계 군집추출(multistage cluster sampling)

표본을 선택하는 과정에서 단순 무작위 표본추출이 2번 이상 적용되는 군집 샘플링을 말한다.

ⓓ 지역 표본추출(area sampling)

군집의 형태가 지리적인 위치에 근거하여 만들어진 표본추출을 말한다. 단순 무작위 표본추출이 적용된 횟수에 따라 1단계, 2단계, 다단계로 정의된다.

③ 장점

- 표본요소의 목록이 없을 때 이용될 수 있다.
- 광범위한 모집단에 적용이 가능하다.
- 시간과 비용상 효율적이다(모집단이 개별적 표본이 아닌 군집을 먼저 추출한 후 규모가 작아진 군집으로부터 개별적 표본을 추출하므로 시간과 비용절감)-대규모 표본조사에 사용한다.
- 광범위하게 분포한 모집단을 대상으로 할 때 비용을 절감할 수 있다.
- 이질성이 높은 군집으로 분류되면 각 군집은 차기 조사의 표본으로 이용될 수 있으며, 각 군집의 속성으로 모집단의 속성을 쉽게 추측할 수 있다.

④ 단점

표본추출단위의 수 즉, 군집의 수가 적을수록 표본추출오차가 커져서 모집단을 잘 대표하는 표본이 되기 어렵다. 또한 군집추출은 '군집' 수준에서는 무작위표본추출의 기본 조건인 동등성과 독립성을 충족시킬 수 있지만 모집단을 구성하는 최하 단위인 '개별요소' 수준에서는 그렇지 못하다. 따라서 무작위표본추출을 기본전제로 삼고 있는 보통의 통계적 추리방법을 적용하기 어렵다.

- 표본오차가 커질 가능성이 높다.
- 최종 표본단위 간에는 조사하려는 특성이 동질적이다.
- 표본단위를 구성하는 표본요소 간에는 이질적인 특성을 가져야 한다.
- 표본추출오류를 측정하기 어렵다.
- 단순무작위표본추출법과 층화표본추출법보다 통계적 효율성이 떨어지는데 표본규모가 일정하다고 가정할 때 오류의 폭이 클 가능성이 가장 많기 때문이다.

- 각 군집의 이질성을 확보하기 위한 분류의 기준 설정이 어렵다.
- 표본오차가 더 커질 가능성이 존재한다.

군집추출과 층화추출의 차이

군집추출법과 층화추출법이 모두 모집단을 소집단으로 세분한다는 점에 있어서는 유사하지만 층화추출법은 소집단들을 다 이용해서 표본을 선정하는데 비해 군집추출법은 소집단을 선택한 후 그 집단 자체를 모두 표본으로 하거나 그중 일부를 표본으로 선정한다는데 차이가 있다. 그러므로 각 소집단이 가능한 한 모집단을 대표할 수 있는 소규모의 집단이 되어야만 가장 이상적인 군집추출법이라고 할 수 있다.

따라서 층화추출 시 모든 층으로부터 표본을 추출하여 각각 동질적인 집단이기를 바라고 반면 군집추출은 추출된 군집에 대해서 사례 전부를 표본으로 선택하므로 군집 내의 표본추출은 오차가 있을 수 없다. 다만 군집 간에는 오차가 있다. 따라서 군집추출 시에는 이질적으로 구성된 군집을 원한다.

(4) 계통추출법(systematic sampling)

계통추출법은 모집단의 구성이 특별한 순서 없이 배열되어 있다는 것을 전제로 하여 일정한 간격을 두고 구성단위를 추출하는 방법이다. 예를 들면, 출석부에 기재된 학생들 중 매 10번째 학생을 뽑거나, 전화번호부에 등재된 이름 중 매 100번째 이름을 뽑는 방식이 이에 속한다.

즉, 모든 표본 추출단위들 중 일정한 간격을 두고 '몇 번째 마다' 표본을 뽑는 것이다. 그러나 이 방법은 모든 표본추출단위를 무작위로 추출하는 단순무작위표본추출과는 달리, 최초의 표본추출단위만 무작위로 추출하고 나머지는 첫 번째 추출된 것으로부터 일정한 간격을 두고 자동으로 선택되는 표본추출방법이다. 그러므로 이 방법은 확률적인 동시에 비확률적 특징을 갖는 방법이다(그림 3-6).

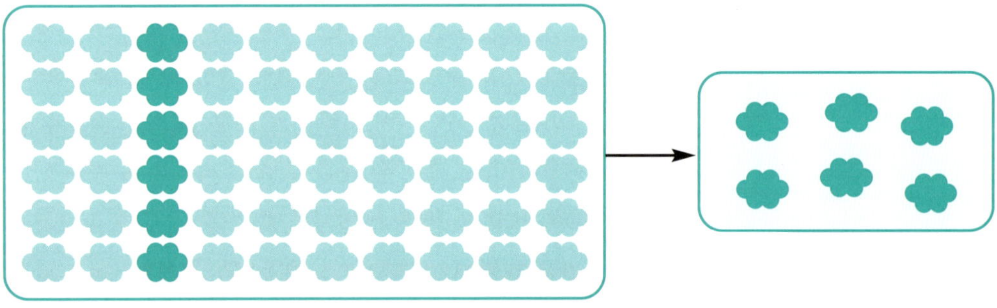

그림 3-6. **계통추출법**

모집단에서 시간, 순서 및 공간의 동일한 구간을 결정한 다음 첫 구간에서 하나의 번호를 무작위로 선정한 후 이 표본구간을 이용하여 표본을 추출하는 것으로 표본구간이란 모집단의 크기를 표본크기로 나눈 것을 의미한다.

모집단＝N
표본의 크기＝n
표본구간(k)＝N/n

예를 들면, 전체 학생 20명이 기록되어 있는 출석부에서 표본 4명을 추출하여 면접조사를 실시한다고 가정했을 때 이때의 표본구간은 5가 된다.

① 표본추출과정

- 표본구간(k)을 구한다.
- 난수표에서 시작번호를 무작위로 선정한다.
- 시작번호에서 k번째마다 대상을 추출한다.

② 장점

- 적용하기가 쉽다는 것이다. 무작위표본추출방법에서는 각 표본추출단위를 선택할 때 일일이 무작위로 해야 하지만, 계통추출방법은 단 한 번의 무작위만으로 사용하기 때문에 적용이 간편하고 경제적이다.
- 표본추출이 용이하기 때문에 신속하게 표본을 추출할 수 있다.
- 모집단 전체에 걸쳐 공평하게 표본을 추출할 수 있어 대표성이 높아진다.

③ 단점

- 모집단의 구성요소들에 일일이 번호가 부여되어 있거나 어떤 체계적 양식으로 구성되어 있을 때만 사용이 가능하다. 그리고 매 I 번째 표본추출단위 사이에 있는 모든 사례를 무시하기 때문에 확률적 표본추출의 기본 정신에 위배된다는 문제점을 지니고 있다.
- 모집단에서 k번째 이외의 구성요소들은 체계적으로 무시된다.
- 모집단의 배열이 일정한 주기성과 특정한 경향성을 보일 경우 표본의 대표성이 낮아진다.

④ 사례

- 100명의 수강생 중 10명에게 질문지를 배부하고자 한다면 출석부에서 2번 학생을 추출한 다음 10번 간격으로 학생을 추출하면 2, 12, 32, 42, 52, 62, 72, 82, 92번의 학생 10명으로 구성된 표본이 만들어지게 된다.

  주의점 1. 표본추출의 완전성: 표본이나 모집단 명부의 완전성이 중요(예: 전화번호부에서 표본추출할 경우, 모든 전화번호가 실려 있는 전화번호부를 사용하여야 함)

  주의점 2. 표본추출절차의 주기성: 표본추출을 모집단에서 주기적으로 하기 때문에 모집단의 배열에 특정한 규칙이 있다면 표본이 특성 속성으로 치우칠 수 있다(예: 매주 월요일 첫 번째 신문기사 수집).

(5) 단계적 추출법(stage sampling)

단계적 추출법은 군집추출방법의 한 변형으로서 모집단에서 1차 표본추출단위를 뽑은 다음, 그 중에서 다시 2차 표본추출단위를 뽑고, 여기서 다시 3차 표본추출단위를 뽑는 식으로 최종 단위의 표본추출을 할 때까지 다단계(multi-stage)를 거쳐서 표본을 추출하는 방법이다. 단계적 추출법은 대규모 모집단에서 표본을 추출할 경우에 사용하기 적절한 방법으로 단순무작위표본추출방법에 비하여 소요되는 비용과 노력을 절감할 수 있는 장점이 있다. 단점은 동일한 크기의 표본이라면 무작위표본추출이나 계통추출방법에 의한 표본보다 표본오차가 더 커질 가능성이 있다.

2) 비확률표본추출(nonprobability sampling)

비확률표본추출이란 연구자의 주관적 판단에 의해서 임의적으로 표본을 추출하는 방법을 말한다. 그런데 이 방법은 표본추출에 따른 오차가 어느 정도 되는지를 계산할 수 없기 때문에 표본에서 얻은 통계치로 모수치를 추정하는 데 확률적인 추리를 할 수 없다. 그렇다고 이 방법에 의한 표본이 모집단에 대한 대표성을 전혀 가지고 있지 못하다는 의미는 아니다. 다만, 확률표본추출법을 사용하는 경우 표본이 모집단을 대표하고 있는 정도를 알 수 있으나, 비확률표본추출법을 사용하는 경우 표본이 모집단을 잘 대표할 수도 있고 그렇지 못할 수도 있지만 얼마나 잘 대표하고 있는지 알 수 없다.

비확률표본추출은 노숙자 등 조사 대상에 대한 리스트를 구할 수 없을 때, 또는 확률표본추출을 할 수 있을 만큼의 대상자를 구할 수 없을 때 사용한다. 확률표본추출을 위한 사전 예비조사나 질적 조사에 적합하다.

비확률표본추출방법은 크게 연구자가 의도를 가지고 하는 목적표본추출법(purposive sampling)과 편의성에 기초한 편의표본추출법(convenience sampling)의 두 유형으로 구분할 수 있다. 사실 대부분의 비확률표본추출법은 목적표본추출법의 일종인데, 연구자들이 표본을 추출할 때 대체로 연구자 나름의 의도와 계획을 가지고 있기 때문이다.

(1) 목적표본추출법

목적표본추출법은 어떤 집단에 대한 지식, 구성요소, 그리고 연구목적에 근거하여 연구자의 주관적 판단에 의해 표본을 의도적으로 추출하는 것으로 일명 주관적 판단표본추출법(judgement sampling)이라고도 부른다. 이 방법은 사회적 문제에 대한 여론조사나 선거에서 각 후보자에 대한 지지도, 정치문제에 대한 의견을 조사할 때 흔히 사용된다. 예를 들어, 여론조사에서 이제까지 어떤 특정 지역 조사결과가 전체 여론을 잘 반영하는 것으로 나타났다면 그 후 조사에서는 의도적으로 해당 특정 지역의 사람들만을 대상으로 조사하는 것이다. 목적 표본은 간편하고 비용을 절약할 수 있지만, 연구자의 주관적 판단이 잘못될 경우 오류를 방지하기 어렵고, 전체 집단에 대한 대표성이 부족하여 연구결과를 일반화시키는 것에 주의해야 한다.

① 장점

- 의도적으로 하는 목적표본추출은 간편하게 표본추출을 할 수 있고 비용을 절약할 수 있다.

② 단점

- 연구자의 주관적 판단이 잘못되었을 경우에 발생하는 오류를 막을 길이 없다.
- 확률적 의미에서 표본이 모집단에 대하여 어느 정도 대표성을 가지고 있는지 확인할 방법이 없다. 그러므로 목적표본추출방법은 연구자가 모집단에 대한 사전지식을 충분히 갖추고 있어야 신뢰할 만한 주관적 판단을 할 수 있다거나, 확률적 표본추출이 불가능한 경우에 한하여 적용하는 것이 바람직하다.

③ 사례

초등학생의 생활환경과 아토피 피부염의 연관성을 조사하기 위해서 일반 대도시 초등학교와 아토피 치료와 예방을 위한 아토피 특성화 초등학교를 선정하여 가장 아토피 질환자가 많은 학교와 기반시설과 프로그램이 가장 잘 되어 있는 아토피 특성화 학교를 대상으로 표본추출을 하였다.

(2) 할당표본추출법(quota sampling)

할당표본추출은 모집단의 여러 특성을 대표할 수 있도록 몇 개의 하위집단을 구성하여 각 집단에 알맞은 표본의 수를 할당하여 그 범위 내에서 임의로 표본을 추출하는 방법이다. 할당표본추출은 층화표본추출의 방법과 유사하지만 비확률표본추출이라는 점에서 차이가 있다.

할당을 정하는 기준으로는 대개 연령, 성별, 교육수준, 직업, 지역분포 등을 쓴다. 표본추출해야 할 전체의 숫자를 각 층에 할당할 때 모집단의 크기에 비례하게 할당하는 방법과 비례와는 무관하게 할당하는 방법이 있다. 예를 들면, 어떤 지역에서 어떤 직업을 가진 어느 연령층의 사람을 몇 명 표본추출하라고 할당을 하면, 각 조사자는 이러한 범위 내에서 조건에 맞는 대상을 적당히 선정하여 조사하는 방법이다. 초 · 중 · 고등학생들을 대상으로 과외실태를 조사할 경우, 초등학생 40%, 중학생 30%, 고등학생 30%가 되도록 인원수를 배정하는 방식이 할당표본추출법의 한 예이다.

① 장점

- 최종적으로 뽑는 표본추출의 단위를 각 조사자들에게 지리적으로 가깝게 할 수 있기 때문에 비용을 줄일 수 있고, 어느 정도 유층화의 효과를 기대할 수 있다.
- 할당 표본은 정보수집이 간편하여 조사대상자에 대한 정보를 신속하게 얻을 수 있다.

② 단점

- 할당을 하는데 연구자의 편견이 작용할 가능성이 많다. 예를 들면, 할당 기준이 정확해야 함에도 불구하고 접근이 편하고 호의적인 대상자에게서만 정보를 얻는 등 많은 편향 요인들이 작용할 가능성이 많이 있다.
- 할당표본추출이 비확률표본추출방법이므로 비확률표본추출의 문제점을 지니고 있다.

③ 사례

화물운수업에 종사하는 노동자의 흡연 실태와 흡연에 대한 인식을 조사하기 위해 연구자는 공공운수노조 화물연대에 요청하여 동의를 얻은 후 조합원인 노동자를 대상으로 설문지를 우편으로 보내 연령, 성별, 교육수준, 혼인 여부, 흡연 여부 등의 정보를 수집한 뒤 개인 특성들을 바탕으로 표를 만들고 각 지역의 지부마다 일정 비율로 흡연자 및 비흡연자 수를 할당한 뒤 표본을 추출하였다.

(3) 눈덩이 표본추출법(snowball sampling)

눈덩이 표본추출은 작은 눈덩이를 굴려 커다란 눈덩이를 만드는 것처럼 연구자가 표본 기준에 적합하다고 생각하는 소수의 사람들을 우선 선정하여 정보를 수집하고, 그들에게 동일한 특성의 다른 사람을 소개받고, 또다시 그들에게서 다른 사람을 소개받는 형식으로 표본 수를 늘려가는 방법이다. 이 방법은 표본을 구하기 어려운 특수한 집단, 표본에 대한 사전정보가 거의 없거나 잘 모르는 경우, 공개하기 곤란하거나 비윤리적 특성을 조사할 경우, 표본대상이 노출되지 않아서 물어물어 찾아가야 하는 특수한 경우 등 즉 노숙자, 불법 체류자, 외국인 노동자 등 모집단의 구성원들이 누구인지 모르거나 어떻게 접촉해야 하는지 모를 때 사용한다.

① 장점

- 연구대상을 찾기가 매우 어려운 상황에서는 유일한 방법이다.

② 단점

- 표본이 모집단에 대한 대표성을 확보할 수 없다.
- 응답자들의 추천에 의해서 표본이 증가되기 때문에 연구자가 사전에 표본추출에 대한 통제나 관리를 하기가 어렵다.

③ 사례

성 소수자에 대한 성 의식, 성 태도를 조사하고자 할 경우 조사에 협조해 줄 수 있는 사람을 보건소를 통해 1명을 소개받았다. 이럴 경우 소개받은 사람을 통해 또 다른 지인을 소개받고, 지인을 통해 또 다른 지인들을 소개받는 방법이다.

(4) 편의표본추출법

편의표본추출은 조사자가 우연히 길거리나 여러 사람들이 모인 곳에서 쉽게 구할 수 있는 대상들을 선정하여 조사하는 방법이다. 예를 들어, 대학교수가 자신의 강의를 수강하는 학생들을 대상으로 설문조사를 하거나, 신문·방송 기자들이 길거리에서 사람들을 인터뷰하는 것이 있다. 이 방법은 쉽고 편리하며, 시간과 경비도 절약할 수 있다. 그러나 편의 표본은 전체를 설명하기에는 대표성이 없어 결과를 일반화하는 것이 제한된다.

특별한 표본추출의 계획도 없이 조사자가 임의로 가장 손쉽게 구할 수 있는 대상자들 중에서 표본을 추출하는 방법으로 연구자의 편의를 가장 우선적으로 고려하는 방법이다.

① 장점

- 편의성과 경제성이다. 시간적 여유가 없는 상황에서 급히 여러 사람들의 의견을 조사할 필요가 있는 경우에 임시변통으로 이러한 표본추출방법을 유용하게 사용할 수 있다.

② 단점

- 편의표본추출은 대표성이 없기 때문에 표본추출방법 중에서 일반화 가능성이 가장 심각하게 제한된다.

③ 사례

A 대학원 석사과정 학생이 학위논문을 위해 여대생의 성추행 피해경험 실태에 대해 조사하고자 한다. 이를 위해 일주일 동안 A대학교와 주변 B대학교, C대학교, D대학교 총 4개 학교의 구내 학생식당에서 식사하는 여학생들에게 설문조사를 실시하여 표본을 추출하였다.

3.3 표본추출방법 선정 시의 고려사항

1) 표본추출방법 선정 시의 고려사항

표본추출방법을 선정할 때에는 여러 요인들을 고려하여 가장 최적의 방법을 선택해야 한다. 연구자는 실제 조사연구에서 어떤 방법이 가장 적절한 것인지를 결정해야 하는데, 일반적인 고려사항은 다음과 같다(그림 3-7).

(1) 조사목적

조사목적이 모집단의 특성을 정확히 추정하는 것이 중요할 때에는 확률표본추출법, 모집단에 대한 개괄적인 사항을 얻고자 할 때에는 비확률표본추출법을 사용한다.

(2) 자원

조사에서 중요시되는 자원은 시간, 인원, 예산 등이며, 이들 자원을 어느 정도 활용할 수 있는지에 따라 표본추출방법이 달라지게 된다. 계통표본추출법은 단순무작위표본추출법보다 시간을 감소시킬 수 있는 장점이 있으므로 시간이 제한된 경우에 사용한다. 반면

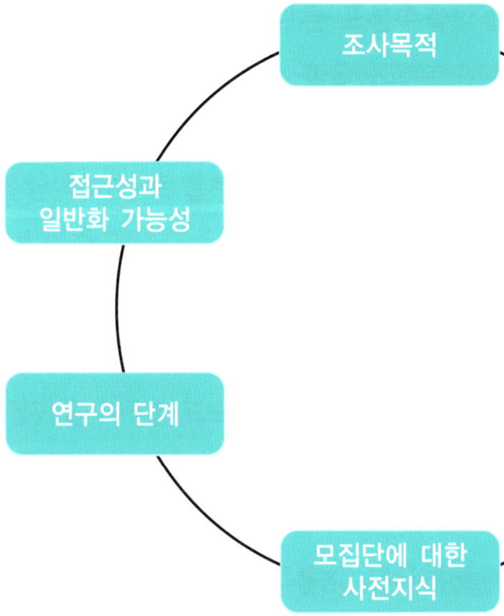

그림 3-7. **표본추출 단계**

시간, 예산, 인원 등의 자원이 매우 제한된 경우에는 확률표본추출법의 사용보다는 비확률표본추출법을 사용하는 것이 바람직하다.

(3) 모집단에 대한 사전지식

모집단에 대한 사전지식이 충분할 경우 층화표본추출법, 판단표본추출법의 사용이 가능하다.

(4) 모집단의 크기

연구의 모집단이 아주 크면 군집표본추출방법이 적당하다.

(5) 연구의 단계

연구의 초기단계라 할 수 있는 탐구단계에서는 가설을 설정하는 등 전반적인 연구의 방향을 결정하는 것이 목표이기 때문에 표본의 대표성은 그리 중요하지 않다.

(6) 조사요소에의 접근가능성과 일반화 가능성

표본추출틀의 존재가 이론적으로 확률표본추출의 가능성을 보장하기는 하지만, 실제적 차원에서 표본으로 선정된 조사요소에의 접근이 제약된 경우 또는 표본조사의 협조거부가 있는 경우에는 비확률표본추출을 이용할 수밖에 없다. 연구자가 표본에서 발견된 결론을 더 큰 모집단에 적용하려는 일반화의 의도를 가지고 있다면 확률표본추출방법을 사용해야 한다.

요약

모집단은 연구자가 조사하고자 하는 전체 대상을 의미하며, 표본은 연구대상 전체에서 선택된 일부를 의미한다. 모집단을 대표하는 표본을 뽑는 과정을 표본추출이라고 하는데 표본은 모집단을 잘 대표할 수 있는가와 표본의 크기가 어느 정도가 되어야 적절하게 대표할 수 있는지가 중요하다.

표본추출방법은 크게 확률표본추출과 비확률표본추출이 있다. 확률표본추출은 모집단에서 표본을 추출할 때 조사단위가 뽑힐 수 있는 확률이 동일한 상태에서 뽑힌 조사단위로 이루어진 표본을 말하며, 그 종류에는 단순무작위표본추출, 체계적표본추출, 층화표본추출, 군집표본추출이 있다. 비확률표본추출은 연구자의 주관적 판단에 의해서 임의적으로 표본을 추출하는 방법을 말하며, 편의표본추출, 판단표본추출, 할당표본추출, 눈덩이 표본추출이 있다.

표본추출방법을 선정할 때에는 조사목적, 자원, 모집단의 크기, 모집단에 대한 사전지식, 연구의 단계, 조사요소에의 접근성과 일반화 가능성을 고려해야 한다.

연습문제

01 표본을 선정하는 이유에 대해 설명하시오.

해설: 모집단에 대해 시간, 비용 등의 다양한 이유로 전수조사에 어려움이 있을 때 일정한 크기의 표본을 선정하여 모집단의 특성을 추정한다.

02 표본을 추출할 때 고려해야 하는 사항을 세 가지 이상 설명하시오.

해설: 표본을 추출할 때에는 ① 표본크기가 통계적 신뢰를 얻을 수 있는 규모이어야 하고 ② 계획적으로 일정한 절차에 따라 표본 선정이 되어야 하며 ③ 비용을 고려하여 가장 효과적인 정보를 얻을 수 있어야 한다. 또한 ④ 표본이 어떤 층을 포함하고 혹은 포함하지 않는지 분명하게 알아야 하고 ⑤ 연구자의 편견을 배제하여 모집단을 충실히 대표할 수 있는 표본을 추출하여야 한다.

03 확률표본과 비확률표본의 차이를 설명하시오.

해설:

	확률표본추출	**비확률표본추출**
연구대상이 표본으로 추출될 확률	알려져 있음	알려져 있지 않음
표본추출방법	무작위 표본추출	인위적 표본추출
표본오차 추정	가능	불가능
모수추정 시 bias	없음	존재가능
표본분석결과의 일반화	가능	불가능
시긴, 비용	많이 소요	적게 소요

확률표본추출의 경우 무작위 표본추출을 사용하기 때문에 객관적인 표본추출이 이루어지고 그로 인해 표본에서 얻은 통계치가 모수를 추정하는 데에 보다 정확하다는 장점을 갖는다. 하지만 확률표본추출은 시간과 비용이 많이 소요되기 때문에 비확률표본추출이 많이 사용되고 있다. 표본추출의 방법은 연구의 목적과 이용 가능한 자원을 고려하여 선택하여야 한다.

04 단순무작위표본추출의 장점을 설명하시오.

해설: 단순무작위표본추출의 장점은 ① 모집단을 구성하고 있는 요소들이 모두 독립적으로 동등하게 뽑힐 확률을 가지고 있는 상태에서 표본을 추출하므로 대표적인 표본이 될 가능성이 높고 ② 모집단에 대한 사전지식을 필요로 하지 않는다. ③ 다른 표본추출방법과 결합하여 사용할 수 있고 ④ 다른 확률적 표본추출방법에 비해 적용하기가 용이하고 표본 오차를 쉽게 계산할 수 있다.

05 모집단이 가지고 있는 특성을 기준으로 소집단을 만들어 분류해 놓고, 무작위 표본 또는 체계적 표본으로 추출하는 방법은 무엇인지 설명하시오.

해설: 층화추출법(stratified sampling). 층화추출법은 모집단이 가지고 있는 특성을 몇 개의 동질적인 소집단으로 분류한 후 각 소집단에서 단순확률추출을 하는 방법으로 모집단 전체의 조사결과뿐 아니라 유층별 결과도 필요한 경우, 각 유층마다 뚜렷한 차이를 보여 서로 비교가 필요한 경우, 조사의 정밀도를 높이기 위한 경우에 사용된다.

06 군집추출법의 단점을 세 가지 이상 설명하시오.

해설: 군집추출법의 경우 군집의 수가 적을수록 표본추출오차가 커져 모집단을 대표하는 표본이 되기 어렵다. 또한 '군집' 수준에서는 무작위 표본추출의 기본 조건인 동등성과 독립성을 충족시킬 수 있지만 모집단을 구성하는 최하 단위인 '개별요소' 수준에서는 그렇지 못하기 때문에 보통의 통계적 추리방법을 적용하기 어렵다.

07 전화번호부에 기재된 이름 중 매 7번째 사람을 뽑는 방식의 표본추출법이 무엇인지 설명하시오.

해설: 계통추출법(systematic sampling). 계통추출법은 모집단의 구성이 특별한 순서 없이 배열되어 있다는 것을 전제로 일정한 간격을 두고 구성단위를 추출하는 방법으로 최초의 표본추출단위만 무작위로 추출하고 나머지는 일정한 간격을 두고 자동으로 선택되기 때문에 확률적인 동시에 비확률적인 특징을 갖는다.

08 에이즈 환자를 대상으로 조사를 하고자 한다. 에이즈 환자의 특성상 조사대상을 구하기 어려운 문제가 있다. 이러한 경우에 적합한 표본추출법을 설명하시오.

해설: 눈덩이표본추출법(snowball sampling). 눈덩이 표본추출법은 연구자가 표본기준에 적합하다고 생각하는 소수의 사람들을 우선 선정하고, 그들에게 동일한 특성의 다른 사람을 소개받는 형식으로 표본 수를 늘려간다. 표본을 구하기 어렵거나 특수한 집단, 표본 사정정보가 거의 없거나 잘 모르는 경우, 공개하기 곤란하거나 비윤리적 특성을 조사하는 경우, 표본대상이 노출되지 않는 경우 사용한다.

09 재직하고 있는 학교의 학생을 대상으로 조사하거나, 동네 지하철역 앞에서 사람들을 조사하는 것 등 쉽게 구할 수 있는 대상을 선정하여 조사하는 표본추출방법은 무엇인지 설명하시오.

해설: 편의표본추출법. 편의표본추출법은 조사자가 우연히 길거리나 여러 사람들이 모인 곳에서 쉽게 구할 수 있는 대상들을 선정하여 조사하는 방법으로 연구자의 편의를 가장 우선적으로 고려하는 방법이다.

10 할당표본추출의 장점과 단점을 설명하시오.

해설: 할당표본추출은 모집단의 여러 특성을 대표할 수 있도록 몇 개의 하위집단을 구성하여 각 집단에 말맞은 표본 수를 할당하고 그 범위 내에서 임의로 표본을 추출하는 방법으로 최종적으로 뽑는 표본 추출의 단위를 각 조사자들에게 지리적으로 가깝게 할 수 있기 때문에 비용을 줄일 수 있고 어느 정도 유층화의 효과를 기대할 수 있다. 또 정보수집이 간편하여 조사대상자에 대한 정보를 신속하게 얻을 수 있다. 하지만 할당을 하는 데에 연구자의 편견이 작용할 가능성이 많고 비확률표본추출방법이므로 비확률표본추출의 문제점을 가지고 있다.

참고문헌

강병서, 조철호(2005). 연구조사방법론. 무역경영사.

김구(2008). 사회과학 연구조사 방법론의 이해. 비앤엠북스.

김금이, 백성희, 서영미, 윤미선, 윤희상, 장인순, 장현정, 전민숙, 최영아(2009). 간호연구방법론. 한미의학.

김우철, 김재주, 박병욱, 박성현, 송문섭, 이상열, 이영조, 전종우, 조신섭(2005). 일반통계학. 영지문화사.

김주한, 김홍기, 박래현, 박석윤, 배종호, 이낙영, 이석훈, 이민구, 이주호(2009). 통계학 입문. 정익사.

안윤옥(2005). 역학의 원리와 응용. 서울대학교출판부.

안재억, 유근영(2006). 의학·보건학 통계분석. 한나래

이군희(2004). 사회과학 연구방법론. 법문사.

이종승(2009). 교육심리사회 연구방법론. 교육과학사.

이준형(2006). 조사방법론 전정판. 대영문화사.

전국보건관리학교육협의회(2009). 보건교육사를 위한 조사방법론. 도서출판 한미의학.

주정륭, 박명섭(2008). 앙케트조사와 통계 해석, 우용.

최명선, 조선화, 정유진(2008). 사회조사방법론. 교문사.

한승준(2006). 조사방법의 이해와 SPSS활용. 대영문화사.

홍성열(2002). 사회과학도를 위한 연구방법론. 시그마프레스.

Anne Myers, Christine Hansen(2012). 마이어스와 핸슨의 사회과학을 위한 연구방법론. 박학사.

http://yhs.cdc.go.kr/default1.asp

Babbie, Earl(2012). The Practice of Social Research 12th edition, Wadsworth Publishing Company.

자료수집방법

04

천성수 삼육대학교 보건관리학과
박남수 협성대학교 보건관리학과

학습목표

1. 자료수집의 유형과 종류 및 특성을 이해한다.
2. 자료수집의 유형에 따른 장점과 단점을 이해한다.
3. 자료수집 수단들의 종류와 특징을 이해한다.
4. 자료수집 수단별 방법의 장점과 단점을 이해하고, 각 방법들을 비교한다.

4.1 자료수집방법의 유형

1) 자료수집방법

(1) 개요

보건과학 분야에서 가장 자주 활용되는 자료수집방법은 설문지법과 면접법 등이다. 하지만 특수한 형태의 관찰법이 이용되기도 한다. 최근 눈부신 과학의 발전으로 인해 자료수집방법이 더욱 다양하며 신속해지고 있다. 자료수집의 각각의 방법상 특성들에 대해서는 이어지는 절들에서 다루고 있다. 이 절에서는 주로 계량적 접근을 통한 자료수집에 활용되는 도구인 설문지, 면접조사계획표, 그리고 질적인 자료수집의 개괄적인 방법 등에 초점을 맞춰 설명하고 있다.

(2) 설문지와 조사표

① 개념

설문지를 활용하는 경우 면접이나 관찰 같은 조사방법과 비교해 볼 때 시간·노력·비용이 적게 소요되며, 경우에 따라 다양한 형태의 조사방법의 활용(우편조사, 전화조사 등)이 가능하고, 동시에 많은 사람을 대상으로 실시할 수 있다는 점에서 매우 유용한 조사도구다. 일반적으로 설문지는 기술(description)과 측정(measurement)이라는 두 기능을 수행한다. 즉, 성별·연령·교육정도·경제수준·직업·종교 등 개인 또는 집단의 특성을 기술하는 역할을 하고 있으며, 다른 한 가지 기능으로 개인이나 집단의 변수 특히 태도를 측정하는 기능을 수행한다.

흔히 설문지와 조사표를 혼돈하여 사용하고 있으나 엄밀한 의미에서 다음과 같이 용어 차이가 있다(전국대학보건관리학교육협의회, 2012).

ⓐ 설문지(questionnaire)

연구자가 조사한 내용을 체계적으로 구성하여 놓은 것을 응답자들 스스로가 답을 기입하도록(self-administered) 하는데 사용된다.

설문지는 표준화된 언어 구성 및 질문순서 등에 의해 조사자의 주관이나 편견이 개입될 가능성이 낮아 질문의 동질성을 기할 수 있다. 또한 설문지에 의해 얻은 자료 자체의 분류 및 정리가 쉬우며, 응답자가 익명으로 응답할 수 있으므로 비밀이 보장되어 면접이나 관찰에 의해 쉽게 얻을 수 없는 자료도 얻을 수 있다. 하지만 잘못 개발된 설문지로 인해 시간·노력·비용의 낭비가 초래되고, 잘못된 정보로 인해 조사를 하지 않는 것보다 더 잘못된 의사결정을 유도하는 경우도 발생할 수 있기 때문에 연구 주제에 대한 응답자들의 행동·생각·인식 등을 측정하는 도구로서 설문지 개발은 매우 중요하다.

ⓑ 조사표(interview schedule)

조사원 또는 면접자들이 면접을 하는 과정에서 응답자들의 답변을 기록할 때 사용된다.

ⓒ 면접지침서(interview guide)

면접자들이 면접 혹은 설문에 임할 때 설문내용과 질문방법 등 숙지해야 할 내용을 수록해 놓은 안내서이다. 응답자들로부터 정확한 응답을 도출해 내기 위해서는 어떤 방법으로든 면접자는 응답자들과 친밀한 인간관계를 맺어야 한다. 사전에 필요한 준비물, 유의사항, 진행상의 절차, 그리고 복장 등 조사에 대해 매우 자세하게 기록해 놓은 것이 면접지침서이다.

② 설문지 및 조사표 사용 시 주의할 점

면접자들에 의해서 실시되는(interviewer-administered) 조사표가 응답자 스스로가 기재하는(self-administered) 설문지 방법보다 응답률이 높을지도 모르겠지만, 응답한 내용의 신빙성에 대한 의문이 제기된다. 그 이유는 동조효과(conformity effects)와 응답순서효과(response-order effects) 때문이다(이홍탁, 1994).

ⓐ 동조효과

동조효과란 인지능력가설(cognitive abilities hypothesis)과 경외가설(deference hypothesis)의 두 종류로 나눈다.

1. **인지능력가설**: 저학력 응답자들은 제한된 인지능력의 소유자들일 가능성이 높다. 까다롭거나 어려운 질문내용을 잘 이해할 수 없어 면접자가 질문내용을 자세히 설명해 주더라도 별다른 효과가 나타나지 않는다.
2. **경외가설**: 저학력자들은 응답을 하기 전 이미 면접자에 비해서 그들 자신의 사회적 지위가 낮은 것을 생각하고 면접자의 생각에 무비판적으로 따라서 응답하려는 경향이 짙음을 말한다. 즉, 비교적 인지수준이 낮은 응답자들은 면접자의 생각이나 "지시"에 무조건 동조하게 될 가능성이 있어 이런 경우 응답률은 높더라도 신빙성 있는 조사결과는 나올 수가 없게 된다.

ⓑ 응답순서효과

응답순서효과는 1차정보효과(primary effect)와 최근정보효과(recency effect)의 두 가지 종류로 나뉜다. 1차정보효과는 설문지를 사용하여 조사할 경우에 해당되는 것인 반면, 최근정보효과는 면접자가 조사표를 가지고 조사할 때 나타나는 현상이다. 설문지를 사용할 때 특히 저학력 응답자들은 어려운 질문항목에 부딪치게 되면 가능한 한 응답에서 비롯되는 심리적 부담감을 덜기 위해 어떤 질문항목이건 여러 개의 응답이 제시되어 있을 때 무조건 가장 첫 번째 응답을 올바른 응답이라 기재하게 된다.

1. **1차정보효과**: 비슷한 응답항목이 지나치게 많이 나열되어 있어, 응답자들로 하여금 응답항목들 하나하나를 전부 읽을 수 있는 시간적, 정신적 여유를 주지 않거나, 응답자들이 어떤 항목에 응답을 해야 할지 불분명한 상태 등 명확한 해답을 찾기 어려운 상황에서 여러 개의 응답항목 중 제일 먼저 눈에 띄는 항목(즉, 첫 번째 응답항목)을 선택하게 되는 경우가 많다. 따라서 응답항목의 게재순서효과(list effects)에 따라 응답결과에 큰 차이가 나타날 위험성이 있다.
2. **최근정보효과**: 면접자가 조사표를 들고 면접에 임할 때 자주 나타나는 현상으로, 어떤 하나의 질문항목에 대한 여러 개의 응답을 면접자가 응답자에게 구두로 설명해 줄 때 저학력 응답자들은 두 번째 응답내용을 접하게 되면 대개 첫 번째 응답 내용이

무엇이었는지 부분적으로 또는 완전히 잊어버린다. 즉 제일 먼저 들었던 응답을 다음 응답을 듣는 순간에 망각하게 된다는 것으로 가장 먼저 들었던 1차 정보보다는 그 후에 들은 2차 정보, 또는 1차 정보보다는 최근에 들은 정보를 더욱 명확하게 기억하게 되어 그것을 선택하게 될 가능성이 높다. 이러한 현상은 저학력자들뿐 아니라 모든 사람에게 나타나는 현상이다. 따라서 조사표를 사용하면 동조효과와 최근 정보효과의 영향을 받는 만큼, 반드시 설문지보다 신빙성이 높은 조사결과를 도출해 내는 것으로 보장할 수 없다.

③ 설문지와 조사표의 차이점

설문지는 응답자가 직접 기록하게 되어 있으나, 조사표는 응답자가 직접 기입하는 것이 아니고 조사자나 면접자가 응답자의 응답을 대신 기입한다는 점에서 차이가 있다. 이러한 이유 때문에 응답자가 면접자의 손을 거치지 않고 직접 답을 기입해야 하는 설문지의 내용은 가능하면 응답자들이 쉽게 이해할 수 있도록 간결하고 명확해야 한다. 설문지에 담긴 내용이 불분명하거나, 또는 질문항목의 배열순서에 일관성이 결여되어 있다면 응답자에게 혼란을 야기하게 되고, 결과적으로 응답자들이 정확한 응답을 기록할 수 없게 된다.

하지만 조사표의 경우는 응답자들이 질문에 대해 의문을 제기할 때 면접자들이 즉시 보충설명을 해 줄 수 있으므로 다소 질문항목의 순서가 바뀌거나 그 내용이 어렵더라도 큰 문제는 야기되지 않는다(천성수, 박종순, 2000).

ⓐ 설문지가 조사표보다 유리한 경우

사회조사에서 설문지를 사용할 때와 조사표를 사용하여 면접자(interviewer), 즉 조사원으로 하여금 조사하게 할 때 근본적으로 다음과 같은 몇 가지 점에서 차이가 있다(천성수, 박종순, 2000).

1. 조사표보다 설문지를 사용해서 면접할 때 경비와 시간 면에서 훨씬 절약이 된다. 특히 면접자들을 훈련시키는 데 상당한 경비가 소요되며, 까다로운 면접인 경우는 장기간의 면접기술훈련이 필요하다. 반면, 설문지를 사용하게 되면 이상과 같은 문제점은 발생되지 않는다.
2. 설문지는 대개 자기기입식 설문지이거나 우편설문지(mail questionnaire)의 형태로 실시된다. 따라서 설문지를 사용하면 면접을 통해 이루어지는 조사표를 통한 조사에서처럼 조사원 개개인의 면접기술에 따른 일관성 없는 조사결과가 나올 가능성

은 줄어든다.

3. 설문지를 사용하게 되면 응답자의 익명이 보장되므로 개인의 사생활과 직결된 민감한 문제를 다룰 때는 직접 면접을 통해서 조사할 때보다 더욱 신빙성이 높은 조사결과를 도출할 수 있게 된다.
4. 설문지의 가장 큰 이점은 응답자들이 응답을 하기 전 주위 다른 사람들과 상의하고 상당히 신중을 요하는 질문들에 대해 응답할 경우, 조사표와는 비교가 되지 않을 정도로 정확한 응답을 도출해 낼 수 있다.
5. 설문지 방법을 사용하게 되면 적은 경비로 광범위한 지역에 걸쳐 조사할 수 있다. 조사원을 동원해서 면접을 실시할 때는 지역이 험난해서 조사원이 접근할 수 없는 지역에서의 조사는 불가능하지만, 우편설문지를 사용하면 우편물이 배달될 수 있는 지역이면 어느 곳에서든지 조사가 가능해진다.

ⓑ 조사표가 설문지보다 유리한 경우

1. 응답자들이 무학이거나 저학력일 때는 조사표가 설문지보다 훨씬 효과적이다. 응답자들의 학력이 낮을 때는 설문지의 내용을 제대로 파악하거나 어려운 개념 또는 내용을 소화할 수 없을 것이고, 비록 교육을 충분히 받은 사람이더라도 설문지에 수록된 질문 하나하나에 성실히 응답해야 하겠다는 생각이 없는 응답자들에게는 설문지보다 오히려 면접자가 조사표를 가지고 응답자들을 개별적으로 찾아가는 것이 보다 바람직하다.
2. 설문지를 사용하게 되면 일단 설문지에 응답한 내용을 다시 수정하거나 또는 불명확한 응답을 보충 설명하기 위한 추구조사(probing)의 기회가 주어지지 않는다. 하지만 조사표를 사용하게 되면 조사원이 불명확한 응답자의 응답내용을 추구조사를 통해 확인하거나 보다 명확하게 설명해 줄 수 있는 이점이 있다.
3. 면접을 실시하게 되면 응답자의 비언어적 행태(non-verbal behavior), 즉 표정의 변화, 몸짓 등을 관찰할 수 있으므로 설문지를 통해서 수집할 수 없는 응답자의 응답에 대한 성실성을 직접 측정할 수 있다.
4. 설문지는 응답자 이외의 다른 사람들에 의해 응답이 기록될 수도 있으나, 조사표를 사용하게 되면 지정된 응답자만을 조사원이 면접을 하도록 되어 있어 보다 정확한 자료를 확보할 수 있다.
5. 조사표를 사용하면 설문지를 사용할 때보다 응답률이 높아질 가능성이 현저히 높다.

2) 자기기입법

(1) 자기기입법

① 개념

자기기입법은 개인에게 직장, 가정 같은 곳에서 직접 설문지를 전달 · 회수하거나, 어떤 지역이나 직장단위로 설문지를 전달하고 개인에게 배포하게 해 다시 회수하는 방식을 말한다. 다시 말해 집단수령, 개별배포, 개별기입 후 개인 회수하는 방식이다. 이 경우 다른 사람의 개입이나 방해가 없는 상황에서 응답하도록 주의시키는 것이 중요하다. 이 방법은 사실상 우편으로 전달하고 회수한다는 점을 빼면 나머지 상황은 우편설문지법과 유사하다(천성수, 박종순, 2000).

② 자기기입법의 활용

이 방법은 면접을 위한 현지 활동 중에 만나서 조용히 면접할 수 없지만 표집원칙에 충실하기 위해 반드시 응답을 받아야 할 사례가 있을 때, 하나의 차선책으로서는 유용할 수 있다. 이 경우에는 면접을 통해 얻은 자료와 자기기입에서 얻는 정보가 성격상 같다고 보기 어려우므로 이 점을 분석과정에서 고려해야 한다.

(2) 배포조사법

① 개념

배포조사법은 자기기입법의 일종이나 설문지를 배부하여 응답자가 기입하고 나중에 직접 회수한다는 점에서 자기기입법과 차이가 있다.

② 배포와 회수방법

연구의 목적, 비용, 인력, 실제 접근 가능성, 협조 정도 같은 여러 요인들을 감안하여 다음과 같이 전달 및 회수할 수 있다.

1. 개인전달 – 우편회수
2. 우편배포 – 개별회수
3. 집단전달 – 집단회수
4. 집단전달 – 개인배포 – 개인우편회송
5. 개인전달 – 집단회수
6. 개별운송 – 집단회수

③ 배포조사법의 장·단점

ⓐ 배포조사법의 장점

1. 조사표의 회수율이 가장 높다.
2. 재방문의 횟수가 적어진다.
3. 비용이 적게 든다.
4. 응답자가 생각할 시간적 여유를 준다.

ⓑ 배포조사법의 단점

1. 글자를 아는 사람에게만 적용이 가능하다.
2. 조사표가 잘못 기입되어도 시정하기가 어렵다.
3. 피조사자 본인의 의견이 기입되었는지 제3자의 영향을 받았는지 알 수 없다.

3) 반복조사법

설문지법이나 면접법 등을 통해 장 · 단기간에 걸쳐 반복적으로 조사를 실시하여 자료를 수집하는 방법이 있다. 동일한 대상에게 의견수렴과 익명이 전재된 상황에서의 반복적 논의를 통해 합의된 정보를 이끌어내는 델파이법, 주기적으로 의견이나 태도, 정보를 수집하는 패널조사, 동일한 특성을 지닌 집단을 장기적으로 추적하여 정보를 수집하는 코호트 조사, 특정 집단(지역사회)을 반복적으로 조사하는 경향조사 등이 있다.

(1) 델파이법

① 개념

델파이법(delphi technique)은 집단 조사방법의 일종으로 집단 참여자가 집단 활동을 통해 특정 사안에 대한 견해의 일치에 도달하게 만드는 방법이다. 델파이 기법의 가장 큰 특징은 집단 참여자들 간에 물리적 대면 관계를 형성하지 않으면서도 집단으로서의 활발한 상호작용은 여전히 가능하게 만든다는 데 있다. 외형적으로는 일반적인 우편 설문의 조사의 성격을 띠고 있지만, 수차례의 반복되는 조사를 통해 집단 참여자가 다른 참여자들의 견해를 공유한 상태에서 자신의 의견을 수정해 나가는 것을 허용하기 때문에 일반 조사 방식과는 명백히 구분된다(김영종, 2007).

델파이 기법을 조사연구에 활용하는 목적은 참가자들로부터 특정 사안에 관한 문제 해결, 기획, 의사결정을 용이하게 하는 정보와 판단을 이끌어내기 위한 것이다. 물리적인 집단을 구성하지 않은 채 우편이나 팩스, 이메일 등으로 정보가 교환되는 방식을 채택함으로써, 참가자가 대면적인 집단 상황에서 비롯되는 책임감이나 중압감에서 해방될 수 있게 하고, 한편으로는 문제 해결을 위한 창의적인 아이디어가 보다 자유롭게 제시될 수 있도록 한다.

② 델파이 기법의 특성과 구조

델파이법은 전문가 패널의 견해를 구하는 방법에 많이 사용되어 왔다. 일반적인 집단에서는 대면 관계에서 발생할 수 있는 감정적인 교류가 자칫 전문가의 냉정한 판단을 저해할 수 있다는 문제와 전문가 사이에서는 안면이나 체면상의 이유로 인해 자신이나 다른 사람의 견해를 쉽사리 수정하거나 반박하지 못하게 만든다는 문제 등이 잘 나타난다. 델파이 기법에서는 익명의 집단을 구성해서 이러한 문제를 배제하고, 한편으로 전문가들 간 활발한 의견 교환의 필요성은 되풀이되는 설문 방식을 통해 해결한다. 이러한 특징으로 인해 델파이 기법은 특히 전문가 집단의 의견을 집약해 내는 데 효과적인 방법으로 알려져 왔다. 집단을 활용한 견해의 집약이나 의사결정에 이르는 다양한 방법들 가운데서 델파이 기법은 특히 다음의 경우에 유용하다(김영종, 2007).

- 특정한 주제에 대해 전문가 집단의 견해를 도출하고자 할 때
- 대면적인 회합이 없는 상태에서 집단적인 상호작용을 제공하고자 할 때
- 반대 견해를 가진 사람들이 직접적으로 맞대응하는 것을 피하고자 할 때

델파이 집단은 조정자와 패널(panel)로 구성된다. 델파이 기법의 조정자는 촉진자(facilitator)라고도 불리는데, 전문가 패널의 응답을 매개하고 촉진하는 역할을 한다. 참가자 혹은 응답자로서의 전문가 패널은 연구 문제의 사안에 대해 유용한 견해나 지식을 가지는 사람들로 구성된다. 이들을 운용하는 데 따르는 델파이 집단의 주요 구조적 특성은 다음과 같이 요약된다.

1. **참가자의 익명성 보장:** 모든 패널 참가자는 익명성을 유지한다. 최종 보고서의 완성 이후에도 신원이 공개되지 않는다. 이것은 집단 역학에 의해 권위나 퍼스낼리티에서 우위에 있는 사람이 논의 과정을 독점하는 것을 방지할 수 있게 한다. 일반적인 대면 집단 회합에서는 체면이나 안면 등으로 인해 참가자는 자신의 의견에 고착되어버리거나, 집단 리더의 견해에 지나치게 동조하고 마는 경향을 흔히 보인다. 그래서 델파이 기법의 익명성 구조는 시류 편승의 효과(bandwagon effect)나 후광 효과(halo effect)를 최소화시키고, 자신의 견해를 자유롭게 개진해 나갈 수 있게 하는 데 도움을 준다.

2. **정보의 흐름을 구조화**: 구조화된 방식으로 정보의 흐름을 제어한다. 델파이 집단의 조정자는 개별 참가자들로부터 설문지 서베이 방식을 통해 정보를 얻는다. 수집된 정보들은 정리되어 참가자에게 회신되고, 참가자들은 그것을 검토한 후에 수정된 의견을 재차 서베이 응답 형식으로 반응한다. 이러한 구조화된 정보 수집의 방식은 전문가들에게 집단 역할에 따른 불필요한 에너지를 소모하지 않게 하면서도 필요한 상호작용(다른 사람들의 의견을 고려)을 가능하게 해서 사안에 대한 판단을 보다 냉철하게 할 수 있도록 한다.
3. **규칙적인 피드백**: 수차례에 걸친 설문과 응답에서 참가자는 자신의 응답뿐만 아니라 다른 사람들의 응답도 알 수 있다. 매회 설문이 끝나면 조정자가 패널 전체의 응답을 정리해서 다음 설문에 첨부시켜서 피드백을 하기 때문이다. 이 과정에서 참가자는 다른 사람들의 견해를 고려해 가면서 언제든지 자신의 아이디어를 수정할 수 있다. 이러한 피드백 구조에 의한 장점은 일회성 서베이 방식에서는 기대하기 어렵다.

델파이 기법은 공공 정책의 이슈 확인과 의사결정의 목적에 많이 쓰여 왔다. 델파이 기법이 갖는 다양한 장점, 특히 익명성을 보장하면서 자유로운 견해 교환을 가능하게 한다는 점이 공공 정책의 분야에서 전문가들의 견해를 끌어내는 데 유용하게 사용되어 왔다. 보다 최근에는 공공과 민간 전반에 걸쳐 경제 동향, 보건, 교육, 복지 분야에 대한 이슈 확인과 의사결정을 위한 목적 등으로도 확산되어 쓰이고 있다.

③ 델파이 자료 수집의 과정

1. 델파이의 진행조정자(coordinator)를 포함하는 추진팀을 구성한다. 진행조정자는 정보를 요청하고 회수하는 과정을 조직하고, 참가자와 의사소통에 대한 책임을 진다. 진행조정자와 각 참여자들은 구조화된 의사소통 채널을 통해 연결된다.
2. 패널을 구성한다. 패널 참가자를 확인해 내는데, 보통은 해당 주제의 전문가들이 포함된다. 간혹 주제에 깊숙한 이해관계를 가진 사람을 포함시키는 경우도 있다. 참가자를 신중하게 선별하는 것은 무엇보다 중요하다. 델파이 응답의 질과 정확성이 여기에 달려 있기 때문이다.
   ① 참가자의 수: 델파이의 목적, 표적 집단의 다양성을 고려해서 참가자의 수를 결정한다. 참가자가 다양한 성격을 갖고 있지 않다면, 해당 이슈와 관련해서 10~15명이면 대개 충분하다. 반면에 수백 명의 참가자가 필요할 수도 있다. 해당 이슈와 관련된 표적 집단이 광범위한 이질성을 갖고 있는 경우에 그렇다.

② 참여 방법: 참가자의 윤곽이 확인되고 나면, 참가 대상자를 접촉해서 참여를 이끌어 낸다. 이때 델파이의 목적, 결과의 활용, 절차 등을 명확하게 설명한다. 이 과정은 중도 탈락을 방지하는 데 매우 중요하다. 공식적인 서한으로 참가를 확약시키는 것도 적절한 방법이다.

3. 첫 회의 델파이 설문지를 개발한다. 적절한 문장으로 쓰였는지를 사전 검사한다. 모호함이 없는지 등을 확인하는 것이 중요하다. 예를 들어, 다음과 같이 한다.
4. 최초의 설문지를 패널 참가자에게 발송하고, 수거한다. 참가자들에게 개별적인 브레인스토밍(brainstorming)을 실시할 것과 가능한 한 많은 아이디어를 자유롭게 도출해 줄 것을 요청한다. 개방형 질문에 대해 참가자가 자유롭게(옳고 그름에 대한 부담감을 갖지 않고) 반응할 수 있도록 하는 것이 중요하다. 구체화된 아이디어를 요구하지 않고, 간단한 문장으로 표현해 줄 것도 당부한다. 브레인스토밍은 가급적 많은 아이디어를 활발하게 떠올리게 한다. 그러므로 이 시점에서 자신의 생각을 평가하거나 정당화시키도록 하는 것은 적절치 않다. 참가자는 자신의 아이디어를 간략한 방식으로 나열해서 조정자에게 익명의 상태로 회신한다.
5. 첫 회 응답 설문지를 정리하고, 분석 요약한다. 회수된 의견을 정리해서 보면 유사한 것, 독특한 것, 주제와 무관한 것 등이 있다. 이것들을 추려내거나 묶고, 요약 정리하여 응답 리스트를 작성한다. 이 과정에서 조정자의 임의성이나 편향성이 개입될 수 있다. 델파이 기법을 사용하는 데 있어서 이는 어느 정도 불가피하다는 측면이 있다. 그럼에도 여느 질적 연구와 마찬가지로 연구자로서의 진행 조정자가 자신의 편향 가능성을 스스로 확인해 내는 노력은 무엇보다 중요하다. 그래서 응답의 정리와 분석, 요약의 과정에 조정자 자신의 임의성과 편향성이 지나치게 개입되지 않도록 주의한다.
6. 두 번째 설문지를 작성해서 동일한 패널 참가자들에게 발송한다. 여기에는 첫 회 설문에 대한 응답을 정리한 리스트가 포함된다. 참가자에게는 응답 리스트에 포함된 각각의 아이디어를 구체화시키고, 각 아이디어의 장 · 단점과 해당 이슈에 대한 코멘트를 해 줄 것을 요청한다. 새롭게 추가될 아이디어가 있으면 이를 제시할 수 있는 기회도 준다. 참가자는 다른 사람들의 아이디어를 보고서 자신의 생각을 수정하거나 가감할 수 있다. 델파이는 익명을 전제로 하기 때문에 참가자가 내놓은 자신의 아이디어를 변호하려는 성향을 줄이고 합리적인 아이디어에 집중할 수 있게 한다.
7. 참가자들이 반송한 설문지는 다시 (5)와 같은 정리와 요약 과정을 거친다. 여기서는 이전 응답에서 제시된 각각의 아이디어에 대한 강점과 약점, 실행가능성 등이 참가

자들에 의해 평가된 것을 정리해서 분석, 요약하는 것이다. 새롭게 추가된 아이디어들도 여기에서 포함된다. 정리와 분석, 요약의 과정은 단순히 사무적이지 않다. (5)에서와 마찬가지로 이 과정을 질적 연구 방법의 유형화와 분류화 작업과 유사하므로, 조정/연구자의 주관적인 판단으로 인한 편향성이 최소화되도록 의식적인 노력을 기울이는 것이 필요하다.

8. 만약 여기까지의 과정에서 델파이 조사팀이 당초 기대했던 정도의 합의적 의견이 도출되었으면, (9) 보고서 작성의 단계로 넘어간다. 의견 합치가 되지 않은 것으로 판단되면 다시 (6) 단계로 가서 되풀이된다. 이 과정은 수차례에 걸쳐 계속될 수 있는데, 매번의 (8) 단계에서 경로의 선택은 조정/연구자가 의견 합치에 대한 기대 정도를 얼마만큼 설정했는지에 달려 있다. 기대 정도에 못미치면 이전의 경로로 되돌아가지만, 합치의 필요성이 남아 있음에도 불구하고 참가자들 간에 추가적인 아이디어의 도출이나 조정 가능성이 없다고 판단되는 경우에는 다음 경로로 빠진다.
9. 특정한 아이디어가 매우 높게 평가되어 합의에 도달하면, 델파이 의견 수렴은 종료된 것으로 선언한다. 델파이 조사의 최종 산물은 연구의 목적과 성격에 따라 달라질 수 있다. 일차적으로는 도출된 아이디어 항목들에 대한 각각의 강점과 약점을 기술한 리스트가 최종 산물이 된다. 여기에 추가해서 조정자는 각 아이디어의 우수한 정도에 대해 집단의 의견을 공식적인 방법으로 사정해 볼 수도 있다.

④ 델파이 기법의 적용과 한계

델파이 자료 수집 및 분석은 반복적인 의견 개진을 통해 전문가 집단의 견해를 합의적 방식으로 도출해 내는 데 특히 유용한 방법이다. 델파이 기법으로 수집된 자료의 객관성에 관한 문제도 있다. 델파이 기법은 외부적으로는 집단의 자유로운 의견 개진을 표방하면서, 실제로는 조정자가 사전에 결정된 목적 방향으로 의견을 유도해 나가는 데 사용될 수도 있다. 질문을 제시하고, 수거하고, 정리하고, 다시 배포하고, 수거하고, 재정리해 나가는 반복 과정에서 이를 매개하는 조정자의 역할이 지나치게 개입될 우려가 있다. 조정자의 주관적인 가치와 판단 등이 설문의 배포, 정리, 요약 과정에 작용되면 개별적으로 검토 의견을 부여받는 패널 참가자들은 수동적으로 반응하게 될 수 있다.

(2) 주기적 조사방법

① 패널조사

패널조사란 장기간에 걸쳐 동일한 주제에 대해, 동일한 응답자에 대해, 반복해서 면접이나 관찰을 행하는 조사이다. 즉 특정 조사대상들을 선정해 놓고 이들에 대해 일정 기간 동안 매번 반복적으로 실시하는 조사방법을 말한다.

패널조사 시 일정 간격으로 조사가 이루어지는 각각의 시점을 웨이브(wave) 또는 파동이라 한다. 예를 들어, 2010년부터 2030년까지 20년에 걸쳐 매 2년마다 조사가 이루어진다면 10개의 waves가 있게 된다. wave1은 2010년이고, wave2는 2012년, wave5는 2020년이 해당된다. 패널조사는 장기간에 걸쳐 반복해 조사가 이루어지기 때문에 간혹 조사대상자가 사망하거나, 이민을 가거나, 원거리로 이사를 가거나, 행방불명되거나, 장기간 질병으로 격리치료를 받을 수 있기 때문에 조사대상에서 탈락하는 경우가 있다. 이러한 경우를 패널사망(panel mortality)이라 부른다.

② 경향조사

경향조사(trend study)란 장기간에 걸쳐 동일한 주제에 대해 반복해서 면접이나 관찰을 행하지만, 응답자는 매번 조사할 때마다 동일하지 않게 이루어지는 조사이다. 패널조사와 유사하나 조사대상이 매번 동일한 대상자가 아니라는 점에서 차이가 있다.

③ 코호트조사

코호트조사(cohort study)는 보다 좁고 구체적인 범위에 속한 인구집단의 변화를 연구하기 위한 조사이다. 예를 들면, 90년대에 출생한 세대의 가족관을 조사한다면 여기서 코호트는 1990년~1999년 사이 출생한 세대를 의미한다. 다른 예는 H대학의 의과대학을 졸업한 사람들의 폐암 발생률을 조사한다고 가정을 해보면, H대학교의 의과대학 졸업생이 코호트가 된다. 이 코호트를 장기적으로 추적하여 특정 위험요인을 가진 그룹과 그렇지 않은 그룹 간의 폐암 발생률의 차이를 비교한다.

4) 면접조사법

(1) 면접의 종류

조사표에 의한 면접은 크게 현장면접과 전화면접(telephone interview)의 두 가지로 나눠진다.

① 현장면접

다시 조사표를 사용하는 구조적 면접(structured interview)과 조사표를 사용하지 않고 대신 간단한 면접지침서(interview guide) 만을 사용하는 초점면접(focused interview), 그리고 조사표나 면접지침서를 전혀 사용하지 않고 실시되는 비구조적 면접(non-structured interview; non-directive interview)의 3가지 종류로 세분된다. 따라서 조사표는 현장면접 중에서도 구조적 면접에만 사용되고 초점면접이나 비구조적 면접에서는 사용되지 않는다.

② 전화면접

직접 대면하여 면접을 하지 않고 전화를 통하여 간접적으로 면접을 실시하는 만큼 전화면접조사표(telephone interview schedule)의 내용은 구조적 면접에 사용되는 조사표와 동일하지만 사용방법은 많은 차이가 있다. 예를 들면, 전화면접조사표를 사용할 때는 질문항목마다 응답자들이 질문내용을 명확히 이해했는지 응답자에게 일일이 확인해야 하므로 조사표에 "질문내용을 이해하겠습니까?", "계속해도 괜찮을까요?" 와 같은 지시사항을 별도로 명기해야 하는 번거로움이 뒤따른다(이홍탁, 1994).

- 컴퓨터보조 전화면접

전화면접의 일종이지만 조사자가 컴퓨터(혹은 휴대용 컴퓨터 등)에 프로그램화되어서 인터뷰를 하면서 조사자가 컴퓨터에 응답내용을 입력하는 방법을 컴퓨터보조 개인면접(computer-assisted telephone interviewing, CATI)이라고 한다.

(2) 면접과 조사표

① 구조적 면접과 조사표

사회조사에서 조사표란 구조적 면접과 전화면접에만 사용됨을 알 수 있다. 구조적 면접이란 우리들이 일반적으로 면접이라 부르는 범주의 주종을 이루는 것으로 질문에 사용되는 어휘, 질문항목의 배열순서 등이 고정되어 있어 어떤 응답자에게라도 동일하게 적용될 수 있는 특징을 가지고 있다. 따라서 구조적 면접은 어떤 부류의 사람들에게 별다른 제약 없이 사용되는 만큼 질문항목의 설정도 모든 사람들에게 적용될 수 있는 일반적인 내용이어야 한다.

② 초점면접과 조사표

초점면접은 특별한 환경이나 경험을 한 부류의 사람 집단만을 대상으로 실시되는 면접으로 면접자는 조사표가 아닌 간단한 조사지침서 하나만으로 면접을 진행할 수 있다. 초점면접은 한 개인을 대상으로 면접을 하는 것이 아니라 여러 사람으로 구성된 집단을 대상으로 면접을 실시한다는 점에서 구조적 면접과 비구조적 면접으로 구별된다. 초점면접에서는 구조적 면접이나 비구조적 면접에 사용할 조사표의 질문항목을 개발할 수 있을 뿐 아니라 면접자와 응답자가 혼연일체가 되어 주어진 문제를 토의하고 긴밀한 접촉을 유지할 수 있으므로 보다 깊이 있는 심층면접이 가능하게 된다. 초점면접에서 응답자의 응답내용뿐만 아니라 응답자의 면접에 응하는 태도, 면접도중 나타내는 감정의 변화 등을 정확히 기록할 수 있어야 한다.

③ 비구조적 면접과 조사표

비구조적 면접에서는 조사표나 조사지침서가 필요치 않고, 간단한 지시사항만을 근거로 면접을 시도하게 된다. 비구조적 면접에서는 면접자가 특정의 질문항목을 미리 준비했다가 응답자들에게 질문하는 것이 아니고, 면접자가 하는 일은 응답자들로 하여금 평소에 생각하고 있던 내용이나 경험들을 그대로 토로해 놓도록 권유하는데 지나지 않는다. 예를 들어, “부모와 자녀들 간의 갈등”이라는 제목만 응답자들에게 던져준 뒤에 이런 주어진 주제에서 벗어나지 않는 범위에서 응답자들이 이야기하고자 하는 내용을 모두 제기하도록 한다. 응답자들이 전적으로 아무 통제도 받지 않고 중구난방으로 이야기하도록 방치해 두는 것은 아니며, 필요시 면접자가 개입할 수도 있다. 단 이러한 경우에도 초점면접에서처럼 주어진 조사지침서에 따라서 면접을 진행하는 것이 아니라, 면접자가 면접을 실시하면서 필요할 때마다 적절히 질문항목의 내용을 바꾸어 가면서 응답자를 유도해 갈 수 있는 재량권이 부여되어 있는 것이 비구조적 면접의 특징이다(전국대학보건관리학교육협의회, 2012).

(3) 개인조사표와 지역단위조사표

대부분 조사표가 개인의 특성 및 사생활과 직결된 문제를 연구하기 위해 작성되기 때문에 여러 개인으로 구성된 지역사회만의 특성을 조사하는 데 사용되는 지역단위조사표(community-level questionnaire)는 그 내용이 개인단위 조사표와 근본적으로 다를 수밖에 없다.

① 개인 조사표

1. 일반적으로 개인단위 조사에서는 응답자 개인의 소득수준이나 교육정도, 또는 결혼상태, 자녀의 수 등과 같은 항목들이 중요 조사항목이 된다.
2. 응답자 개인의 사생활에 관한 내용이나 개인의 사적인 견해만을 조사한다.

② 지역단위조사표

1. 지역단위조사에서는 지역사회 내에 있는 병원, 학교, 영농인구 등이 조사항목이 된다.
2. 지역단위 조사표는 언뜻 보면 설문지와 같은 형태로 생각될지 모르나, 이는 면접자들이 조사대상 지역의 대표나 지역의 특정인들을 찾아다니며 면접하는데 사용된다.
3. 지역단위조사에서는 대개의 경우 응답자가 개인단위조사에서와 마찬가지로 개인 한사람이긴 하지만 후자의 경우 응답자 개인 사생활에 관한 내용이나 개인의 사적인 견해만을 조사하는데 반해 전자의 경우는 지역사회공동체 전체에 관련된 내용을 다루게 된다.

(4) 현장면접의 기술

① 면접방법

이론상으로 현장면접은 구조적 면접, 초점면접, 비구조적 면접으로 구분되지만 실제 면접을 실시할 때는 면접의 전반부는 구조적 면접으로 조사표를 사용해 실시하다가, 후반부에서는 조사표를 사용하지 않는 비구조적 면접 방법을 택할 수도 있다. 특히 개개인 응답자들의 사생활이나 내면생활에 관련된 까다로운 문제들은 비구조적 면접방법을 동원하는 것이 보다 바람직하다. 그 이유는 응답자들이 자연스럽게 그들 스스로의 사생활을 이야기하도록 유도하는 것이 판에 박힌 지정된 질문항목으로 조사하는 것보다 훨씬 효과적이기 때문이다.

② 현장면접의 사전준비

ⓐ 면접자의 선정

1. **면접자의 선정:** 면접의 성공 여부는 어떤 사람이 면접을 하는가에 의해 전적으로 좌우된다. 예를 들면, 면접자와 응답자 간의 사회적 거리(social distance)가 지나칠 정도로 멀다든가, 또는 사회적 지위거리(social status distance)가 멀다면 어떤 형태의 바람직한 결과를 도출해 낼 수 없게 된다. 사회적 거리란 면접자와 조사대상자 간의 사회계층적 거리감을 말하는 것으로 성별, 연령, 인종 등 인구 · 사회 · 경제적 계층의 차이를 말한다. 사회적 거리가 문제가 되는 이유는 개인의 사생활과 직결된 문제이면서 외부에 노출시키기를 꺼리는 문제들이 존재하기 때문이다. 예를 들어, 임신·출산과 관련된 조사 시 남성이 면접을 하게 될 경우 조사대상자인 여성들이 정확한 응답을 회피할 가능성이 높다. 이처럼 면접자가 어떤 부류의 사람인가에 의해 응답의 내용이 달라지는 이른바 면접자효과(interviewer effect)를 배제하기 위해

서는 무엇보다도 면접자 선정에 각별히 신경을 써야 한다. 어떤 면에서 보면 면접에 사용되는 조사표 못지않게 면접자의 선정이 중요하다(이홍탁, 1994).

2. **면접자의 조건**: 조사의 종류에 따라 달라지겠지만 면접자는 기본적으로 다음의 조건을 만족시키는 사람이 유리하다.

① 조사의 종류에 따라 차이가 있겠으나 일반적으로 심층적 면접에는 남성보다는 여성을 기용하는 것이 바람직하다. 여성이 대체로 남성보다는 꼼꼼하게 면접을 할 수 있기 때문이다.

② 책임감이 있고 원숙한 사람을 선정해야 한다. 나이가 많다고 하여 반드시 책임감이 있는 것은 아니므로 면접자 선발이 연령에 의해 좌우되어서는 안 된다.

③ 면접자는 최소한 대학이나 대학교 학업을 마친 사람이거나 이와 동등한 학력을 갖춘 사람이어야 한다.

④ 깨끗한 필체의 소유자로 면접 후에 지도원(supervisor)이 면접을 마친 조사표를 점검할 때 불분명한 필체로 혼란을 야기하지 않는 사람이어야 한다.

⑤ 면접에 참여하여 어떤 일이 있더라도 끝까지 조사를 완벽하게 수행해야 하겠다는 마음가짐을 가진 사람이어야 한다.

⑥ 면접자는 면접기간 동안 하루 종일 면접현장에서 일할 수 있는 사람이어야 하며, 하루 몇 시간 정도만 일할 수 있는 사람을 선정해서는 안 된다.

⑦ 때에 따라서는 장거리를 여행해야 하므로 건강상태가 양호해야 한다.

⑧ 면접대상자들에게 호감을 줄 수 있고, 자신의 의사를 상대방에게 명쾌하게 전할 수 있는 사람이어야 한다.

⑨ 개인의 사생활에 대해 지나치게 호기심을 나타내는 사람은 면접자로는 부적당하다. 면접자는 조사항목 이외의 사항, 특히 공개되어서는 안 되는 개인의 비밀에 관련된 사항으로 조사목적과는 상관없는 내용에 대해서는 어떤 종류의 언급도 해서도 안 된다.

⑩ 면접자는 조사대상지역의 생활습관, 풍습, 문화, 언어나 방언에 익숙한 사람이어야 한다.

ⓑ 면접자의 훈련

면접자의 훈련내용은 일반적으로 세 가지 부분으로 나눈다.

1. **조사 목적에 대한 설명**: 우선 구체적으로 어떤 목적을 위해서 면접이 실시되는가를 면

접자들에게 설명해 줌으로써 일단 면접에 임했을 때 응답자들에게 조사목적을 충분히 설명해 줄 수 있도록 한다. 면접자들에게 조사목적을 숙지시킴과 동시에 조사의 성공 여부는 오로지 면접자들이 얼마나 정확하게 면접을 수행하는가에 의해서 결정된다는 사실을 주지시킨다. 아울러 조사목적과 관련된 기본사항을 교육한다.

2. **실제 면접 실시 도중에 유의해야 할 사항의 교육**: 현장에서 면접을 할 때는 지정된 개인이 개인이나 가구를 면접해서는 안 된다는 점을 강조한다. 또한 1차 방문에서 면접이 이루어지지 못했을 때, 2차 방문을 위한 약속방법 · 면접에 필요한 각종 면접도구의 준비상황 · 면접 도중에 이용하게 될 교통수단 · 면접기간 중 지도원(supervisor)과의 연락방법에 관한 구체적인 내용을 지시한다.
3. **조사표에 대한 설명 및 면접방법의 실습**: 조사표에 담긴 질문 내용에 대해 면접자들이 한 사람도 빠짐없이 완벽하게 숙지하고 있도록 미리 철저하게 훈련을 시킨 후 면접자훈련지침서를 토대로 준비된 조사표로 면접하는 방법을 실습하게 한다.

- **면접방법의 실습**
  - **시범면접(demonstration interview)**: 시범면접은 면접기술을 훈련받고 있는 면접자 후보들 앞에서 면접기술을 강의하는 강사가 면접하는 방법을 실제로 시범해 보인다.
  - **역할수행면접(role-playing interview)**: 역할수행면접에서는 면접자 후보들 앞에서 강사가 면접방법을 강의한 내용을 바탕으로 실제 면접자 후보들이 각기 역할모형을 설정해서 면접하는 방법을 익힌다. 4명이 1개 조가 되어 각각 다른 네 가지의 역할 모형을 분담한다. 즉 3명의 면접자 후보 중에서 한 명은 면접자의 역할을 하고, 한 명은 응답자 역할을 하고, 나머지 한 명은 관찰자의 역할을 한다. 그리고 남은 네 번째 사람은 면접자 후보들을 훈련시키는 강사로서 면접현장에서 면접자를 지도 · 감독하는 지도원의 역할을 한다.
  - **현장실습면접(field practice interview)**: 강의실 내에서 익혔던 면접방법을 토대로 실제 가구를 방문하여 면접을 실시하는 방법이다. 대개 면접자 후보 한 사람이 10~15회 정도의 현장면접을 실습해 본 후 여기서 발견된 각종 문제점을 지도원과 함께 토의하여 해결책을 모색한다.

ⓒ 현장면접을 위한 사전준비

1. 대단위의 면접이건, 소규모의 면접이건 사전에 언제, 어떤 내용의 면접이 실시된다는 사실을 조사대상 지역관할 행정기관에 통보해 둬야 한다. 예를 들어, 대학이나

연구소 단위로 실시되는 면접의 경우, 대학이나 연구소의 명의로 면접대상지역의 관할 군청, 시청에 면접실시기간에 가능하면 행정적 지원이나 협조를 의뢰하는 공문을 발송해 둠으로써 해당 관청에 면접에 대한 사실을 미연에 알려둘 수도 있다. 필요하다면 면접에 사용될 조사표 내용의 일부를 알려줘서 필요한 행정적 지원을 받는 데 도움을 청할 수도 있다.

2. 특별한 이유가 없는 한 모든 면접은 주간에 실시하도록 해야 한다. 특히 도시의 우범지대를 대상으로 면접을 실시할 때는 야간면접을 피해야 한다. 아무리 면접이 중요하지만 면접자의 안전을 소홀히 할 수는 없다.
3. 가가호호를 방문해야 하는 면접에서는 항상 모든 면접자는 자신의 신분을 면접대상자들에게 확인시켜 줄 수 있는 안내장이나 면접자의 사진이 부착된 신분증, 면접자의 신분을 확인시켜 주는 소속기관의 증명서(상징) 등을 지참해야 한다. 민감하고 응답하기 까다로운 질문을 해야 할 경우 면접자의 신분이 확인될 수 없다면 면접 자체가 무산될 가능성이 높다.
4. 면접자들은 면접에 필요한 자료나 도구들을 담을 수 있는 면접의 휴대용가방(interview kit)을 지참해야 한다. 즉 조사표, 필기도구, 지도, 메모지, 응답자에게 나누어 줄 답례품, 면접지침서 등을 넣을 수 있는 휴대용 가방을 준비해 광범위하게 흩어져 있는 면접대상자를 찾아다닐 때 불편이 없어야 한다.

   이 휴대용 가방에는 면접자의 성명과 조사를 주관하는 기관명, 주소, 전화번호를 선명히 명시해서 어떤 조사를 하기 위해 면접이 실시되고 있는지 응답자들이 한눈에 알아볼 수 있게 해야 한다.

③ 현장면접

현장에서 면접에 임할 때 면접자는 복장에서 시작하여 태도, 심지어는 사용하는 언어에 이르기까지 세심한 주의를 기울여야 한다. 복장을 복장은 검소하고 단정해야 하며, 지나치게 화려한 옷차림은 응답자들로부터 불필요한 오해를 불러일으킨다(박용치, 1997).

ⓐ 현장면접 시 준수해야 할 사항

1. 응답자에게 질문하는 내용을 충분히 숙지하고 있어야 한다.
2. 면접하는 과정에서 문제점이 나타나면 면접이 끝난 후 항상 지도원과 상의해야 한다.
3. 개인면접의 경우는 면접대상자 한 사람이 다른 사람의 방해를 받지 않고 혼자 있는 상태에서 면접을 실시해야 한다.

4. 면접을 하는 도중에 장소를 옮기거나 또는 휴식을 위하지 말고 일단 시작한 면접은 끝낸 후에 다른 일을 하도록 응답자들을 유도해야 한다.
5. 개방형 질문에 대한 잡다한 응답내용은 응답자가 대답한 내용 그대로를 기록해야 한다. 응답자 특유의 표현 방식이나 언어의 구사방법(flavor of language)은 그대로 살려두어야 한다.
6. 만약 응답자의 응답내용이 조사표에 제시된 응답유형의 어느 카테고리에도 해당되지 않을 때는 응답자의 응답내용을 한 자도 빠짐없이 그대로 기록해 두었다가 지도원에게 이 사실을 통고하여 처리하도록 한다.
7. 개방형 질문의 응답이 지나치게 길거나 장황할 때는 그 내용을 재빨리 요약할 수 있어야 한다.
8. 기록을 함과 동시에 계속 질문을 해야 한다. 질문과 질문 사이에 침묵의 시간이 길어지면 응답자들의 주의가 산만해지기 쉽다.
9. 면접이 종료된 후에는 항상 조사표에 담긴 질문항목 중에서 빠뜨린 부분이 없는가를 확인하는 습관을 길러야 한다.

ⓑ 현장면접 시 금기사항

1. 조사표에 담긴 질문내용에서 벗어나는 어떤 내용도 질문해서는 안 된다.
2. 면접 도중에 절대로 면접자 개인의 생각을 응답자에게 이야기하거나 응답자의 응답에 대해 논평을 가해서는 안 된다.
3. 어떤 일이 있더라도 질문항목의 내용을 "해석"하려 해서는 안 된다.
4. 절대로 조사표에 기록된 질문내용에 한 자의 단어라도 추가하거나 또는 빼는 일이 없도록 해야 한다.
5. 질문항목의 순서를 바꾸어서는 안 되며, 조사표에 기록된 순서대로 응답자에게 읽어 주어야 한다.
6. 응답자의 응답에 대해 지나친 반응은 절대 삼가야 한다. 미소를 짓거나, 놀라움을 표시하거나, 또는 응답자의 지나치게 거친 사투리에 대해 불쾌감을 나타내어서는 안 된다.
7. 면접대상자 이외의 다른 사람이 면접에 참여하도록 해서는 안 된다.
8. 가능하면 친구나 이전부터 안면이 있는 사람은 면접대상자로 선정하지 말아야 한다.
9. 면접내용을 고의로 조작하거나 응답자의 응답내용을 절대로 수정해서는 안 된다. 부정확하고 잘못된 면접은 아예 하지 않는 것이 낫다.

(5) 현장면접에서 면접자와 응답자의 관계

면접기술 중에서 면접자가 가장 습득하기 어려운 것이 어떻게 하면 응답자와 친근한 관계(rapport)를 유지하면서 동시에 응답자와 적정수준의 거리를 유지하여 면접의 신뢰성(reliability)을 높이는가 하는 문제이다.

어떤 유형의 면접에서건 면접자들은 항상 면접을 시작하기 전에 먼저 응답자들의 경직되어 있는 마음을 풀어주어 이들 응답사들로 하여금 생소한 면접자들에게 그들의 생각을 있는 그대로 토로해 놓도록 유도할 수 있어야 한다. 그런데 만약 면접자와 응답자 간에 지나치게 친근한 관계가 형성되어 허물없이 "대화"를 나누는 정도에 다다르게 된다면 자칫하면 객관적인 면접의 성격을 벗어나게 되어 면접으로서의 신뢰성을 오히려 상실하게 될 위험성이 있다. 즉, 지나치게 친숙하게 되어 면접자는 응답자가 무엇을 생각하고 있는지를 눈치채고 있거나 응답자 역시 면접자가 어떤 생각을 하고 있으리라는 것을 짐작하고 있는 상태에서는 오히려 응답자가 면접자의 비위를 맞추기 위해 고의적으로 그릇된 대답을 하게 될 수도 있다. 이와 같은 현상은 특히 집중면접(intensive interview)에서 빈번히 찾아볼 수 있다(박용치, 1997).

따라서 면접자와 응답자 간에 적정수준의 친근한 관계(rapport)유지가 면접의 신뢰도를 높이는 관건이 된다. 적정수준을 넘어서는 친근한 정도는 결국 면접의 신뢰도를 저하시키는 역작용을 하게 되는 만큼, 면접자는 필요한 정도의 거리를 응답자와 유지하면서 면접을 실시하는 것이 바람직하다. 물론 일정한 거리를 유지한다는 것이 어려운 일이지만, 면접자의 입장에 너무 지나치게 치우치지 않고, 그렇다고 응답자의 입장으로도 지나치게 치우치지 않는 이른바 "보편화된 타인(generalized other)"의 중립적인 입장에서 면접을 실시하는 것이 신뢰도를 높이는 관건이 된다(박용치, 1997).

(6) 현장면접의 응답자 유형과 왜곡응답

① 현장면접의 응답자 유형

현장면접의 응답자의 유형은 다음과 같은 세 가지 부류로 나뉜다(이홍탁, 1994).

첫째는 정보에 어둡거나 아예 무지하여 전혀 조사에 응할 수 없는 사람들로 올바른 정보를 적절한 시기에 제공해 주거나 또는 교육을 시키면 정확하고 올바른 응답을 하게 될 부류

둘째는 올바른 응답을 할 수 있는 능력이 있으면서 여러 가지 이유로 고의적으로 그릇된 대답을 하거나, 또는 올바른 대답을 회피하는 "문제집단"에 속하는 부류

셋째는 올바른 대답을 할 수 있을 뿐 아니라 실제로 조사에 임했을 때 성심성의껏 응답하는 부류

② 왜곡된 응답의 이유

ⓐ 위신향상효과(self-lifting effect)

자신의 사회적 지위나 위신을 한층 더 높이기 위한 방편으로 사실과는 다른 내용을 응답하는 경우이다. 자신의 사회적 위신을 현재 수준에서 유지하기 위해서가 아니라 현재의 수준 이상으로 끌어올리기(lift up) 위해 엉뚱한 대답을 서슴지 않고 하는 경우가 여기에 속한다.

ⓑ 동조효과(conformity effect)

면접과정에서 자신의 생각이야 어떻든 상관없이 주위의 다른 사람들이 일반적으로 어떻게 생각하는가에 따라서 응답을 하게 될 가능성이 많음을 말한다. 다수가 생각하는 것에 동조하기 위해서 자신의 생각을 희생시키면서까지 다른 사람들의 생각에 자신의 생각을 부합시키려는 응답을 말한다.

ⓒ 체면치레효과(ego-threat effect)

위신향상효과와 비슷한 내용으로 위신이나 사회적 지위의 향상보다는 유행이나 시대에 뒤떨어진다는 소리를 듣지 않기 위해서 그릇된 답변을 하게 되는 경우이다.

ⓓ 후광효과(halo effect)

평소에는 생각해 본 적도 없는 내용인데 면접자가 질문을 하니까 질문을 받고서 비로소 그와 같은 생각을 가지게 되는 이른바 없던 생각을 새로이 "만들어"내는 결과가 된다. 이는 바꾸어 말하면 면접이란 응답자가 이미 가지고 있는 기존의 생각을 조사는 것이 아니라 없던 생각을 고의적으로 "날조"하는 결과를 가져오는 것이나 다를 바 없다.

ⓔ 겸양효과(Si, senor effect)

면접자의 감정을 거슬리지 않게 하기 위해서 자신의 생각은 접어두고 그저 면접자의 눈치를 보아가며, 면접자의 비위를 맞추는데 급급한 경우에 나타나는 응답이다. 대개 이런 상황에서는 면접자가 질문하는 내용을 면밀히 생각해 보지 않고 거의 천편일률적으로 "그렇다(Si, senor)"는 응답으로 일관하거나, 아니면 "모른다"는 응답으로 대신하게 된다.

ⓕ 선전편승효과(bandwagon effect)

실제로는 투표할 의사가 전혀 없는 응답자들이라도 이떤 사람은 특정 후보사가 선누수자로 달리고 있으니까 이 후보자를 지지하겠다는 응답을 하는가 하면, 어떤 사람은 특정 후보자가 다른 후보자들에 비해 너무 떨어져 있으니 이 사람에게 동정표를 던져야 겠다는 응답을 하기도 한다. "선두주자다, 또는 동정표를 얻어야 될 사람이다."라고 선전하는데 따라서 응답자들의 응답이 영향을 받으므로 정확한 조사가 이루어지기는 어려움이 있다.

⑨ 습관성 효과(habit effect)

어떤 응답자들은 질문내용을 신중하게 검토한 후에 응답을 하기보다는 무성의하게 습관적으로 "예" 또는 "그렇다"는 대답만 되풀이하기도 한다.

ⓗ 무관심효과(irrelevance effect)

조사내용이 자신과는 전혀 상관이 없으니 가능하면 빨리 면접을 끝내버렸으면 하는 생각으로 가득 차, 질문하는 내용이 무엇인가를 알아보려고도 하지 않는 응답자들이 이 부류에 속한다. 마음 내키는 대로 아무렇게나 대답하게 되므로 이런 상황에서는 면접을 하지 않는 것이 좋다.

(7) 현장면접조사의 장·단점

① 현장면접조사법의 장점

1. 피조사자가 본인의 대답을 직접 들을 수 있다. 즉, 과거 · 현재 · 미래에 관한 실제적인 정보를 얻을 수 있다.
2. 응답에 대한 성의 여부를 확인할 수 있다.
3. 피조사자에 따라 설명의 융통성을 부여할 수 있어 질문을 응답자에게 잘 이해시킬 수 있으며, 필요에 따라서는 다른 관련 질문에 의해 의문점을 확인해 볼 수 있다.
4. 조사표의 회수율이 높다.
5. 다른 경우보다 조사표가 약간 길어도 좋다.

② 현장면접조사법의 단점

1. 시간과 비용이 많이 든다.
2. 조사원이 많이 필요하고 면접에 대한 조사원의 훈련을 요한다.
3. 조사자에 따라 오차가 생길 가능성이 있다.
4. 조사원의 부정행위가 생길 수 있다.
5. 무기명 조사인 경우에도 무기명인 것을 납득시키기가 어렵다.

6. 특수층의 사람을 만나기가 어렵다. 또 본인을 만나기 위해서 재방문의 횟수가 많아질 수도 있다.
7. 피조사자가 생각할 여유를 주지 않는다.

(8) 집단면접조사의 장·단점

① 집단면접조사법의 개념

집단조사법(group survey)은 연구대상자를 개별적으로 만나서 면접하는 것이 아니라 집단적으로 설문지를 배포하고 조사자가 읽거나 설명하여 응답자 자신이 기입하게 하는(self-administered) 방식이다. 학교, 기업체, 군대, 교도소, 사회복지관, 기타 각종 사회조직체나 집단을 대상으로 연구할 때 유용하다(전국대학보건관리학교육협의회, 2012). 응답자가 모이면 연구의 취지를 설명하고 협조와 양해를 구하고 나서 설문지에 대한 응답요령이 있음을 지적하고 의문점들에 대해서 조사시행자에게 질문하도록 한다.

② 집단면접조사법의 장점

1. 비용이 싸고 조사가 간편하다.
2. 조사의 설명이나 조건을 똑같이 할 수 있다. 즉, 조사조건을 표준화할 수 있다.

③ 집단면접조사법의 단점

1. 응답자를 동일한 장소에 모은다는 것이 쉽지 않으므로 특수한 조사에만 가능하다.
2. 피조사자의 개인별 차이를 무시함으로써 조사 자체의 타당도가 낮아지기 쉽다.
3. 조사표를 잘못 기입하는 경우 오기를 시정하기 어렵다.
4. 피조사자가 옆 사람이나 다른 사람의 영향을 받을 가능성이 있다.
5. 출석자에게 일당이나 교통비를 주어야 할 경우 오히려 비용이 많이 들 때가 있다.

5) 초점집단면접법

(1) 개요

초점집단(focus group)은 집단을 활용한 자료 수집과 분석의 한 방법이다. 초점집단은 집단 구성원 간의 활발한 토의와 상호작용을 강조하는데, 그 과정에서 어떤 논의가 드러나고 진전되는지 등을 파악하는 것이 중요한 자료가 된다. 심지어는 그러한 상호작용의 집단역학에 관한 것조차도 자료 수집과 분석의 대상이다. 초점집단은 집단적 상호작용을 의도적으로 강조한다는 점에서 명목집단을 통한 자료 수집이나 의사결정 기법과는 명백히 차이가 난다. 명목집단 기법은 말 그대로 집단을 명목적으로만 운용할 만큼 집단 참가자 간의 상호작용을 가급적 억제하는 것이다.

초점집단은 특정 사안에 대한 의사결정을 위한 목적으로 보통 쓰이지만, 일반적인 사회조사의 방법으로서도 유익하게 쓰일 수 있다. 연구 목적으로 형성된 초점집단이란, '조사자에 의해 선발되고 조합된 개인들의 집단으로 조사연구 과제의 토픽(topic)에 대해 개인적 경험을 바탕으로 토의하고 코멘트하기 위한 것' 으로 규정된다. 초점집단을 활용하면 조직화된 토의와 집체적인 활동이 가능하고, 사회적 이벤트와 상호작용의 개념을 조사연구에 포함시킬 수 있는 등의 장점이 있다(김영종, 2007).

(2) 초점집단의 자료 수집

초점집단을 자료 수집의 방법으로 활용하면, 이는 일종의 집단 면접 양상을 띤다. 그럼에도 단순한 집단 면접조사와는 명백히 구분된다. 집단 면접조사는 한꺼번에 다수의 사람을 집단으로 모아서 면접하는 것으로 상호작용은 주로 조사자와 참가자 간에 일어난다. 조사자의 질문에 대해 다수의 참가자가 개별적으로 응답하는 양상을 띤다. 반면에 촛점집단은 조사자가 제공한 토픽에 근거해서 참가자 간에 집단적 토의와 의사표현 활동이 수행되도록 한다. 초점집단에서의 조정자는 대부분의 과정에서 질문자라기보다 오히려 관찰자에 더 가깝다.

초점집단을 활용한 자료 수집방법을 사용하면, 상호작용적 반응이나 맥락 정보 같은 것을 효과적으로 도출해 낼 수 있다. 초점집단은 맥락 있는 정보를 수집하는 데도 효과적이다. 집단적 상황하에서 복잡한 관점이나 감정적인 과정 등을 끌어내는 것이 가능하기 때문이다. 대인 면접에서는 개인의 태도, 믿음, 느낌을 개별적으로 획득할 수 있다면, 초점집단에서는 집단의 구조에서 그것들이 획득, 분석될 수 있게 한다. 그래서 특정한 정보가 왜 현저하게 두드러지게 나타나는지 등을 집단적 맥락에서 파악할 수 있게 한다. 그 결과, 사람들이 말하는 것과 사람들이 행하는 것 사이의 격차가 훨씬 더 잘 이해될 수 있다. 참가자들로부터 복합적인 이해와 의미가 노출된다면, 이들의 행동과 태도에 대한 설명을 보다 쉽게 구체화할 수 있다(김영종, 2007).

(3) 초점집단의 구조

초점집단은 진행조정자와 집단 참여자로 구성된다. 진행조정자는 유연하면서도 초점을 가지고 있어야 하고, 사전 작성된 면접 가이드를 사용한다. 동일한 사안에 대해 복수의 초점집단 회기(會期)를 갖는 경우에는 면접 가이드를 수정해 나가는 역할도 필요하다.

집단 참여자는 가급적이면 동질적으로 구성한다. 초점집단은 특정 주제에 대해 활발한 의사소통으로 심도 있게 논의하는 것이 목적이므로 보통 동질적으로 구성하는 것이 원칙이다. 그러나 획일적이어야 한다는 것은 아니다. 주제와 연관해서는 동질적이어야 하지만, 그 안에서도 다양한 의견이 폭넓게 포함되어야 할 필요가 있다. 이질적 성향의 참가자들에 대한 필요성인데, 집단 구성에 필요한 이질성의 범위는 연구의 주제와 목적에 따라 각기 달리 결정된다. 집단 참여자에게는 비용 지급 등의 인센티브가 제공된다.

초점집단은 소규모의 사람들이 대면적으로 상호작용하는 것이 가능한 상태(동시에 사람들이 대화할 수 있는 규모 정도)에서의 집담회 양식을 사용한다. 그래서 집단의 크기는 최소 4명에서 최대 15명까지도 가능하다고 보지만, 일반적으로는 10~12명 정도를 최대 규모로 간주한다. 보통은 6~10명 정도의 크기가 적절하다고 본다. 대면적 상황에서 특정 주제에 대해 활발한 상호작용이 이루어지려면, 대개 10명 이상으로는 힘들다(김영종, 2007).

초점집단의 수와 회기는 연구 문제의 목적과 성격에 따라 다양하게 조합될 수 있다. 한 집단으로 일회 모임만으로 그치는 경우부터, 다수의 집단들을 각기 다수의 모임으로 운용하는 조합까지도 가능하다. 보통은 하나의 주제에 대해 여러 차례의 초점집단 회기를 갖는다. 동일 집단을 복수의 회기로 나누기도 하고, 복수의 비동일 집단으로 회기를 나누어 실시하기도 한다. 대개의 경우 엄격한 자료 수집의 방법으로 인정되려면, 하나의 주제에 대해 둘 이상의 비동일 초점집단을 구성해서 각각에 대해 복수의 회기로 실시하는 것을 권장한다. 다수 집단을 운용하는 경우에는 집단별 특성이 곧 비교 변수의 성격을 띤다. 예를 들어, 동일한 주제에 대해 각 지역별로 초점집단을 운용해 보면, 집단 간에 논의의 초점에서 차이가 나타날 수 있다. 그러면 그 차이를 지역 변수의 변이에서 기인하는 것으로 해석하는 등이다.

각각의 회기에서 소요되는 시간의 길이는 1.5~2시간 가량이 적절하다. 이 정도의 시간이면 산만해지지 않고 집중해서 주제를 논의할 수 있기 때문이다. 그래서 가급적이면 이 시간 정도에 적합한 초점 논의의 주제와 범위를 선정한다. 필요하다면 회기를 나누어서 실시하는 것이 한 회기를 오랜 시간 동안 수행하는 것보다 효과적이라고 본다. 회의를 개최하는 장소는 가급적이면 안락하고, 조용한 곳으로 정한다. 특정 참가자의 편에 소속된 장소가 아닌 것이 좋고, 참가자 전원이 심리적으로 편안함을 느낄 수 있는 장소가 필요하다.

초점집단을 통해 수집되는 자료에는 일차적으로 집단 참가자 간의 상호작용 반응이 포함된다. 이는 주어진 주제에 대해 참가자들 간에 나누는 대화의 내용과 톤(목소리 포함), 몸동작과 인상 등의 자료 양상으로 수집된다. 특정 단어나 이슈가 대화에서 빠져 있는 것을 확인하는 침묵(silence) 형태의 자료도 수집될 수 있다. 자료 수집의 도구는 질적 자료 수집에서와 마찬가지로 연구자의 펜과 노트가 일차적이고, 노트북 컴퓨터가 이를 대신하기도 한다. 오디오 테이프를 사용해서 녹취를 하기도 한다.

초점집단은 다양하게 변형되어 사용될 수 있다. 심지어는 대면적 집단 회합이라는 원칙조차도 대체될 수 있다. 초점집단의 응용 예로는 ① 한 초점집단이 다른 초점집단의 상호작용과 결론을 관찰한 것을 토대로 토의하는 양방 초점집단(two-way focus group), ② 다수의 조정자가 초점집단에 참여해서 회기를 이끌어 가는 복수 진행조정자 초점집단(multiple moderator focus group), ③ 인터넷 화상회의, 혹은 다자간 음성 채팅 등을 활용해서 초점집단을 가상공간에서 운용하는 온라인 초점집단(online focus group) 등이 있다.

(4) 진행조정자의 역할

초점집단을 통해 질 높은 자료 수집을 하는 데는 진행조정자의 역할이 결정적으로 중요하다. 진행조정자는 집단 참가자들에게 집단의 목적을 명확하게 설명해 주고, 회기 중에 편안함을 느낄 수 있게 하고, 참가자 간에 상호작용을 촉진시켜 논의를 활발하게 만드는 역할을 수행할 수 있어야 한다. 진행조정자의 자격은 해당 주제에 대한 배경 지식과 대인적 기술, 개인적 덕성으로 판단한다. 연구 주제에 대한 기본 지식은 당연히 갖춘 상태에서 다른 사람의 이야기를 경청할 줄 알고, 주관적 판단에 치우치지 않으며, 상황에 잘 적응할 수 있는 사람이 진행조정자로서 적격이다.

진행조정자는 회합 기간 중에 개방형 질문을 통해 토론을 진작시킨다. 참가자에게 도전적인 질문을 던지기도 하고, 사람들 간의 견해 차이를 자극하기도 하고, 토픽에 관한 다양한 범위의 의미들을 건드리기도 한다. 또한 참가자들의 논의가 초점에서 벗어나지 않도록 하면서, 모든 사람이 말하고 참여할 수 있는 기회를 적절히 보장해 준다. 참가자들의 논의에 끼어들어 지나친 찬성이나 거부 등을 표시하지 않아야 한다.

(5) 초점집단의 진행 단계

초점집단의 진행 과정에는 질적 조사와 집단 면접조사의 성격이 포함되어 있다. 거기에다 초점집단의 독특성인 집단의 상호작용을 활발하게 만들기 위한 노력이 추가된다. 진행 과정별로 단계를 소개하자면 다음과 같다.

① 의도의 규정과 질문 작성

초점집단을 통해 해결하기를 원하는 이슈가 무엇인지를 확인한다. 이슈가 명확하게 확인되면 그에 연관된 몇 가지의 자료 수집 목표들을 만들어 낸다. 목표는 가능한 한 구체적이어야 한다. 토의의 전반적인 방향을 이끄는 데 필요한 일련의 질문들을 개발한다. 질문은 일반적인 것에서부터 구체적인 것들로의 흐름이 있어야 한다. 질문은 개방형이고, 단순하고, 비편향적이며, 현실적으로 당면한 이슈들에 초점을 둔다. 초점집단에서는 질문이 단순히 토의를 위한 가이드이며, 활발한 토의를 자극하기 위해 준비한다.

② 참가자의 확인과 모집

조사 이슈에 대해 이해관계를 가지면서, 그에 적절한 견해를 제시해 줄 수 있다고 판단되는 인구집단을 확인한다. 복수의 초점집단을 운용하는 경우에는 각기 다른 견해나 관점을 대표할 수 있는 몇 개의 분리된 집단 구성이 가능하다. 이것은 예를 들어, 연령이나 소득, 성별, 교육 수준, 혼인 상태, 출신지, 취업 상태, 거주지 등과 같은 구분 가능 변수를 통해 수행될 수 있다. 한 집단 내에서는 동일한 배경(변숫값)을 가진 사람들로 구성하는 것이 좋지만 지나치게 서로 잘 아는 사람들을 배치하는 것은 피해야 한다.

③ 회의 진행

회합 장소는 조용하고, 안락하고, 외부의 영향을 받지 않는 곳이어야 한다. 참가자는 탁자에 둘러앉아 서로를 바라볼 수 있어야 한다. 의자는 안락해야 한다. 토의를 산만하게 만들지 않을 정도의 가벼운 다과 준비도 필요하다.

초점집단에서 진행조정자는 집단 토의의 핵심이다. 진행조정자는 토의에 직접적인 참여를 하지 않은 상태에서 토의를 이끌고 간다. 토의를 조장하고 촉진시키는 역할을 한다. 이를 위해 진행조정자는 의사소통에 관한 적절한 기술을 보유해야 한다. 참가자가 자기 의견을 자유롭게 표출할 수 있도록, 느슨하고도 비공식적인 분위기를 창출할 수 있어야 한다. 진행조정자는 자신의 의견을 절대로 표출해서는 안 되고, 참가자의 의견에 대해 판단을 내려서도 안 된다.

토의 내용은 테이프에 기록된다. 경우에 따라서는 회합 기간 동안에 노트북 컴퓨터 등을 이용해 요약 정리하는 사람을 배치하기도 한다. 그런데 이 작업이 토의를 방해하는 수준이 되어서는 안 된다. 진행조정자 역시 간략한 기록을 해 나갈 수 있다.

④ 자료 분석 및 해석

수집된 자료는 질적 자료 분석의 과정을 밟는다. 대화의 내용과 톤, 침묵, 몸동작 등에 관한 전반적인 맥락 자료를 분석과 재생의 목적으로 코딩하고, 요약한다. 먼저 테이프 녹음을 녹취록으로 만든다. 이때 화자(話者)의 실명은 보통 사용하지 않는다. 녹취록을 읽으면서 주요 단어(word)나 구(phrase)를 몇 개의 범주로 묶는다. 각 범주는 3~10개의 단어나 구를 가지는 것이 보통이다. 주요 단어나 구를 코딩하는 방법은 ①주요 테마, ②일반적인 감정(긍정, 부정, 중립, 제안) 등으로 한다. 주요 단어와 구가 범주별로 그룹화되면, 해석 단계가 시작된다. 여기에서 주요 테마와 이슈가 나타난다. 각 테마의 상대적인 가중치는 정확하게 보고되어야 한다(김영종, 2007).

⑤ 보고서 작성

발견된 사실들에 대해 보고한다. 보고서에는 해당 이슈에 관한 양적 및 질적 분석 결과가 모두 제시되어야 한다. 양적 결과는 본질적으로 통계적 혹은 수적 결과이다. 코멘트는 초점집단의 견해를 정확하게 반영하는 것이어야 하고, 결과를 편향시킬 수 있는 코멘트가 사용되지 않도록 해야 한다.

(6) 초점집단의 유용성과 한계

방법론적으로 초점집단은 분리된 개인들을 대상으로 하는 설문이나 면접조사, 관찰 등과 같은 일반적인 자료 수집의 방법과 명백히 구분되고, 그로 인해 나름대로의 유용성과 한계도 함께 갖고 있다.

① 초점집단의 장점

1. 맥락적 정보를 획득하는 장점이 있다. 초점집단은 집단적 상호작용과 역학을 통해 특정 주제에 관한 맥락적 정보를 획득한다. 이러한 정보는 사람의 태도나 감정을 탐색하거나 연구자에게 잘 알려지지 않은 이슈들을 정확하게 끄집어내는 데 유용하다.
2. 수집된 자료의 내용 타당도가 높다. 초점집단의 자료 생성은 맥락 정보의 형태를 띠므로 맥락을 통한 명료화가 자료의 타당도를 높이는 데 기여한다.
3. 초점집단면접은 비용효율적이다. 연구자는 집단 과정에서 명료화를 위해 심층 탐색을 시도할 수도 있고, 더 상세한 것도 끌어낼 수 있다.
4. 자료 수집 시간이 단축될 수 있다. 짧은 기간에 결과가 획득될 수 있다. 집단 내 사회적 상호작용을 통해 보다 활달하고 복합적인 반응을 단시간에 생산해 낼 수 있다.
5. 초점집단은 시행하기가 비교적 쉽다. 비록 의미 있는 결과 분석을 위해서는 초점집단의 구성에서부터 질문 토픽이나 분석 방향 등에 대한 세심한 사전 준비가 필요하지만, 초점집단을 시행하는 것 자체는 그다지 어려운 일이 아니다.

② 초점집단의 단점

질적 자료 수집방법으로서의 초점집단이 갖는 장점은 대개 집단의 상호작용적 성격에서 비롯된다. 그런데 이것이 한편으로는 초점집단의 단점으로도 작용한다.

1. 초점집단은 참가자 간의 활발한 상호작용을 강조하기 때문에 조사자가 과정상의 주도권을 갖기가 쉽지 않다. 그 결과 의도된 질문에 대한 의도된 답변 형태를 부과해서 획득하기가 쉽지 않다.
2. 초점집단에서는 개인들이 자신의 견해를 자연스럽게 표출하는지를 확인해 내기 어렵다. 집단적인 맥락에서 조사자가 거기에서 각 개인의 구분된 메시지를 명확하게 가려내기란 쉽지 않다.
3. 초점집단에서는 대면적 집단 상황이 전개되므로 비밀성이나 익명성 보장이 어렵다. 그 결과 개인이 민감하게 느끼는 이슈나 사적 정보 등에 대해서는 노출을 꺼리거나 아예 의도적으로 왜곡시켜 표출할 수도 있다. 이런 경우 비록 자료 수집은 되었으나, 그 자료의 신빙성에 대한 의문이 제기될 수 있다.
4. 초점집단은 참여자의 수가 제한적이기 때문에 초점집단의 결과를 쉽사리 일반화하기 어렵다. 비록 세밀하고 맥락적인 정보 수집을 통해 내용 타당도를 높일 수는 있지만, 연구 결과의 외부적 타당성은 상대적으로 떨어진다.
5. 초점집단 구성의 현실적인 문제로서 필요한 사람을 한 장소와 시간에 모으는 것이 쉽지 않다. 그 결과 연구 집단을 적절히 대변하는 표본 구성이 쉽지 않을 수 있다.

6) 관찰조사법

(1) 개념과 종류

관찰이란 인간의 감각기관을 매개로 해서 연구대상을 조작하거나 통제하지 않고 일정한 시간에 걸쳐 연구대상의 행태를 지켜보고 들어보고 발견한 결과를 기록함으로써 어느 정도의 분석적 해석을 통한 자료수집방법을 말한다. 면접이나 설문지법으로 자료를 수집하기 어려운 문제유형에 사용되는 강력한 조사도구의 하나다. 일상생활에서나 또는 각종의 조사에서 우리들은 주위에 있는 모든 현상이나 사건, 사물들을 하나도 빠짐없이 모두 관찰할 수는 없다. 그 이유는 관찰이란 성질상 목적지향적 행동(goal-directed behavior)에 속하기 때문에 우리들의 취향, 관찰하는 데 사용되는 도구, 또는 관찰자의 신념이나 독선적인 편향된 생각에 의해 관찰대상이 어느 특정 측면만이 부각될 뿐 나머지 부분은 아예 관찰대상에서 제외되고 마는 이른바 선별적 관찰(selective observation)이 될 가능성이 많기 때문이다(천성수, 박종순, 2000). 따라서 아무리 객관적인 입장에서 주어진 사건이나 사물을 관찰하더라도 관찰자의 주관적인 견해를 완전히 배제할 수 없게 된다.

관찰은 크게 통제관찰과 비통제 관찰로 나눌 수 있다.

통제관찰(controlled observation)은 체계적 관찰(systemic observation)이라고도 불리는 것으로 실험실 실험(laboratory experiment)과 현지 실험(field experiment)의 두 가지로 나눈다. 전자의 경우는 자연상태(natural setting)가 아닌 인위적으로 조작된 상태에서 실험실이라는 제한된 공간 내에서만 관찰 가능한 반면에, 후자의 경우는 자연상태에서 조사하고자 하는 요인, 즉 종속변수에 영향을 미치리라 생각되는 몇 개의 변인, 즉 독립변수들을 조작해 봄으로써 여기서 야기되는 변화를 관찰한다. 물론 때에 따라서는 실험실 실험과 현지 실험의 차이를 구분하기가 어려울 때가 있으나 양자의 뚜렷한 차이점은 역시 자연상태에서 실험을 실시하는가, 아니면 실험실이라는 인위적인 상태에서 실험을 실시하는가에 따라 구분된다(Mill, 1974).

실험실 실험은 자연상태에 부분적인 또는 전체적인 변화를 가한 후에 이런 가상의 상황에서 인간의 행위나 생각이 어떤 변화를 겪게 될 것인가를 조사하는 방법이다(이홍탁, 1994). 그런데 이 같은 통제관찰에서 유의해야 할 점은 특히 현지실험의 경우 통제집단에 속하는 사람들이 그들 자신이 관찰대상임을 의식하고 필요 이상의 비정상적인 과장된 행동을 하게 될 가능성이 있다는 점이다. 관찰의 종류를 다시 한 번 정리해 보면 다음과 같다.

1. **통제관찰**: 실험실 실험과 현지 실험
2. **비통제관찰**: 단순관찰(비참여관찰)과 참여관찰

(2) 통제관찰과정에서의 문제와 제거방법

① 호손효과(Hawthorne effect)

1930년대 시카고 시 소재의 호손 공장에서 노동자들의 작업능률을 향상시키기 위해서 노동자들의 일부(실험집단)를 대상으로 공장 내부의 온도, 습도, 채광시설 등을 개선하여 본 결과 작업능률이 많이 향상되었음이 밝혀졌다. 즉, 작업환경을 개선하지 않은 부서에 근무하는 노동자들에 비해 작업환경을 개선한 부서의 노동자들이 그만큼 생산성이 향상되었다.

그런데 작업환경개선이 생산성 향상과 어느 정도 직접적인 연관을 맺고 있는가를 측정하기 위해 또 다른 하나의 통제집단을 만들어 이들 통제집단에 속해 있는 노동자들에게는

작업환경을 개선하기보다는 오히려 종전보다 더욱 악화시켜 보았다. 즉, 세칭 호손통제집단(Hawthorne control group)이라 불리는 이들 "통제집단"에는 전등불빛을 종전보다 더 어둡게 하는 등 작업환경을 악화시켰는데도 "실험집단"과 마찬가지로 역시 생산성이 향상되는 기이한 현상을 현상이 나타났다.

즉, 이들 호손통제집단에 속하는 사람들은 작업환경이 개선되었기 때문에 생산성이 향상된 것이 아니고, 단순히 이 집단에 속한 노동자들이 그들이 실험대상이라는 사실을 알고 있었기 때문에 실제 작업환경개선 여부와는 상관없이 종전에 비해서 한층 더욱 열심히 일하게 된 것으로 풀이된다. 이러한 현상을 일컬어 호손효과라 부른다. 실제로 이 같은 호손효과는 각종의 사회조사에서 빈번히 연구자들이 접하게 되는 곤혹스런 현상이다. 따라서 각종 사회조사에서 특히 조사 설계 과정에서 이와 같은 호손효과를 제거하거나 완화시키기 위한 장치가 필요하다(Mill, 1973).

② 호손효과의 제거방법

ⓐ 위약실험(placebo experiment)

일부 사회조사에서는 실험집단과 통제집단의 두 가지 집단으로 조사대상 집단을 구분하지 않고, 아예 통제집단, 실험집단 그리고 제3의 호손통제집단을 설정하여 호손효과에서 파생되는 사회조사 방법론상의 문제점을 해결하려는 노력을 하고 있다. 이는 마치 환자에게 투여하는 약의 효능을 실험할 때 3개의 집단으로 구분하는데 비유된다.

즉, 첫째 집단은 실제로 약을 복용하는 환자들이고, 둘째 집단은 전혀 약을 복용하지 않는 환자들, 그리고 셋째 집단은 위약효과(placebo effect)를 실험하는 집단이다. 여기서 위약효과집단이 바로 호손효과를 측정하는 호손통제집단에 해당된다. 환자들에게 실제로 약을 투여하는 것이 아니고 환자들에게는 약이라면서 투여하지만 실제로는 유당 등이 들어 있는 가짜약을 줌으로써 이들 위약이 환자에게 미치는 영향을 조사한다. 대개의 경우 위약처방을 받는 환자들은 실제 약을 투약한 환자들보다는 병세에 큰 영향이 나타나지 않지만, 전혀 약 처방을 받지 않아 실험대상에서 제외된 통제집단의 환자들보다는 병세에 차도가 나타나는 것이 대부분이다. 이처럼 실제로는 약을 복용하고 있지 않지만, 약을 복용하고 있다는 생각만으로도 건강에 차이가 나타나는 것과 같이 호손효과 역시 실제로는 작업환경이 변화가 없거나 또는 종전보다는 더욱 악화되었음에도 불구하고 실험대상이 되고 있다는 사실을 노동자들이 미리 알고 있기 때문에 평소보다 더욱 열심히 일하게 되어 생산성이 향상될 수도 있다는 점이다.

ⓑ 이중맹검실험(double-blind experiment)

실험집단에 참여하게 됨으로써 발생되는 바람직하지 못한 호손효과를 최소화시키기 위한 방법으로 사용되는 것이 이중맹검실험이다. 실험이 실험실시자나 실험대상집단에 미치는 영향을 제거하기 위해서 비록 실험실시자와 실험대상자에게 다 같이 실험이 실시되고 있다는 사실은 알리더라도, 어떤 사람들이 실험집단에 속하며, 어떤 사람들이 통제집단에 속하는가를 실험실시자나 실험대상자에게는 비밀에 붙임으로써, 실험집단에 속하는 데서 느끼는 심리적인 부담감을 미연에 제거한다. 물론 실험이 끝난 후에는 통제집단과 실험집단이 공개가 되겠지만, 실험이 끝날 때까지는 이들 두 개 집단의 정체가 밝혀지지 않으므로 호손효과에서 유발되는 문제점은 제거될 수 있다.

(3) 단순관찰

① 단순관찰의 개념

단순관찰(simple observation)이란 현지조사(field study; field research)에서 일반적으로 사용되는 관찰방법으로서, 참여관찰(participant observation)과 함께 비통제관찰(uncontrolled observation)의 한 카테고리에 속한다. 때에 따라서는 참여관찰과 구별하기 위해 단순관찰을 비참여관찰(non-participant observation)이라 부르기도 한다(이홍탁, 1994).

통상적으로 사회조사에서 논하는 관찰이란 바로 이와 같은 단순관찰에 속하는 것이며, 이 같은 단순관찰의 성공 여부가 사회조사의 성패를 좌우할 만큼 큰 비중을 차지하게 된다. 관찰의 묘기란 반드시 아래에서 설명하게 될 몇 가지 조건이 충족될 때 비로소 습득될 수 있으며, 관찰의 묘기란 곧 사회조사의 질적 방법론(qualitative methodology)의 핵심을 의미하는 만큼, 아무리 섬세하고 완벽에 가까운 수량적 방법론(quantitative methodology)이 개발되어 각종의 자료가 분석된다고 하더라도, 이러한 자료들의 수집과정에서 연구자의 그릇된 관찰로 인하여 쓸모없는 자료들이 수집된다면 이 연구 자체가 의미를 상실하게 된다(Babbie, 1995).

② 단순관찰의 기술

ⓐ 수용성

관찰자, 즉 연구자는 관찰대상물에 대해 일체의 편견이나 왜곡된 생각 없이 있는 그대로를 받아들일 준비가 되어 있어야 한다. 관찰대상물이나 또는 관찰의 대상이 되는 현상을 활짝 열려진 마음으로 수용할 수 있는 준비가 되어 있어야 한다. 환언하면, 관찰자의 수용성이 첫째 요건이다.

그러나 수용성은 연구자가 연구대상물에 빠져 들어가 혼연일체가 되어버리는 현상과는 구별된다. 여기서 논하는 수용성은 관찰대상물에 혼연일체감을 느낄 만큼 아주 가까이 접근은 하되 연구의 목적마저 상실하지는 않을 정도의 어느 정도 거리감을 유지하면서 관찰하는 자세를 의미한다.

ⓑ 통찰력

단순히 관찰하는 데서 만족하지 말고, 관찰결과를 토대로 어떤 의미를 도출해 낼 수 있는 날카로운 통찰력이나 예지가 필요하다. 예리한 통찰력은 범상한 현상에서 전혀 예기치 못했던 뜻밖의 사실을 발견하는 재능을 발굴해 낼 수도 있다.

모든 사물이나 현상의 표면이 아닌 보이지 않는 이면에 숨겨 있는 현상이나 사실을 밝혀내는 데 주목적이 있다.

ⓒ 관찰대상에 대한 정확한 관찰

무엇보다 중요한 것은 관찰을 함에 있어 관찰의 대상이 되는 사람들이 어떤 생각을 하고 있으며, 특정의 현상이나 사물을 접함에 있어 관찰대상인물이 어떤 각기 상반된 반응을 보일 것인가를 숙지하고 있어야 한다. 똑같은 현상에 접하면서도 각기 다른 생각과 감정을 가진 관찰대상자들이 어떻게 각기 다른 반응을 보일 것인가를 저울질할 수 있어야만 정확한 관찰이 이루어질 수 있다.

③ 단순관찰의 과정

ⓐ 사전준비

실제 현장에 나가서 관찰을 시작하기 전에 미리 준비해 두어야 할 두 가지 사항이 있다.

1. 관찰하고자 하는 사물이나 현상을 다룬 각종 문헌들에 대한 철저한 조사가 이루어져 있어야 한다. 관찰대상에 관련된 각종 통계자료, 안내책자, 신문기사 등이 좋은 정보를 제공해 준다.
2. 관찰하고자 하는 대상물에 대한 정통한 정보나 경험을 가진 사람들을 직접 만나서 이들로부터 관찰에 필요한 사전 지식을 습득하도록 한다. 만약 어떤 대기업체를 관찰의 대상으로 선정했다면, 이 대기업체에 근무하고 있는 직원, 특히 요직에 앉아 있는 사람들을 통하여 관찰에 필요한 사전 정보를 확보해 두는 것이 바람직하다. 이들

조직체 내부에 있는 자들은 외부의 관찰자가 미처 상상하지 못하는 생동감 있는 내부사정을 알려줄 수도 있다.

ⓑ 사전답사

무엇보다도 관찰하고자 하는 대상물에 최소한 몇 번 정도의 사전답사를 실시한 후에 직접 관찰에 임하는 것이 바람직하다.

ⓒ 관찰현장 접근

일단 관찰현장에 도착하면 곧바로 관찰을 시작하기보다는 먼저 관찰대상자들과 친밀한 관계(rapport)를 맺는데 주력하여야 한다. 관찰대상자들에게는 이방인인 관찰자가 그들 자신의 행동 하나하나를 면밀히 관찰하고 있다는 사실을 의식하지 않도록 하기 위해서는 관찰자와 관찰대상자들이 매우 자연스러운 인간관계를 맺어야 하기 때문이다. 부자연스런 상태에서 이루어지는 관찰이란 결국 관찰대상자들로 하여금 부자연스런 행동을 하도록 유도하게 될 가능성이 많다.

현장에서 관찰을 하더라도 눈에 드러날 정도로 관찰용의 현장노트(field note)를 관찰대상자들이 주시하고 있는 데서 기록하기보다는 가능하면 관찰대상자들이 의식하지 못하도록, 즉 관찰대상자들에게 필요 이상의 불편을 주지 않는 방법으로 현장노트를 작성하는 것이 바람직하다.

ⓓ 현장노트 작성방법

1. **현장노트가 필요한 이유**: 과정에서 발생하는 여러 가지 사건이나 현상들을 그때그때 기록해 두지 않으면 곧 잊어버리므로 아무리 사소한 것이라도 관찰 즉시 기록해 두기 위해서는 현장노트가 필요하다. 따라서 현장노트는 관찰된 사건이나 현상을 모두를 세세하게 기록하는 것이 아니고, 간단 간단하게 기억을 되살릴 수 있는 몇 마디의 단어나 그림을 수록하는 데 필요한 것이다. 현장노트는 문자 그대로 관찰을 끝내고 연구실에 되돌아가서 조용히 그날의 관찰내용을 정리할 때 필요한 내용들에 대한 "기억을 되살리는 도구(memory sparkers)"의 역할을 한다. 그렇다고 하여 현장노트에는 항상 간단한 내용들만을 기록하라는 것은 아니다. 필요에 따라서는 아주 자세한 내용들까지도 세심하게 기록할 수도 있겠으나 대개의 경우, 관찰이란 관찰대상자들이 의식하지 않도록 해야 하는 것이기에 필요에 따라서는 장황하게 기록할 시간적인 여유가 없을 때가 많다.

2. 현장노트의 작성방법: 관찰의 목적에 따라 각기 다르다.

여러 사람을 관찰할 때는 관찰대상자의 이름순서대로 기록을 할 수도 있고, 아니면 사건이 발생하는 순서에 따라 기록할 수도 있다. 또는 막연히 주위에서 일어나고 있는 사건이나 현상들을 아무런 생각 없이 있는 그대로 계속 기술함(running description)으로써 관찰자의 주관적인 견해보다는 있는 그대로의 행동(raw action)이나 현상을 기록해 두는 것도 중요하다.

그뿐만 아니라 관찰대상자가 표출하는 반응이나 감정에 대한 관찰자의 주관적인 생각을 기록해 둠으로써 개개인 관찰대상자에 대한 자세한 평가나 분석이 가능하게 된다. 순간적으로 떠오르는 생각이나 의외의 착상을 그때마다 메모해 두거나, 다음 날의 관찰에 반드시 기억해 두어야 할 내용들은 일일이 현장노트에 담아 두어야 한다.

현장노트를 읽어 보면 관찰과정에서 아예 누락된 내용들이니, 좀 더 보충해야 할 내용들, 구체적으로 어떤 질문들은 어떤 사람들에게 해야 할 것인가 하는 등의 보다 체계적인 관찰방법에 대한 윤곽이 나타난다.

④ 관찰의 대상

관찰자가 무엇을 관찰해야 하는가?

ⓐ 관찰대상의 주위환경(setting)

구체적인 사건이나 추상적인 현상을 관찰하기 위해서는 먼저 이들 주위환경에 대한 세심한 주의가 필요하다. 만약 대도시 뒷골목의 청소년 집단을 관찰대상으로 선정한다면, 이들이 자주 드나드는 음식점이나 볼링장이 어떤 지역에 위치하고 있으며, 이들 지역에 학교나 관공서 건물들이 있는지, 만약 있다면 실업계 고등학교인지 또는 일반 인문계의 고등학교인지를 살펴보아야 할 것이며, 관공서 건물이 있다면 이 건물에 드나드는 사람들이 어떤 부류의 사람인지를 기술함으로써 청소년 집단들이 왜 이 지역을 그들의 집합장소로 택하게 되었는가를 밝혀 주어야 한다(이홍탁, 1994).

ⓑ 관찰대상자의 언어형태(verbal behavior)

언어형태는 두 가지 부문으로 나누어 관찰된다.

1. 대화의 내용: 대화의 내용에 중점을 두어 어떤 질문을 주고받으며, 사용하는 언어가

존대어인가 아니면 사투리가 섞인 일상용어인가, 또는 칭찬하거나 찬성하는 대화내용이 많은가, 그렇지 않으면 상대방을 비방하는 부정적인 내용이 많은가 등을 조사한다.

2. **사회적 상호작용형태**: 대화내용 자체보다는 대화를 매개체로 하여 형성되는 사회적 상호작용형태(patterns of social interaction)에 보다 관심을 집중시킨다. 즉, 누가 누구에게 명령조로 지시를 하거나, 누구와 항상 대화를 나누며, 또 누가 누구와는 거의 대화의 기회를 가지려 하지 않는가, 또는 어떤 특정상황에서 계속 이야기만 하는 사람과 대화내용을 조용히 듣기만 하는 사람은 어떤 사람인가를 면밀하게 살펴보아 이들 관찰대상자들 상호 간의 위계질서와 인간관계를 파악할 수 있어야 한다.

ⓒ 공간행태(spatial behavior)

공간행태는 일정 공간 내에서 관찰대상자들이 움직이는 모습을 말한다. 예를 들면, 50명으로 구성된 집단을 관찰할 때 이들 중에서 공식적인 모임일 때와 비공식적 모임(informal gathering)일 때 각자 이들의 공간을 사용하는 행태가 다르게 나타난다. 공식적인 모임에서는 회의를 주제하는 사람에서부터 어느 정도 거리를 유지하고 집단의 다른 구성원들이 자리를 차지하는 것이 상례이나, 비공식적인 모임일 경우는 가능하면 이야기를 하는 사람과 가까이 앉으려는 경향이 나타난다. 그러므로 집단의 구성원들이 공간을 사용하는 행태를 면밀히 관찰하면 이들의 사회적 관계가 어떤 유형인가를 파악할 수 있다.

ⓓ 물건들의 배열상태

공간행태 못지않게 중요한 것은 놓여 있는 물건들(physical objects)의 위치이다. 여러 가지 물건들이 있어야 할 자리에 있지 않고 그 위치가 변경되어 있다는 사실이 무엇을 의미하는가를 미리 포착할 수 있을 정도의 세심한 주의를 필요로 하는 것이 사회조사에서의 관찰태도이다(이홍탁, 1994).

예를 들어, 가정집을 방문하였을 때 응접실 한가운데 텔레비전 세트를 중심으로 둥그스름하게 소파나 의자가 놓여 있다면, 집안 식구들이 식사 후에 단란하게 같이 즐거운 시간을 보내고 있음을 시사하겠지만, 그렇지 않고 썰렁한 텅 빈 응접실에 의자 한두 개만이 놓여 있다면, 이 집안의 분위기를 짐작할 수 있다. 즉 독신자 가구이거나, 아니면 가족들이 동거를 하더라도 화목한 집안이 아님을 말해 주는 징표가 될 수도 있다.

이와 같이 관찰자는 물건 하나가 놓여 있는 위치, 그리고 쉽게 지나쳐 버리기 쉬운 대수

롭지 않은 한마디의 대화 속에 일반인들이 찾아내지 못하는 의미를 찾아낼 수 있어야 한다. 관찰의 기술이란 이처럼 터득하기 어려운 것이다(김영종, 2007).

(4) 참여관찰

① 비체계적인 관찰과 체계적인 관찰

ⓐ 비체계적인 관찰

비체계적인 관찰은 별다른 사전준비 없이 있는 그대로를 관찰하는 방법이다.

ⓑ 체계적인 관찰

체계적 관찰(systematic observation)이란 비체계적 관찰(unsystematic observation)과는 달리, 어떤 사건이나 현상의 특정 일부분만을 따로 선별하여 관찰하는 방법이다.

체계적 관찰에서는 무엇을 관찰할 것인가를 먼저 결정하여야 하는데 만약 특정 인간의 행동만을 따로 선별하여 관찰한다면, 인간의 행동 중에서 비언어적 행동(nonverbal behavior), 즉 몸짓이나 얼굴표정의 변화, 손놀림, 특이한 눈짓, 걸음을 걸을 때의 특이한 동작과 같은 비언어적 행동 중에서 일정 부분만을 선별하여 집중적으로 관찰한다.

또한 언어에 관련된 관찰을 하더라도 말을 얼마나 빨리 하는가, 목소리는 얼마나 큰가, 방언을 얼마나 많이 사용하는가 등을 대화의 내용과는 별도로 선별적으로 관찰할 수 있다. 어떤 특정 행동이나 사건 또는 현상을 선별적으로 체계적 관찰을 할 것인가는 일차적으로 관찰자가 검증해 보고자 하는 가설(hypothesis)에 의해 결정된다(김영종, 2007).

② 참여관찰과 통제/비통제관찰의 관계

ⓐ 비통제관찰로서의 참여관찰

1. 비통제관찰(비체계적 관찰): 통제관찰 또는 비체계적 관찰은 비참여관찰(non-participant observation)과 참여관찰(participant observation)의 두 가지 종류로 나눈다. 일반적으로 비참여관찰은 단순관찰(simple observation)로 불린다(Mill, 1973).
2. 비참여관찰 또는 단순관찰과 참여관찰 간의 관계
   ① 객관적인 관찰자(complete observer): 관찰대상에 관찰자가 직접 참여하지 않고 완전히 제3자의 입장에서 있는 그대로를 기술하는 단순관찰(direct observation)을 말하며 관찰자가 누구인가를 관찰대상자들이 알고 있는 경우가 드물다.
   ② 참여자로서의 관찰자(observer-as-participant): 관찰대상자들에게 관찰자가

그들의 행동을 관찰하고 있다는 사실이 알려져 있으나, 그렇다고 관찰자가 직접 이들 관찰 대상자들과 한 몸이 되어 행동하지는 않는다. 모든 관찰대상자들에게 그들을 관찰하고 있는 사람이 누구인가가 명백히 밝혀져 있는 것이 특징이다.

③ **관찰자로서의 참여자**(participant-as-observer): 관찰대상자들에게도 관찰자가 명백히 알려져 있을 뿐 아니라 실제로 관찰자도 관찰대상자와 혼연일체가 되어 같이 활동하고 생활한다. 즉 그만큼 참여의 정도가 깊어짐을 말한다.

④ **완전참여관찰자**(complete participant): 관찰대상자들에게는 관찰자가 알려져 있지 않기 때문에 관찰대상자들은 그들을 관찰하고 있는 사람이 있다는 사실조차 감지하지 못하고 있다. 그러나 관찰자는 관찰대상자들과 일상생활을 같이 하고 있을 만큼 깊숙이 이들의 생활 속에 침투해 있는 경우이다. 관찰대상자들은 도무지 그들 중에 누가 그들을 관찰하고 있는지 알 수가 없을 뿐 아니라, 그들 자신이 관찰의 대상물이라는 사실조차 알지 못하고 있을 정도이다. 일반적으로 참여관찰이라 할 때는 완전참여 관찰자와 준 참여관찰자의 행위를 통칭한다.

③ 참여관찰과 사회조사의 질적 방법론

심층면접(in-depth interviewing)과 함께 참여관찰은 사회조사의 질적 방법론 핵심을 형성한다. 단순한 면접으로로는 도출해 낼 수 없는 조사대상집단 구성원들의 마음속 깊이 숨겨 있는 감정이나, 또는 쉽사리 표면으로 떠오르지 않는 관찰대상자들의 내면의 세계는 단순한 객관적인 관찰이나 제보자(informant)를 통한 자료의 수집만으로 조사하기란 거의 불가능하다. 아무리 있는 그대로를 정확히 설명해 줄 수 있는 제보자가 있다고 하더라도 일단 제3자를 통하여 수집된 자료란 실제로 조사하고자 하는 대상물에서부터 이미 "두 단계를 거쳐" 입수된 것이므로 연구자가 조사하고자 하는 내용과는 거리가 먼 내용일 가능성이 그만큼 커진다.

여기서 "두 단계를 거쳐(two-step removal)" 입수된다고 함이란 첫째 단계는 관찰대상물을 제보자가 정화시키지 못해 그릇된 해석을 내릴 가능성이 있으므로 이중으로 왜곡된 관찰이 나타날 수 있음을 뜻한다. 제보자란 관찰자의 관찰자(observer' s observer)이므로 일차 관찰에서 제보자가 저지른 잘못된 관찰을 올바른 관찰로 받아들여질 수도 있고 이렇게 그릇된 관찰을 또다시 연구자가 제대로 해석하지 못하여 실제 현상이나 사실과는 전혀 다른 관찰결과가 나타날 수도 있다. 이러한 문제점을 해결하기 위해서 사용되는 방법이 참여관찰이다(이홍탁, 1994).

관찰자가 관찰대상자들의 일상생활에 직접 깊숙이 참여하여 이들과 호흡을 같이 함으로써 이들의 사고방식, 일거수일투족을 면밀히 관찰한다. 그러나 막연히 관찰만 하는 것으로 참여관찰이 성공할 수는 없다. 참여관찰이 제대로 이루어지기 위해서는 몇 가지 단계를 거치는 철저한 준비가 필요하다.

④ 참여관찰의 강조점

ⓐ 필요한 구체적 지수의 관찰

막연히 관찰할 것이 아니라 관찰을 시작하면서부터 연구의 대상으로 삼고자 하는 문제에 관련된 중요한 개념이나 또는 이러한 개념을 설명하는데 반드시 필요한 구체적인 지수(indicator)를 찾아내는 데 주력해야 한다. 예를 들면, 병원에서 인턴들이 받고 있는 스트레스의 정도를 관찰하는 한 가지 방법으로 인턴들이 교대시간에 그들의 상사나 동료들에 대한 불평을 털어놓는 횟수로 저울질하는 것 등이다. 특히 준참여관찰 중에서 연구자가 참여자로서의 관찰자(observer-as-participant) 역할을 할 때는 제보자가 관찰자에게 제공하여 주는 정보내용이 지나치게 관찰자를 의식하여 과장 또는 축소시킨 성질의 것이 아닌가를 면밀하게 파악해야 한다. 앞에서 예를 든 인턴의 경우, 관찰자에게 정보를 제공하여 주는 제보자의 역할을 하는 인턴들이 관찰자가 관찰을 하고 있다는 사실을 의식하고 지나치게 과장하여 불평을 늘어놓거나, 또는 혹시 상사에게 그들이 불평하는 내용이 알려질까 두려운 생각에서 의도적으로 불평하는 횟수를 줄인다면 정확한 관찰이 이루어질 수 없게 된다. 즉, 가능하면 호손효과(hawthorne effect)가 나타나지 않도록 주의를 기울여야 한다. 또 한 가지 참여관찰에서나 실제 현장조사에서 다 같이 유의하여야 할 것은 정보를 제공하여 주는 관찰대상자의 언행이 관찰 당시 주위에 사람들이 있을 경우와 그렇지 않을 경우에 각기 상이하게 나타날 수 있다는 사실이다(Mill, 1973).

ⓑ 관찰의 초점

일단 연구하는 내용에 관련된 몇 가지 구체적인 문제나 또는 개념들, 그리고 이들 개념을 정립하는 데 필요한 지수들을 관찰하는 데 성공하였다면, 그 다음 단계로는 이들 몇 가지 문제나 개념들 중에서 어떤 것을 관찰의 초점으로 삼을 것인가를 결정해야 한다.

이미 어떤 문제를 관찰대상으로 삼을 것인가를 생각하고 관찰을 시작하였겠지만, 일단 관찰을 시작하고 나면, 원래 관찰대상으로 고려하지 않았던 내용들이 보다 중요한 관찰대상으로 부상하기도 한다. 따라서 원래 관찰대상으로 생각하였던 내용들을 다시 수정하거나 아예 다른 내용들로 대체하지 않으면 안 되는 상황이 나타나기도 한다.

관찰하고자 하는 문제의 초점이 확실하게 결정된다. 첫째 단계에서 막연하게 이러한 문제를 다루어 보아야 겠다는 생각을 가지고 있었던 것이 둘째 단계에서는 바로 이 문제에 초점을 맞추어 관찰해야 겠다는 생각이 굳어진다(Babbie, 1995).

관찰된 자료들을 토대로 몇 가지 중요 변수 간에 구체적으로 어떤 관계가 성립되는가를 밝혀주는 모형 또는 이론을 찾아내어야 한다.

(5) 관칠조사의 장·단점

① 장점

1. 연구자가 연구대상이나 행위가 일어나는 현장에서 연구에 필요한 사실을 알아낼 수 있다.
2. 연구대상이 유아나 동물 등 자기의 행위나 감정을 표현하지 못하는 경우나 표현능력이 부족한 경우에 관한 유일한 자료수집도구가 될 때가 있다.
3. 연구대상이 표현능력은 있더라도 조사에 비협조적이거나 면접을 거부할 경우가 있는데 이때 연구대상자의 협력을 덜 필요로 하는 관찰이 더 효과적일 수 있다.

② 단점

1. 관찰 대상이 되는 행위를 현장에서 포착해야 하므로 그러한 행위가 발생할 때까지 기다려야 할 수도 있다.
2. 관찰대상의 성격상 관찰이 곤란하거나 외부로 표출되기가 곤란한 문제가 있다.
3. 관찰자의 선호나 마음의 준비, 관심의 여하, 지식의 범위 등에 의해 선택적 관찰을 하게 됨으로써 객관적으로 중요한 사실을 빠뜨릴 경우가 생길 수 있으며, 전부를 동시에 관찰하지 못한다는 한계성이 있는 조사도구다.
4. 관찰한 사실만을 기록할 때는 별다른 문제가 되지 않지만, 관찰한 사실을 해석해야 할 경우 그것을 관찰자마다 주관적으로 해석하여 객관성이 결여될 수 있다.

4.2 기술을 활용한 자료수집방법

1) 우편조사법

(1) 우편설문지법의 개념

개별적인 연구대상자들에게 설문지를 우송하고, 응답 후 회송하도록 우표를 붙인 회신봉투를 동봉하여 응답을 받아내는 방법이다. 우편설문지법(mailed questionnaire)에서는 먼저 설문지 이외에 조사의 목적·중요성·연구의 성격·조사 주관자의 성격 등을 소개하고, 협조를 당부하는 소개편지(cover 또는 covering letter)를 동봉하는 것이 좋다.

(2) 우편설문조사 응답률에 영향을 미치는 요인

우편질문의 경우 응답자가 어느 정도 성실히 응답을 하게 되는가는 다음의 몇 가지 요인에 의해 좌우된다.

① 조사실시기관의 성격

설문지의 응답률은 조사를 어떤 기관에서 직접 실시하거나 또는 후원하는가에 의해 직접적인 영향을 받는다. 따라서 응답자에게 설문지를 우편이나 다른 방법을 통해 보낼 때는 반드시 조사를 실시하는 기관이나 이 조사를 재정적으로나 그 외의 방법을 지원하거나 후원하는 기관을 밝히는 것이 응답률을 높일 수도 있다(전국대학보건관리학교육협의회, 2012).

예를 들어, 응답자들이 설문지를 받아본 후에 조사를 실시하는 기관이나 또는 후원하는 기관이 명시되어 있지 않을 때는 별로 중요성이 없는 조사로 간주해 응답을 아예 기피하거나 또는 응답을 하더라도 불성실하게 할 가능성이 높다. 따라서 어떤 유형의 기관이 조사를 실시하고 또는 지원하느냐에 따라 응답률이 차이가 난다. 주민들의 전적인 신뢰를 받고 있는 행정관청이 실시하는 조사는 그런대로 높은 응답률을 나타내겠지만, 거의 알려지지 않은 개인기업체나 영리를 주목적으로 하는 상업단체들이 실시하는 조사의 응답률은 낮게 나타난다. 심지어 무명의 개인이 실시하는 조사보다도 더욱 낮은 응답률을 나타낼 수도 있다(천성수, 박종순, 2000).

즉, 지원기관들을 명시하는 것은 조사의 중요성을 간접적으로 부각시키는 효과를 가져올 수 있으므로 설문지를 응답자에게 보낼 때는 반드시 이들 기관을 명시하는 것도 조사의 실효성을 높이는 하나의 전략적인 방법이 된다.

② 응답자들의 응답 난이성

응답자들이 성심껏 응답에 임하도록 유도하는 방법을 강구해야 한다. 즉, 수취부담의 반송봉투를 설문지와 함께 동봉함으로써 응답자들로 하여금 어떻게든지 질문내용을 읽어본 후 응답을 해서 동봉한 봉투에 넣어 조사기관에 보내 주어야 겠다는 생각을 유발시킬 수도 있다.

③ 조사자의 성실도

설문지 작성에 담긴 조사자의 정성이 응답률을 좌우한다. 예를 들어, 아무리 중요한 조사라도 설문지로 사용된 종이의 질이 지나치게 저급품이거나 지나치게 고급스런 종이를 사용하는 경우, 또는 봉투의 색깔을 현란하게 하는 것도 오히려 응답률을 저하시키는 요인으로 작용을 한다. 즉 평범하면서도 성심성의껏 응답자의 호응을 끌 수 있는 방법을 생각해 내어야 한다.

④ 설문의 길이

설문지 자체가 짧고 간단할수록 회수율이 높다. 일반적으로 응답자들이 설문지를 받아 들었을 때 10쪽이 넘는 긴 설문지면 너무 길다는 생각을 하게 되고, 응답을 하지 않으려는 경향이 그만큼 짙어진다(천성수, 박종순, 2000).

⑤ 응답자의 유형

응답자의 유형에 따라 응답률이 달라진다. 표집하는 과정에서 이미 어떤 유형의 응답자들을 조사할 것인가가 결정되지만 어떤 종류의 사람들을 대상으로 조사를 실시하느냐에 따라 동일한 질문내용이라도 응답률에 많은 차이가 난다. 예를 들면, 이질적인(heterogeneous) 성질을 띤 사람들을 조사할 때보다는 동질적인(homogeneous) 성질의 특정한 부류의 사람들을 대상으로 조사할 때 응답률이 높게 나타날 가능성이 크다(이흥탁, 1994). 또한 교육 수준이나 직업에 따라 응답률이 달라질 가능성이 있다.

⑥ 조사시기와 조사기간

조사시기와 조사 시간에 따라 응답률에 현격한 차이가 난다. 즉, 일 년 중 어느 계절에 조사를 실시하는가, 또는 하루 중에도 어느 시간에 조사를 하는가에 따라 응답률이 달라진다.

예로 아무리 중요한 조사라고 하더라도 일손이 절대적으로 부족한 농번기에 시골지역에서 조사를 실시한다면 높은 응답률을 기대하기 어렵다. 바쁜 농번기에 설문지를 우송해봤자, 응답자들의 거의 대부분이 이 설문지를 외면하게 될 것이다.

⑦ 조사대상에 대한 끈기 있는 추적

설문지의 응답률을 높이는 가장 효과적인 방법의 하나는 조사대상자들에 대한 철저한 끈질긴 추적(follow-up)이다. 일반적으로 처음 설문지를 발송하고 난 후 응답이 없으면,

약 3~4주일 후에 응답자들에게 설문지를 보내드렸다는 사실을 상기시키는 내용의 엽서나 편지를 다시 보낸다.

이 같은 부탁의 엽서나 편지에 대한 응답이 없으면 약 2~3주일 후에 다시 두 번째로 응답을 부탁하는 내용의 편지와 함께 처음에 보냈던 설문지와 똑같은 설문지를 동봉해 반송봉투와 함께 응답자들에게 보낸다. 두 번째 보낸 편지에 역시 응답이 없으면 1~2주 후 다시 완곡한 내용의 독촉편지와 함께 또 하나의 설문지를 반송봉투와 함께 동봉한다.

이 같은 끈기 있는 "여러 차례에 걸친 추적(multiwave follow-up)"의 노력 없이 높은 응답률을 확보할 수는 없다.

⑧ 설문지의 외양

설문지의 모양, 짜임새, 색깔, 종이의 질 같은 외양이 매력이 있고 호기심을 끌 수 있어야 한다.

⑨ 정신적 호소와 물질적 유인

이타적인 사회에의 공헌, 봉사, 기여 같은 정신적 호소나 동정, 그 밖의 조사답례품 제공 등의 물질적 유인이 유리하다.

(3) 응답률과 조사결과의 신뢰성

① 응답률과 신뢰성

응답률이 높다고 하여 반드시 그 조사가 신뢰성이 높은 것이라고 생각할 수는 없다. 그 이유는 여러 번에 걸쳐 응답독촉서한을 보내어 응답률을 거의 100%에 가깝도록 끌어 올렸다고 하더라도 응답자들이 어느 정도까지 성의 있게 응답하는가는 응답률과는 별개의 문제로 남기 때문이다.

대개 응답을 지연하거나 또는 독촉서한을 받고 비로소 응답을 하는 조사대상자들은 응답에 성의가 없을 가능성이 높고, 따라서 이들은 응답은 하되 중요한 질문항목들을 빠뜨리고 응답하거나 중간쯤까지 응답을 하고 나머지 절반은 아예 응답을 하지 않은 채 설문지를 회송하는 경우가 많다.

이와 같이 추적을 하는데 다소 부정적인 면이 인정됨에도 몇 차례에 걸친 집요한 추적(follow-up)은 응답률을 높이기 위한 방편으로 널리 사용된다.

대체로 회수율이 30~40% 정도인 경우는 양호하며, 50%는 좋은 편이고, 회수율이 60%인 경우는 아주 훌륭한 편이라고 통상적으로 말하고 있다(Vaus, 2002).

② 오류

대개 면접조사표를 사용하면 응답률이 95%까지 상승하기도 하지만 우편설문지를 사용하면 응답률이 20~40% 수준에 머무르고 조사의 실효성을 상실된다. 특히 우편설문지를 사용할 때 나타나는 낮은 응답률은 임의오류(random error)의 성질을 띤 것이 아니고 체계적 오류(systematic error)의 성질을 띠고 있기 때문에 조사결과의 신빙성에 절대적인 영향을 미친다.

1. **임의오류**: 모든 사회계층, 지역, 응답자의 연령, 직업에 상관없이 어디에서나 응답률이 낮고 오류가 고르게 나타나는 현상을 말한다.
2. **체계적 오류**: 오류가 모든 부분에서 고르게 나타나는 것이 아니고 어느 특정 연령층이나 지역, 또는 직업에 속해 있는 응답자들에게만 나타나는 현상을 말한다.

(4) 우편설문지법의 장·단점

① 우편설문지법의 장점

1. 우편조사법은 면접조사법에 비해 비용이 적게 든다. 설문지 배포 과정 및 설문지 분석도 보통 면접조사법보다 간편하고 비용이 싸다.
2. 면접자의 개인적 특성이나 면접자 기술의 다양성 때문에 발생할지도 모르는 편차와 오차를 줄일 수 있다.
3. 응답자가 대체로 면접조사법보다 훨씬 높은 반응을 나타낸다.
4. 광범위한 지역에 걸쳐 조사가 가능하다.
5. 무기명 조사인 경우 무기명임을 납득시키기가 가장 용이하다.
6. 접근하기 어려운 사람에게도 조사가 가능하다.
7. 비용 절약을 기대할 수 있다.
8. 넓은 범위의 지리적 영역을 다 조사할 수 있다. 면접이 어려운 지역의 경우 익명성이 보장되므로 더욱 유리하다.
9. 많은 사람을 표본으로 삼을 수 있기 때문에 대표성과 외적타당성 면에서 유리하다. 다만 응답(회송)률이 낮을 때는 재고해 봐야 한다.

10. 응답자의 입장에서 면접과 집단조사에 비해 자신이 적당한 시간을 택해 답할 수 있으므로 질문을 여유 있게 검토해서 대답할 수 있다.
11. 응답자가 대답을 적기 전에 문서를 찾아보거나 알아봐야 할 사항이 있을 때 유리하다.
12. 응답자의 익명이 보장된다.
13. 면접과는 달리 질문의 형식에 일률성을 기할 수 있다.
14. 면접자 개개인의 개성이 응답에 미칠 수 있는 영향을 없앤다.
15. 장기간에 걸쳐 계속 응답을 하고자 할 때 융통성과 시간적 여유가 있다.

② 우편설문지법의 단점

1. 우편조사법은 질문이 인쇄된 설명이나 개념 정의만으로도 충분히 이해할 수 있도록 질문이 간단하고 직설적이어야만 사용할 수 있다. 문자를 해독하지 못하는 사람의 경우 적용이 불가능하다.
2. 대답이 최종적인 것으로 인정해야 한다는 문제점이 있다.
3. 다른 사람 의견의 개입 여부가 명확하지 않아 응답자 본인이 직접 기술한 것인지 다른 사람이 기술한 것인지 알 수 없다.
4. 설문지의 회수율이 일반적으로 가장 낮다. 따라서 대표성이 없어 결과를 일반화하는데 곤란하다. 면접법의 경우 95%의 회수율이 가능하나, 우편질문법인 경우에는 20~40%, 대부분은 10~25% 정도의 회수율을 기대하기도 어려운 경우가 많다(Vaus, 2002).
5. 무응답자에 대해서는 차후에 면접하여 무응답 사연에 대해 자료분석을 할 필요성이 있다.
6. 수집한 자료를 분석함에 있어서 무응답의 효과(non-response effort)를 추정하는 문제가 심각하다.
7. 인쇄된 응답요령과 지시만 보고도 쉽게 대답할 수 있도록 질문들이 간단하고 직설적이어야 한다. 사회연구에서는 때로 복잡한 내용과 형식의 질문을 요한다.
8. 주위 환경을 통제할 길이 없다. 면접자는 주위에서 응답자의 대답에 영향을 미칠만한 사람들을 통제할 수 있지만, 우편설문지법에서는 방해받는 것을 통제하지 못한다.
9. 응답하지 않고 지나가는 질문들에 대답하도록 독려할 수 없다.
10. 응답시기를 통제할 수 없기 때문에 무작정 기다리지도 못하고 상당기간이 지난 뒤에 회수되는 사례는 처리가 곤란하다.

2) 전화조사법

(1) 전화면접법의 개념

전화면접법이란 전화를 이용하여 질문을 하고 조사원이 기입하는 방법이다. 현장면접에서 뿐만 아니라 전화면접을 위해서도 조사표는 필요하다. 최근에는 컴퓨터에 조사표를 프로그램화하여 직접 입력하는 컴퓨터보조 전화면접법(CATI, computer-assisted telephone interviewing)이 종종 사용된다. CATI는 다음과 같은 방법으로 진행된다. 응답자가 전화를 받으면 면접원은 인사와 함께 연구를 소개하고 화면에 나타난 첫 번째 질문을 한다. 응답자가 그 질문에 대답하면 면접원은 그 대답(개방형 질문에 대해서는 응답자가 말한 응답을, 폐쇄형 질문에는 답에 대한 코드범주를)을 컴퓨터 단말기에 입력한다. 응답은 즉시 중앙컴퓨터에 저장된다. 두 번째 질문이 화면에 나타나면 그 질문을 하고 그에 대한 대답을 컴퓨터에 입력한다.

전화면접과 현장면접의 차이점은 전화면접을 위한 조사표에 사용되는 용어나 표현방법이 현장면접(in-person interview)과 많은 차이가 난다. 전화면접에서 가장 문제가 되는 것은 현장면접에서 응답자를 면접자가 직접 대면해서 질문할 때는 전혀 문제가 되지 않는 부수적 질문(contingency question)항목이다.

전화면접에 사용되는 조사표는 현장면접에서와 같은 내용을 조사하면서도 조사표의 외형이 상당한 차이가 있다. 그 이유는 직접 면접할 때와는 다르게 전화를 사용하여 "간접적"인 방법으로 면접을 하게 되면 응답자들이 일상적인 대화에서와 마찬가지로 필요 이상으로 자세하게 응답하려는 생각을 하기 때문이다(천성수, 박종순, 2000).

(2) 전화면접법의 장·단점

① 전화면접법의 장점

1. 전화면접은 현장면접에 비해서 비용이 적게 든다. 물론 전화면접은 전화통화료가 현장면접에서보다는 높은 것은 사실이나 전체 조사에 필요한 경비는 전화면접이 훨씬 적다.
2. 연구실이나 사무실에 앉아서 전화로 면접을 하는 것은 시간절약뿐만 아니라 조사원들의 고생이 감면되도록 한다. 교통이 불편한 산간지역에 현장면접을 실시한다는 것은 장시간의 시간과 노력을 필요로 하게 된다.
3. 피조사자에게 접근하기가 비교적 쉽다. 전화면접에서는 응답자가 면접자의 얼굴을 직접 대면하여 볼 수 없기 때문에 어떤 면에서는 오히려 응답자들이 보다 자유롭게

마음속에 품고 있는 생각을 토로해 놓을 가능성이 높다. 직접 얼굴을 마주보고 있을 때는 차마 하지 못할 이야기도 얼굴을 가리고 있는 상태에서는 자연스럽게 흘러나오게 될 수도 있다. 예를 들면, "음주운전을 해본 경험이 있습니까?"라는 질문을 면전에서 했을 때 상당수의 응답자들이 비록 음주운전을 한 적이 있더라도 "그렇지 않다"는 대답을 하겠으나, 전화면접에서는 솔직하게 "그렇다"는 응답을 하게 될 가능성이 높다.

4. 전화번호부에 의해 무작위 표본을 추출할 수 있다.

② 전화면접법의 단점

1. 비교적 소규모의 표본집단을 전화면접하는데 수없이 많은 전화를 걸어야 하는 번거로움이 뒤따른다. 응답대상자가 부재중이거나, 또는 특정시간에 다시 전화해 주기를 바랄 때도 있을 것이고, 때로는 가구 전화번호가 아닌 일반 사무실 전화번호가 표집될 수도 있기 때문이다. 이와 같이 "사용 불가능한 전화번호"는 특히 대도시지역에서는 많을 것이므로 단 한 번의 통화로 면접이 끝날 수 없고, 몇 번에 걸친 통화를 거쳐야 하나의 전화면접이 완료 가능하게 되는 번거로움이 뒤따른다.
2. 전화면접에서는 응답자들이 면접에 임하는 자세가 소극적이 될 가능성이 높다. 즉, 면접자들이 직접 응답자를 대면하여 대화를 할 수 없고 전화를 통해서만 의사전달이 가능하므로 응답자들이 쉽사리 일방적으로 통화를 중단해 버릴 수도 있다. 그뿐만 아니라 면접자는 응답자의 면접에 임하는 태도를 눈으로 확인할 수가 없으며, 현장면접에서와 같이 심층면접(in-depth interview)을 하기란 지극히 어렵다.
3. 전화통화로 충분히 설명이 될 수 없는 내용은 전화면접으로 조사가 불가능하다. 예를 들어, 어떤 특정 물체의 모양을 전화로 아무리 자세하게 설명하더라도 응답자가 이해할 수 없다면 면접은 아무런 의미가 없다.

(3) 전화면접 시 응답률을 높이는 방법

① 면접자의 음성

무엇보다도 전화면접에서는 현장에서 응답자를 직접 대면하여 면접하는 경우와는 달리, 응답자의 얼굴을 보지 않고 단순히 소리를 매개체로 하여 면접을 하므로 전화상의 음성(telephone voice)이 전화면접의 성공 여부를 좌우하는 때가 많다. 따라서 전화면접자를 선정할 때는 전화상의 음성이 응답자에게 안정감을 줄 수 있는가에 특별히 유의해야 한다. 아무리 완벽하게 만들어진 조사표를 가지고 전화면접을 하더라도 면접자의 음성이 응답자들에게 불안감을 주거나 응답하고자 하는 생각마저 나지 않게 한다면 전화면접 자체가 진행될 수 없게 된다.

② 저녁식사 끝난 이후의 시간

특별한 예외를 제외하면, 일반 가정을 대상으로 한 전화면접은 대개 저녁식사를 끝낸 이후 8~9시 사이가 적당하다. 따라서 일반 가정의 남녀가구주를 대상으로 면접을 실시할 때는 이 시간을 택하는 것이 바람직하다.

③ 응답대상자들에 대한 끈질긴 추적

현장면접의 경우와 같이 전화면접의 경우도 응답률을 95%까지 성공적으로 향상시킬 수 있으므로 응답대상자들에게 일차 통화로 면접이 불가능하였다면 최소한 3차에 걸쳐 전화면접 시도가 이루어져야 한다. 응답대상자가 부재중이면 전화를 받은 사람을 통하여 언제 다시 전화를 하겠다는 사실을 명확히 밝혀둔 후, 이 약속된 시간에 다시 두 번째 또는 세 번째의 재통화를 시도해야 한다. 즉 끈질긴 추적만이 면접의 응답률을 높이는 관건이 된다(천성수, 박종순, 2000).

3) 전자조사법

(1) 전자조사의 개념

컴퓨터 통신기술의 발달로 많은 연구자가 전통적인 우편방법을 전자통신으로 대체하고 있다. 전자조사(electronic survey, pc survey, online survey)는 인터넷, 모바일 등과 같은 전자통신망을 통해 조사를 실시하는 것을 말한다. 전자 메일, 홈페이지, 웹 포털, 앱 등을 이용해서 매우 효율적이며, 신속한 전자조사를 실시할 수 있게 되었다. 전자조사 역시 우편설문지법과 거의 유사하다고 할 수 있다. 그러나 전자통신의 기술적인 특성에 의해 나타날 수 있는 우편조사로서의 특징 등이 전통적인 우편조사와 구별되고 있다(김영종, 2007).

(2) 전자조사방법

① 전자 메일을 통한 조사

인터넷 방식으로 통일된 전자우편 형식이 장착되어 있어, 설문 대상자들의 인터넷 전자메일 주소를 확인할 수만 있다면 전자 메일을 보낼 수 있다. 전자 메일에는 설문지의 겉표지 내용이 안내문 형식으로 메일의 본문에 들어가고, 설문지를 메일의 본문에 포함시키든지 아니면 첨부 파일(attachment file)의 형태로 붙여서 발송한다. 전자 메일로 설문을 받은 사람은 읽고 답한 다음, 본문 형태나 파일 형태로 발송자인 조사자에게 전자 메일 방식으로 회신해 준다.

이 방식은 우편설문과 내용 면에서는 동일하다. 다만 설문의 형식과 주고받는 방식이 컴퓨터 네트워크를 통해 이루어진다는 것이 다를 뿐이다. 이 방식으로 자료를 수집하기 위해서는 조사자뿐만 아니라 응답자가 전자 메일을 보유하고 있어야 하며, 컴퓨터 파일에 대한 기본적인 조작법이나 문서 편집기 사용법 등에 대한 기본적인 지식도 갖추고 있음을 전제로 한다(Rubin, Babbie, 2009).

② 웹을 이용한 조사

전자 메일을 통해 설문을 주고받는 과정은 응답자를 피곤하게 만들 수 있다. 메일을 받아서, 첨부 자료를 떼어내고, 적절한 프로그램에서 실행해야 하는 등의 작업을 거쳐야만 설문 내용을 볼 수 있다. 이 과정에서 어떤 내용인지도 모르는 설문지를 애써 이런 노고를 거쳐 받아 읽어 보고, 다시 전자 메일로 보내 주는 수고를 하기는 어렵다. 웹을 이용한 전자조사 방식은 전자 메일 방식의 불편함을 크게 개선할 수 있다. 웹과 포털을 이용한 설문조사 방식은 응답자의 편의성을 최대한 고려한다는 측면에서 전자조사 방식의 획기적인 발전이다. 또한 웹의 멀티미디어 속성을 살려서 흥미를 유발하는 설문 양식을 개발해 낼 수 있어서 설문에 대한 호감도를 증진시킨다는 장점도 있다. 이 방식의 최대 장점은 응답자들이 웹 화면에서 설문에 응답하는 순간 바로 조사자의 컴퓨터에 입력 자료 형식으로 전환되어 보내질 수 있으므로 조사자가 자료의 수집과 정리, 입력에 드는 비용을 획기적으로 줄일 수 있다. 웹 설문조사의 구축과 진행 단계는 보통 다음과 같이 된다(Rubin, Babbie, 2009).

ⓐ 1단계: 설문 시스템 구축

연구자가 웹의 홈페이지(homepage) 방식으로 설문지를 작성한다. 즉, 질문과 응답에 따른 입력을 가능하게 하는 설문지를 홈페이지 형식으로 제작한다. 응답자의 응답이 연구자 컴퓨터의 데이터베이스에 자동으로 입력되는 시스템을 구축하는 것이 필요하다.

ⓑ 2단계: 네트워크 연결

설문지 홈페이지를 네트워크에 연결된 컴퓨터에 싣는다. 설문 홈페이지를 네트워크에 연결하여 공개하려면 네트워크에 관련 홈페이지 주소가 있어야 한다. 인터넷 방식의 웹 주소가 대표적이다.

ⓒ 3단계: 응답자 확인과 접근

응답대상자에게 자신의 설문 홈페이지 주소를 알려준다. 전자 메일, 전화, 혹은 우편엽서 등을 이용하는 방식 가운데서 조사자가 최적의 것을 선택한다. 응납사에세 주소를 외우게 하거나 옮겨 적고 찾아 들어가게 하는 수고를 없애려면, 전자 메일에 그 주소 링크(link)된 형태로 적어 보낸다. 그러면 응답자는 메일을 읽다가 손쉽게 클릭 한 번으로 바로 설문 홈페이지에 들어갈 수 있다.

ⓓ 4단계: 응답 자료의 처리와 분석

응답자는 웹브라우저를 통해 설문 홈페이지에 들어가서 설문지를 읽으면서 그 자리에서 바로 응답할 수 있다. 응답자의 역할은 여기에서 끝난다. 더 이상의 파일 저장하기, 편지 보내기, 혹은 직접 우체국에 가야 하는 등의 불편이 없다. 응답자가 설문 홈페이지에 답하기를 종료하는 순간, 그 답은 광통신의 속도로 조사자 컴퓨터의 데이터베이스에 입력되고, 분석 처리될 수 있으며, 자료 입력자가 곧바로 자신의 입력을 포함한 전체 조사의 결과까지도 실시간으로 볼 수 있게 된다.

(3) 전자조사 적용 시 주의할 점

아직까지 전자조사법이 체계화되어 있지 못하지만 앞으로 발전의 가능성이 매우 높은 분야이므로 좀 더 연구개발한다면, 사회조사방법으로 매우 유용할 것으로 생각된다. 전자통신방법으로 타당성 있고 신뢰성 있는 자료를 수집하기 위해서는 다음과 같은 사항을 주의하여야 한다(전국대학보건관리학교육협의회, 2012).

① 모집단과 표본집단의 정의

모집단과 표본집단을 분명히 정의할 수 있어야 한다. 조사대상이 모호할 경우 연구의 의의가 상실되기 때문이다. 연구가설을 검증할 수 있는 모집단을 확정하고 그 모집단을 대표하는 표본집단을 구성할 수 있다면, 전자조사방법을 즉시 사용할 수 있다.

물론 전자우편을 소유하고 있는 집단의 주소록이나 전자우편 그 자체를 알아 낼 수 있는 우편주소록을 어느 정도 파악할 수 있지만, 일반인을 대상으로 하는 경우는 쉽게 접근할 수 없다. 더욱이 아직까지 이 주소록의 내용은 통신비밀 보호에 관한 사항이자 일반 연구자가 그 자료에 접근하기가 어려운 것이 현실이다.

그러므로 전자조사방법을 사용할 것인지를 결정하기 전에 모집단과 표본집단에 대한 구체적인 정의와 표본구성 가능성을 검토해야 한다. 만약 표본추출 과정상 문제점이 발생되어 대표성에 문제가 야기되면 연구의 의미가 상실되기 때문이다.

② 회수율을 높이기 위한 전략

전자조사방법에 의한 설문지의 회수율을 높이기 위한 구체적인 방법을 확인해야 한다. 최근 인터넷의 발달로 송 · 수신이 매우 간편해졌으나, 조사대상자들에게 흥미와 관심을 끄는 내용을 조사하기 전에는 회수율을 높일 수 없다. 그래서 회수율을 높이기 위한 다양한 전략이 필요하다.

③ 간단명료한 폐쇄형 질문

전자조사 설문지의 유형은 간단하고 명료한 폐쇄형 질문이 유리하다. 그리고 질문의 항목이 짧을수록 회수율을 높이는데 도움이 된다.

(4) 전자조사의 장·단점

① 장점

1. 전자서베이조사는 전통적인 우편조사 방법의 큰 단점으로 지적된 광범위한 지역, 특히 지구촌 사회를 대상으로 조사를 실시할 수 있다. 인터넷 통신망은 세계적으로 연결되어 있는 것이 특징이다. 특히 인터넷을 위시한 국제적인 통신망 제도의 발달 덕에 모집단을 전 세계로 확대해 연구할 수 있는 점이 가장 큰 장점 중 하나이다.
2. 전자서베이조사법은 매우 신속하고 경제적이다. 인터넷을 통하여 엄청난 양의 편지를 매우 신속하게 전달할 수 있으며, 아울러 설문지의 작성 · 편집 · 조사원의 교육 등 소요비용이 매우 적다. 다만 웹 방식의 설문지를 제작하는 데는 조사 규모에 관계없이 웹디자인 전문가의 비용이 들어가므로 소규모 조사에서는 웹 방식의 전자조사가 오히려 경제성이 낮을 수도 있다.
3. **자료 입력의 편의성**: 전자 메일 방식보다는 웹 방식에서 특히 자료 입력의 편이성이 두드러지게 나타난다. 설문에 대한 응답자의 데이터 입력이 광속도로 조사자 컴퓨터에 이동될 수 있으므로 자료 입력에 따른 온갖 노력이 생략될 수 있다. 전자 메일 방식에는 여전히 설문 자료를 전산 자료의 형태로 재입력하고 변환시켜야 하는 경우가 있다.

4. **후속 독촉의 용이**: 응답 대상자별로 응답 여부가 자동으로 체크될 수 있으므로 후속 독촉에 대한 여부 판단과 시행 역시 자동으로 수행될 수 있다. 이에 대한 비용도 거의 들지 않는다.
5. **응답률 제고**: 응답자의 입장에서는 우편설문의 응답에서 발송에 이르기까지 귀찮은 몇 단계를 거쳐야 한다는 것을 알고 있으면, 자연스레 응답을 꺼리게 될 가능성도 있다. 일상적으로 인터넷에 접속하는 사람에게는 전자조사 방식의 간편성이 응답에 참여하는 비율을 높이게 만든다.
6. **개연성 질문의 용이함**: 한 질문에 응답하면 그에 따라 연관된 다음 질문으로 이어져 가는 것을 개연성 질문 형식이라 하는데, 종이 인쇄 설문지에서는 이러한 형식을 쓰는 것이 매우 복잡해질 수 있다. 전자조사에서는 개연성 질문의 형식을 미리 프로그램화해서 응답자에게 친절한 방식으로 구성해 둘 수 있다. 심지어 응답자는 개연성 질문이라고 인식조차 못하게 될 수도 있다(Rubin, Babbie, 2009).

② 단점

1. 전자서베이조사는 통신망 가입자가 한정되어 있는 경우에는 모집단의 대표성에 심각한 문제가 생길 수 있다. 전자통신 이용자나 가입자는 상당히 제한적일 수 있다. 즉 컴퓨터 이용 등에 소외된 계층, 특히 비 직장인이나 노령계층, 상당수의 가정주부 등은 소위 컴맹계층으로 전자통신 그 자체를 사용할 수 없다. 반대로 컴퓨터나 기타 전자 통신 매체를 잘 이용할 수 있고 그 혜택을 받을 수 있는 소위 신세대 계층이나, 컴퓨터 기술 등을 이용할 수 있는 교육적이고 재정적으로 가능한 계층 등이 표본 집단의 구성에서 과잉 표집될 것은 당연하다.
2. **표적 집단 확인의 어려움**: 응답자가 설문 대상자와 일치하는지를 확인하기 어렵다는 문제가 있다. 이것은 우편설문조사의 공통된 문제이기는 하지만(회신된 설문지의 응답 기입을 누가 했는지를 조사자가 알 수 없음), 특정한 대상 인구를 명시해서 전달되기 힘든 웹 방식의 전자조사에서는 더욱 심하다. 아예 오픈 방식으로 응답에 참여하는 경우에는 응답의 진위 여부를 확인하는 것은 거의 불가능하다. 그로 인해 수집 자료의 신뢰성을 어느 정도 설정해야 되는지를 알기가 어렵다(Rubin, Babbie, 2009).
3. 전자통신을 이용한 자료의 수집은 통신망 가입자의 적극적인 참여가 없으면 불가능하다. 전자통신 등에 적극적인 계층을 대상으로 하는 경우에는 별 문제가 없으나, 대부분의 전자통신망 가입자나 전자우편 이용자는 기획선전이나 상품광고 등 하루

에도 수많은 전자우편이나 통신 의사전달에 노출되어 있어서 자신에게 꼭 필요한 전자우편 이외의 것에는 관심을 기울이지 않는다. 따라서 전자통신방법에 의한 설문지의 회수율은 상당히 저조하다.

4. 현재 이용되고 있는 대부분의 전자통신망은 개인의 정보를 잘 보존할 기술적인 장치를 가지고 있으나, 전자통신망의 정보보호 장치가 미흡한 경우에는 질문 대상자의 사생활 등이 침해받을 가능성이 크다.

4.3 설문지 개발

설문지의 개발은 조사연구에서 가장 핵심적인 부분으로 설문 내용은 연구목적에 관련된 정보를 수집하고, 그러한 정보가 최대의 신뢰성과 타당성을 갖도록 하는데 기본 목적이 있다.

1) 설문지 개발 과정

설문지 개발을 위해서는

- 먼저 설문지 개발의 목적 및 범위를 확정한 후 가설검정을 위해 측정해야 할 개념(변수)이나 현상의 서술을 위해서 필요한 속성들을 규명한다.
- 다음으로는 우편, 전화, 면접법 등과 같이 어떠한 자료수집방법을 이용할 것인지를 결정한 후 필요한 개념(변수)을 측정하기 위해서 어떠한 내용의 문항이 포함되어야 할 것인지를 결정한다.
- 내용이 결정되면 응답형식을 개방식으로 할 것인지, 폐쇄식의 선다형으로 할 것인지를 결정한다.
- 이후 문항의 표현을 명확하게 하고 문항의 순서는 응답하기 쉬우면서도 솔직한 응답이 가능하도록 배열한다.
- 최종설문을 완성하기 전에 개발된 설문지의 타당성 검토, 설문지의 오류 수정, 이후 조사연구 절차의 효율적인 진행 등을 위한 자료를 제공하기 위한 사전조사(pre-test)를 실시하여 잘못된 문항을 수정, 삭제, 추가하도록 하며, 부호화를 위한 지침이나 사전부호화의 틀을 마련하도록 한다.
- 최종적으로는 설문지의 디자인을 결정하도록 한다.

2) 설문 문항 개발

(1) 문항의 종류

문항은 사실에 대한 문항, 의견 및 태도를 묻는 문항, 정보를 얻기 위한 질문, 응답자 자신에 대한 지각에 관한 문항 등의 몇 가지 기본 형태로 나누어 볼 수 있다.

1. **사실에 대한 문항**: 응답자의 사회적 또는 개인적 속성에 관한 정보를 얻기 위한 인구학적 문항이 해당된다.
2. **의견 및 태도 측정을 위한 문항**: 응답자의 의견과 태도를 묻는 문항인데 의견은 어떤 사물이나 인물에 대한 단순한 언어적 평가를 말하며, 의견을 묻는 문항은 특정한 주제에 대해 특정 시기에 응답자들이 어떻게 생각하며 느끼고 있는가를 알아보기 위한 문항들을 말한다. 태도란 그러한 평가의 강도를 의미하는데, 태도를 측정하기 위한 문항은 응답자들이 오랜 경험과 학습을 통해 형성된 인간의 기본적 성향을 이해하기 위한 문항들이다.
3. **정보 확인을 위한 문항**: 연구하고자 하는 주제나 사건에 대해 응답자들의 지식수준을 알기 위한 문항이다.
4. **자신에 대한 지각 문항**: 응답자로 하여금 자신의 행동에 대해 평가하는 것을 말한다.

(2) 문항의 형식

어떠한 문항 형식을 취하느냐에 따라 응답자의 대답이 달라질 수 있는데, 문항은 그 형식에 따라 직접 문항과 간접 문항, 폐쇄형 문항과 개방형 문항으로 나눈다.

① 직접 문항과 간접 문항

1. **직접 문항**: 어떤 사실이나 사실에 관한 응답자의 태도 · 견해 등을 직접적으로 질문하는 것을 말한다.
2. **간접 문항**: 간접 문항은 연구의 주제가 응답자의 반감을 일으킬 염려가 있는 경우 우회적 질문을 해서 그 질문에 대한 반응으로부터 필요한 정보를 얻어내는 문항형식이다. 직접 문항이 갖는 문제점을 보완하여 조사의 타당성을 높이는 방법이기는 하나, 간접 문항 사용 시 신뢰도와 타당성의 불확실성 때문에 각별한 주의와 기술이 요구되며, 조사자의 응답을 해석하는 객관적인 방법을 마련하는 것이 필요하다.

② 개방형 문항과 폐쇄형 문항

1. **개방형 문항**: 응답자들이 질문에 대해 자유롭게 응답하도록 되어 있는 것으로 자유응답 문항이라고도 한다. 이를 통해 응답자의 의견, 태도, 동기 등에 대해 확실하고 정확하게 대답을 유도해 낼 수 있다.
   ① 장점은 (1) 연구자가 연구대상에 대한 정보를 갖고 있지 않을 때 유용하며, (2) 응답지에 대한 제한을 받지 않고 융통성 있게 대답할 수 있어 새로운 사실을 발견할 수 있는 가능성이 크다.
   ② 단점은 (1) 응답자의 표현능력과 분석자의 의도에 따라 다른 결과가 나타날 수 있으며, (2) 응답을 분류하거나 부호화하는데 어려움이 있을 수 있다. (3) 또한 폐쇄형 문항보다 시간이 많이 걸리고, (4) 응답하는데 심적 부담이 있어 응답률이 낮고, (5) 조사자가 결과를 분석하여 완성시키는데 많은 시간이 소요된다.
2. **폐쇄형 문항**: 일정한 수의 선택지로 응답의 내용이 한정되어 있어 응답지가 그 중 하나를 선택하도록 하는 문항형식이다. 연구자가 연구대상이 된 집단이 어떤 응답을 할 것인지를 예상할 수 있다고 가정하는 경우 특히 유용하게 사용될 수 있다.
   ① 장점은 (1) 채점과 부호화가 간편하고, (2) 응답자가 자신의 생각을 언어적으로 적절히 표현할 수 없을 때 유용하며, (3) 응답의 처리가 간편, (4) 측정에 신뢰싱제고, (5) 응답의 해석이 쉽다
   ② 단점은 (1) 모든 답변 가능한 응답지를 연구자가 제시하기 어려우며, (2) 특히 태도측정에 이용될 때 응답자들의 무성의한 응답도 발생할 수 있다. (3) 또한 몇 개의 한정된 응답지 가운데 선택하도록 되어 있기 때문에 응답자 의견을 충분히 반영할 수 없다.
   ③ 폐쇄형 문항의 유형
      a. **이분선택법(dichotomous choice)**: 이것은 일반적으로 '찬성, 반대', '있다, 없다', '좋다, 아니다' 식의 양자택일의 응답을 구하는 문항방법이다. 이 문항은 어떤 사항에 관한 의견의 유무, 또는 시작의 유무를 식별하는 여과식 문항으로 사용되는 경우가 많다. 그러나 이 문항은 제3의 대답이 나올 수 있는지 여부를 고려해서 사용해야 한다.
      b. **체크리스트(checklist)**: 이것은 일종의 다항선택식 문항으로 여러 개의 응답항목 중 응답자가 원하는 사항에 하나 이상의 반응범주에 표시하도록 하는 문항이다. 이 문항형태는 응답자의 의견이나 태도에 관한 문항 이외에도 객관적인 사실의 존부 등에 대한 관찰사실을 기록하는 조사에도 적합하다.

c. 다지선다형(multiple choice question) 혹은 다항선택식 문항: 다지선다형 문항은 폐쇄형 문항의 대표적인 방법이다. 흔히 4지 내지 5지 선다형 문항이 가장 많이 사용되나 요구되는 응답이 많을수록 범주가 증가된다. 이 문항유형은 응답자들이 자신의 의견이나 태도를 가장 잘 나타내고 있는 응답항목에 표시하도록 하는 방법이다.

d. 서열식 문항(ranking question): 이 문항은 어떤 문제에 대한 가능한 응답을 나열해 놓고 중요한 순서, 좋아하는 순서, 싫어하는 순서대로 번호를 기입하라는 형식의 문항형태이다. 이때 선택 항목은 단어나 문장도 좋고 그림이나 사진도 이용할 수 있다. 그러나 이 문항은 응답의 선택항목이 너무 많아 응답자가 판단하기 어려워지면 응답자체가 유효하지 못할 수 있다.

e. 평정식 문항(rating question) 또는 척도형 문항(scaled question): 어떠한 문항에 대한 대답의 강도를 요구하는 문항이다. 응답자들은 자신의 견해나 느낌을 일정한 범주에 반응함으로써 반응의 강도를 표시할 수 있다. 리커트 척도식 문항이라 할 수 있다. 평정식 문항의 경우 의견의 강도상 중간지점을 뜻하는 응답항목에 대해 주의해야 한다. 왜냐하면 중간항목의 뜻이 의견의 강도상 중간지점이 아니고 (1) 모른다, (2) 아무래도 좋다, (3) 생각한 적 없다, (4) 말하기 곤란하다 등의 뜻으로 오도되는 경우가 많고 평정자의 중간평가경향도 무시할 수 없다.

③ 개방형/폐쇄형 문항의 선택

개방형 문항을 선택하는가 혹은 폐쇄형 문항을 선택하는가의 문제는 조사자의 조사목적과 다양한 제약조건에 의존한다.

1. 개방형 문항은 주로 심층적인 분석을 수행하기 위한 연구에 적합하며, 전화조사보다는 일대일 면접조사에서 유용하다. 특히 연구의 초기단계나 탐색적인 연구에서 자주 사용되며 표본의 크기가 큰 조사를 위한 폐쇄형 문항을 결정하기 위해 사전검사에서도 활용된다.
2. 폐쇄형 문항은 대단위 표본을 대상으로 하는 조사에 적합하다. 정해진 응답범주에 따라 응답이 이루어지기 때문에 양적인 분석에 적합하며, 어떤 형태의 조사유형 등에도 쉽게 활용될 수 있다. 조사의 기간과 분석에 소요되는 시간이 개방형에 비해 짧고 결과를 객관화할 수 있다.

(3) 문항의 언어 구성

각 문항에 사용된 언어는 응답자의 반응에 큰 영향을 미치는데 문항작성 시 언어구성에 있어 고려해야 할 사항은 다음과 같다.

1. **용이성**: 응답자들이 이해할 수 있는 수준에 맞는 용어로 구성되어야 하며, 너무 축약되어 의미를 상실하지 않아야 한다. 또한 읽기에 어색하지 않아야 한다.
2. **명확성**: 문항은 간결하고 직접적이며, 구체적으로 명확해야 한다. 이중적 응답을 요구하지 않아야 하며, 그릇된 판단을 불러일으킬 수 있는 단어나 문항의 사용도 피해야 한다.
3. **중립성**: 모든 문항은 감정 및 편견성이 배제된 중립적인 언어로 표현되어야 한다.
4. **보편성**: 문항이 모든 응답자에게 적용될 수 있어야 한다.

(4) 문항의 선정

개발된 문항 중에서 필요한 문항을 선정함에 있어 고려해야 할 사항은 다음과 같다.

1. **반드시 필요한 문항인가? 그 용도는 무엇인가?**: 문항이 많을수록 응답협조를 얻기가 어렵거나 응답이 불성실할 수 있으므로 어떤 문항이 필요한지, 그 용도는 무엇인지에 대한 판단을 하여야 한다.
2. 알고자 하는 내용은 하나의 문항으로 충분히 얻을 수 있는가?
3. **적절한 응답자를 선별할 문항이 필요한가?**: 경우에 따라 응답하기 적절한 대상인지 먼저 선별하는 과정이 필요할 수 있다.
4. **응답자가 응답할 수 있는 문항인가?**: 너무 구체적이거나 너무 포괄적이어서 응답하기 어려운 것은 아닌가?
5. **응답자가 문항에 응답할 것인가?**: 응답자가 문항에 응답할 수 있더라도 이를 밝히기를 원하지 않을 수 있다. 응답자가 밝히기를 원하지 않지만 조사의 목적에 반드시 필요한 문항이라면 특정 문항과 관련된 태도 혹은 행동이 드물지 않음을 먼저 제시하고 문항을 타인에 관한 것처럼 간접적으로 제시하는 것이 도움이 된다.

3) 설문지 작성

(1) 설문 문항 순서의 결정

문항 순서를 결정할 때 배열상 유의해야 하는 사항은 다음과 같다.

1. 조사개요를 가장 먼저: 설문의 의도와 내용을 제시한다.
2. 답변이 용이한 문항을 앞에 배열한다.
3. 어렵고 지루한 설명은 가운데 배열: 어느 정도 응답을 한 상태이므로 계속 응답할 것으로 예상 가능하다.
4. 민감하거나 개방형 문항은 가능한 한 후반부에 배열한다.
5. 계속적인 기억이 필요한 문항은 전반부에 배치한다.
6. 동일한 척도항목들은 모아서 배열한다.
7. 문항의 논리적 순서나 시간적 순서에 따라 배열한다.
8. 길이와 유형에 따라 문항을 변화 있게 배열하고 여과 문항을 적절히 활용할 경우 흥미와 시간을 절약할 수 있다.

(2) 설문지의 디자인

실제 조사에 있어서는 똑같은 문항 내용에 대해서도 설문지의 외관적인 디자인에 따라 응답자의 협조 · 조사의 진행에 많은 차이가 있으므로 설문지의 물리적인 외형에도 많은 주의를 기울여야 한다.

1. 표지: 연구제목, 응답자에 대한 협조사항(협조문) 등

   설문지의 표지에는 조사 제목, 조사자와 조사기관 소개, 설문조사의 취지와 목적, 응답자의 비밀보장 또는 익명성 보장에 관한 사항, 설문응답에 대한 협조요청, 조사자의 신상 및 연락처 등을 기재하여 응답률을 높이고 설문항목에 대한 응답을 보다 쉽게 얻어내도록 해야 한다.
2. 식별자료: 각 설문지를 구분하기 위한 일련번호와 면접일시, 추후의 확인조사를 위한 응답자의 이름이나 주소, 또는 조사를 실시한 면접자의 이름과 면접 일시를 기록하는 부분이다. 대개의 경우 이러한 식별 자료는 설문지의 첫 장에 나타난다.
3. 지시문: 각 항목마다 응답방법이나 응답의 순서 등 응답자가 설문지의 모든 항목을 어려움 없이 완성하고 이를 조사기관이 회수하기까지의 모든 과정에 대한 상세한

사항이 수록되어야 한다. 전반적인 지시문은 응답에 관련된 일반적 사항으로서 설문전반에 관해 준수해야 할 사항이다. 설문의 맨 앞에 기술하며 다지선다형일 경우에는 선택표시기호와 방법, 자유 응답형일 때는 단어 수 등을 제한하는 것과 같은 응답요령과 주의사항에 대해 간단히 설명한다. 구체적인 지시문은 문항별로 응답요령을 제시한 지시문이다.

4. 필요한 정보의 획득을 위한 문항
5. 응답자의 일반적 특성 파악을 위한 자료: 응답자의 특성을 파악하기 위한 인구통계학적 자료로서 응답자의 개인정보가 침해되지 않도록 주의하며, 꼭 필요한 항목만을 골라 질문하도록 한다.

4) 실습

다음은 설문문항 작성 시 흔히 발생하는 오류들이다. 각 문항에서 어떠한 점이 수정 보완되어야 하는지 지적해 보시오.

1. 귀하는 외롭거나 우울할 때 술을 마시는 경우가 있습니까?
   (1) 예　　(2) 아니오
2. 귀하는 아직 사회적으로 인정받기 어려운 여성의 흡연에 대해 어떻게 생각하십니까?
   (1) 찬성　　(2) 반대
3. 귀하는 다음 중 어느 점이 가장 마음에 들어서 제품을 선택하셨습니까?
   (1) 디자인이 좋아서　　(2) 스타일이 좋아서　　(3) 멋있어서
   (4) 가격이 적당해서　　(5) 실용적이어서
4. 귀하의 가족은 얼마나 자주 함께 운동을 하십니까?
   (1) 가끔　　(2) 종종　　(3) 때때로　　(4) 자주　　(5) 빈번하게
5. 귀하는 대부분의 가정에서 가지고 있는 러닝머신을 가지고 계십니까?
   (1) 예　　(2) 아니오
6. 최근 구강보건전문가들은 당분의 과다섭취로 초등학생의 치아우식증 발생률이 매우 높다고 발표했습니다. 귀하는 초등학생 자녀에 대한 구강검진을 얼마나 자주해야 한다고 생각하십니까?
   (1) 1년에 1회　　(2) 1년에 2회　　(3) 2년에 1회　　(4) 1년에 3회 이상

요약

1. 자료수집 도구

설문지와 조사표가 있다.

2. 자료수집방법

자료수집방법은 자기기입법, 면접조사법, 관찰조사법, 반복조사법 등이 있다.

자기기입법에는 현장조사, 우편조사, 배포조사, 전자조사, 델파이조사 등이 있다.

면접조사법에는 개별면접조사, 전화면접조사, 컴퓨터기반 전화면접조사(CATI), 집단면접조사, 초점면접조사 등이 있다.

반복조사법으로는 델파이조사, 패널조사, 경향조사, 코호트조사 등이 있다.

관찰조사법은 크게 통제관찰과 비통제관찰로 나누며, 통제관찰은 체계적 관찰로서 실험실 실험과 현지실험으로 나눈다.

자료수집방법에 따른 장점과 단점, 유용한 적용과 한계점 등이 있으므로 자료수집 시 각각의 특성을 이해하고 바르게 적용하여야 한다.

연습문제

01 자료 수집을 위한 조사 시 설문지를 사용할 때와 조사표를 사용할 때 각각의 장 · 단점들이 있다. 다음의 예들 중 설문지를 사용할 때의 장점만으로 구성된 조합은?

> 가. 동조효과가 있음
> 나. 최근 정보효과가 있음
> 다. 일차정보효과가 있음
> 라. 응답 시 심사숙고효과가 있음

① 가, 나, 다 ② 가, 다 ③ 나, 라
④ 라 ⑤ 가, 나, 다, 라

정답: ④

해설: 설문지는 자기기입식방법에 주로 사용되고, 조사표는 면접을 하는 조사자가 읽어 주고 기입하는 방식이므로, 두 방법상에는 몇 가지 차이가 있다. 자기기입식을 적용할 때는 심사숙고하는 장점 등이 있고, 무조건 처음의 범주에 응답하려는 등의 단점이 있다. 조사표방식은 읽어주고 응답을 받는 형식이므로 조사자의 의향에 동조하려 하거나 범수를 읽는 과정에서 뒤에 들은 범주, 즉 최근정보효과 등의 단점이 있다.

02 다음은 서베이를 하기 전 사전조사를 하는 이유를 설명한 것으로 가장 바른 조합으로 이루어진 것은?

> 가. 조사상 장애물을 미리 확인하기 위해
> 다. 한쪽으로 치우친 응답을 확인하기 위해
> 라. 기타에 대한 대답이 어느 정도 되는지 확인하기 위해
> 라. 조사대상자의 성향을 미리 파악하기 위해

① 가, 나, 다 ② 가, 다 ③ 나, 라
④ 라 ⑤ 가, 나, 다, 라

정답: ①

해설: 사전조사를 하는 이유는 설문지의 설계가 바르게 이루어졌는지를 확인하고, 기타항목에 해당하는 범주를 확인하며, 조사과정에서 장애를 사전에 확인하는 등의 이유로 이루어진다.

03 면접조사 시 비교적 인지수준이 낮은 응답자들은 면접자의 생각이나 지시에 무조건 동의하게 될 가능성이 높은 것은 어떤 효과 때문인가?

① 1차 정보효과

② 응답순서효과

③ 동조효과

④ 습관성효과

⑤ 최근정보효과

정답: ③

해설: 교육수준이나 사회적 수준이 낮은 응답자들은 조사자의 생각이나 태도에 따르려는 심리적 작용으로 인해 다른 사람의 생각이나 조사자의 의견에 따르고자 하는 동조효과가 발생된다.

04 설문조사 시 어려운 질문항목에 부딪치게 되면 가능한 한 응답에서 비롯되는 심리적 부담감을 덜기 위해서 어떤 질문항목이건 여러 개의 응답이 제시되어 있다면 무조건 첫 번째 응답만을 올바른 응답이라고 기재하게 된다는 것은 어떤 효과 때문인가?

① 후광효과

② 최근정보효과

③ 동조효과

④ 습관성효과

⑤ 응답순서효과

정답: ⑤

해설: 지나치게 어려운 주제이거나 생각을 깊이 해야 하는 질문들에 대해 회피하는 현상이 발생되어 무조건 처음에 제시된 범위에 일관적으로 대답하려는 경향을 보이는 효과를 응답순서효과라고 한다.

05 전자조사법의 장점은?

① 매우 신속하고 경제적이다.

② 모집단의 대표성이 좋다.

③ 통신망 가입자들이 적극적으로 참여한다.

④ 개인정보 보호장치가 양호하다.

⑤ 회수율이 좋다.

정답: ①

06 설문지방법과 비교해 볼 때 면접조사가 지니는 특징은?

① 보편적 상황의 파악이 가능하다

② 면접이 어느 정도 학식을 갖춘 사람에게 적합하다.

③ 설문지의 회수율이 비교적 낮다.

④ 조사상황에 대한 신축성이 높다.

⑤ 양질의 자료를 얻기 어렵다.

정답: ④

해설: 면접의 중요한 특징은 ⓐ 문맹자에게도 적용 가능한 방법, ⓑ 개별적 상황에 높은 신축성과 적응성을 지님, ⓒ 설문지의 회수가 필요하지 않으므로 양질의 자료를 얻을 수 있음, ⓓ 관찰을 병행할 수 있음 등이다.

07 집단조사법의 장점은?

① 일반적인 조사에 널리 적용가능하다.

② 응답자가 타인의 영향을 받을 염려가 없다

③ 비용이 절약되고 간편하다

④ 설문지의 오기를 시정하기 쉽다

⑤ 추후 추적조사가 가능하다.

정답: ③

해설: 집단조사법의 가장 큰 장점은 비용이 저렴하고 조사가 간편한 점이다.

08 델파이조사의 장점은?

① 객관적인 의견을 수집할 수 있다

② 합의점은 도출할 수 있다.

③ 일반화할 수 있다.

④ 주기적 경향성을 파악할 수 있다.

⑤ 원인적 연관성을 파악할 수 있다.

정답: ②

해설: 델파이법의 적용은 주로 전문가 집단의 견해를 합의적 방식으로 도출해 내는데 유용한 방법이다.

09 전화조사의 단점은?

① 피조사자에게 접근하기 쉽다

② 무작위 표본 추출을 하기 어렵다

③ 시간과 경비가 절약된다.

④ 충분한 설명을 할 수 있다.

⑤ 접근 시간대에 영향을 받는다.

정답: ⑤

해설: 전화면접은 응답자들이 편리한 시간대에 접근하여야 좋은 답을 얻을 수 있는 한계가 있다.

참고문헌

김경동, 이온죽(2005). 사회조사연구방법, 서울, 박영사.

김영종(2007). 사회복지조사방법론. 서울: 학지사.

박용치(1999). 현대조사방법론. 서울: 경세원.

박용치, 오승석, 송재석(2008), 조사방법론, 서울, 대영문화사.

이준형(2006). 조사방법론, 서울, 대영문화사.

이해영(2005). 조사방법의 이해, 서울, 대영문화사.

이홍탁(1994). 사회조사방법론. 서울: 법문사.

전국대학보건관리학교육협의회(2012). 보건교육사를 위한 조사방법론. 서울: 도서출판 한미의학.

천성수, 박종순(2000). 사회과학조사분석론. 아시아미디어리서치.

Babbie, ER. (1995). The Practice of Social Research, 7th edition, Belmont, California; Wadsworth Publishing Co.

Mill, JS. (1973). Four Methods of Experimental Inquiry, in A System of Logic, edited by J. M. Robson, Toronto, Canada; University of Toronto Press:388-406.

Nachimias Chava F., Nachmias D.(2007), Research Methods in the Social Sciences, 7th Edition, New York. WH Freeman & Co.

Rubin, A, Babbie, ER (김기덕 등 역). (2009). 사회복지조사방법론. 서울: Centage Learning Korea Lid.

Scott, C, (1996). Research on Mail Survey, Journal of the Royal Statistical Society 124, Series A,:143-195.

Vaus, D. (2002). Social surveys Volume Ⅰ. Oxford: England.

조사연구의 측정

05

조선진 가톨릭대학교 예방의학교실

학습목표

1. 조사연구에서 측정의 개념 및 중요성을 이해한다.
2. 척도의 유형을 학습한다.
3. 측정 시 발생하는 오차에 대해 이해한다.
4. 측정의 신뢰도와 타당도를 학습한다.

5.1 측정 및 척도

측정의 수행은 자연과학, 사회과학, 건강과학 등 모든 과학적 연구에서 핵심적인 구성요소이다. 19세기 후반에 활동한 수학자 겸 물리학자인 윌리엄 톰슨과 로드 켈빈은 다음과 같은 말을 남겼는데(Gordis, 2008), 여기에서 측정의 개념과 중요성을 찾아볼 수 있다.

> "당신이 다루고 있는 문제를 측정할 수 있고 그것을 숫자로 표현할 수 있다면, 당신은 그 문제에 대해 뭔가 알고 있는 것이다. 그러나 측정할 수 없다면, 당신의 지식은 빈약하고 불충분한 것이다."

여기에서 알 수 있듯이, 측정이란 우리 주변에서 일어나고 있는 어떤 현상이 갖는 추상적 개념을 구체화하기 위해 관찰 가능한 형태의 특성으로 나타내는 것이다. 일정한 규칙에 따라 사건이나 사물에 숫자를 부여하는 것도 역시 측정이다(Stevens, 1951). '신장'은 센티미터 단위의 길이로 표현되고, '체중'은 킬로그램 단위의 무게로 표현된다. '신종플루 유행'이라는 현상은 단위 인구당 감염자 수라는 정의에 따라 이환율로 표현된다.

이와 같이 조사연구에서 대상자가 가진 어떤 특성을 측정하기 위해서는 우선 그 특성에 대한 개념정의가 필요하고, 그 개념을 측정할 수 있게 해 주는 조작적 정의(operational definition)가 필요하다. 우리나라의 대표적인 건강조사인 국민건강영양조사의 예를 들어보면, '스트레스'를 측정하기 위해 먼저 스트레스는 '생체에 가해지는 여러 상해 및 자극에 대하여 체내에서 일어나는 비특이적인 생물반응' 이라는 개념정의를 내렸다. 다음으로 그 개념을 측정하기 위한 방법으로, '평소 일상생활 중에 스트레스를 어느 정도 느끼고 있습니까?' 라는 질문을 하여 '대단히 많이 느낀다' 또는 '많이 느끼는 편이다' 로 응답한 경우를 '스트레스가 있다' 고 정의내렸다. 물론 생체징후를 분석한 결과 일정 기준을 초과할 때를 스트레스가 있다고 정의할 수도 있다. 삶에서 일어날 수 있는 생활사건별로 점수를 부여하고, 경험한 생활사건에 부여되어 있는 점수를 합산하여 기준점수 이상을 스트레스가 있는 상태로 정의할 수도 있다. 그러나 국민건강영양조사에서는 수많은 정의 중에서 선택적으로 위에 언급한 정의를 사용하였다. 이러한 이유로 '조작적 정의' 라는 용어가 사용된다.

조작적 정의에 대한 설명에서 독자는 측정도구에 관한 내용이 수반되어 있다는 점을 인식하였을 것이다. 즉, 국민건강영양조사의 스트레스에 관한 조사의 예에서 "평소 ... 느끼고 있습니까?" 라는 질문은 측정도구에 해당하며, 이 도구를 사용해 조사한 결과를 이용해 '스트레스' 에 대한 조작적 정의를 내리고 있다. 즉, 어떤 측정도구가 사용되었는지, 그리고 판정의 기준은 무엇이었는지에 대한 내용이 조작적 정의를 구성하고 있다. 그러므로 어떤 특성에 대한 개념정의가 이루어진 다음 단계에는 어떤 도구를 사용하여 조작적 정의를 내릴 것인지에 대해 고민하게 된다.

측정에 관한 논의에서는 몇 가지 중요한 이슈가 다루어져야 한다. 첫째는 표현하고자 하는 대상의 특성을 어떤 수준으로 측정하였는가에 대한 것이다. 둘째는 참값과 실체 측정값 간에 발생할 수 있는 오차에 관한 것이며, 셋째는 측정의 신뢰도와 타당도에 관한 것이다. 측정에서의 오차와 측정도구의 신뢰도 및 타당도 문제는 다음 절에서 다루기로 하겠다.

1) 척도

교육대상자가 가지고 있는 몇 가지 특성을 측정한다고 가정해보자. 성별은 ① 남자 또는 ② 여자로 구분이 가능할 것이다. 사회경제적 특성은 ① 상, ② 중, ③ 하로 구분될 수 있고, 연령은 현재 만으로 몇 살인지로 구분이 된다. 이 세 가지 예를 살펴보면, 특성마다 측정되는 수준이 상이하다는 것을 알 수 있다. 즉, 성별은 남자인지 아닌지(혹은 여자인지 아닌지)의 수준으로만 측정이 가능하다. 사회경제적 특성은 세 개의 범주로 나눌 수 있을 뿐 아니라 방향성도 가지고 있다. 측정된 나이는 그 숫자가 크면 클수록 연령이 높음을 의미할 뿐 아니라 20세는 10세의 두 배라는 등의 계산 또한 가능한 수준으로 측정될 수 있다. 반면, 성별은 방향성을 갖고 있지 않을 뿐 아니라 숫자개념의 계산이 가능한 형태로 측정될 수 없다.

이처럼 측정하고자 하는 것이 어떤 속성을 갖고 있는지에 따라 측정가능한 수준이 달라진다. 연구수행 과정 중 자료분석 단계에서는 측정대상이 어떤 수준(level of measurement)으로 측정되었는지에 따라 일차적으로 분석방법이 달라지고, 심지어는 연구결과가 달라질 수도 있다. 그러므로 측정의 수준은 연구설계 단계에서부터 고려되어야 하는 매우 중요한 사안임을 기억해야 한다.

우리가 측정하려고 하는 특성이 있을 때, 그 특성에 '많고 적음의 개념' 또는 '어떤 방향성의 개념' 등을 부여하기 위해 사용하는 도구가 바로 척도이다. 척도는 측정의 수준에 따라 명목척도, 서열척도, 등간척도, 비척도 등 네 가지로 구분할 수 있는데, 각 척도를 적용해 수집된 자료가 제공해 줄 수 있는 정보의 양은 명목척도가 가장 적고, 비척도가 가장 많다.

(1) 명목척도(nominal scale)

명목척도는 측정하고자 하는 대상이 갖고 있는 속성에 이름을 붙이고, 그것을 이용해 속성의 차이를 구별할 수 있게 해준다. 성별의 경우, 남자 또는 여자라는 이름을 붙여서 대상자의 차이를 구별하는 것이다. 거주지역을 도시와 농촌으로 구분하여 대상자의 거주지역상의 차이를 구별한다. 수돗물 불소화에 대한 지역주민의 생각을 찬성 또는 반대의 두 가지로 구분하여 주민의 견해 차를 구별한다. 수집된 자료를 분석하기 위해 이러한 속성에 대해 부여된 숫자는 구분자 이외의 아무런 의미를 갖지 못한다. 예를 들어, 성별을 다음과 같이 부호화하였다고 해보자.

1 = 남자
2 = 여자

이 경우, 숫자 2를 부여받은 여자가 숫자 1을 부여받은 남자보다 2배 더 우월하다는 식의 해석은 불가능하다. 여기에서 1과 2는 단지 대상자를 남자와 여자로 구분하기 위한 표시일 뿐이다. 야구선수가 입고 있는 유니폼에서 등번호를 본 적이 있을 것이다. 등번호는 그 선수가 누구인지를 나타내는 것일 뿐 타율과 같은 산술적 의미는 전혀 없어서 14번의 등번호를 가진 선수가 7번 등번호를 가진 선수보다 타율이 높음을 의미한다거나 반대로 타율이 낮음을 내포하고 있지 않다. 이와 같은 척도를 명목척도, 또는 명명척도라고 한다. 일반적으로 혈액형, 직업, 종교 등을 조사할 때에는 명목척도가 사용된다.

명목척도는 단지 구분만을 가능하게 하는 정보를 제공할 수 있을 뿐, 양적 또는 질적 비교에 관한 정보를 제공할 수 없다. 따라서 분석 시 가능한 분석방법은 빈도분석, 최빈값, 교차분석 등에 한정된다. 다른 측정수준과 비교해 명목척도가 제공할 수 있는 정보가 가장 적다고 회자되는 이유가 여기에 있다.

그러나 명목척도를 사용하는 측정이 이루어지지 않는 조사연구는 지구상에 존재하지 않는다고 해도 과언이 아닐 정도로 널리 사용되고 있는 것이 바로 명목척도이기도 하다. 측정의 용이성을 높이기 위해 연구자의 의도에 따라 명목척도가 사용되는 경우가 있기는 하나, 측정하고자 하는 것의 속성에 의해 명목척도만 사용 가능한 경우도 있다는 점을 간과하지 말아야 할 것이다.

(2) 서열척도(ordinal scale)

명목척도의 특성을 갖고 있으면서 동시에 양적 또는 질적인 서열을 매길 수 있는 방법이 서열척도이다. 주관적 건강수준에 대한 측정을 예로 들어보자. "당신은 자신이 얼마나 건강하다고 생각하십니까?"라는 질문에 대해 다음과 같이 응답하도록 하였다.

1 – 매우 불건강
2 – 불건강
3 – 보통
4 – 건강
5 – 매우 건강

응답자가 다섯 가지 중의 하나에 답함으로써 연구자는 주관적 건강수준의 속성을 구분할 수 있다. 그뿐만 아니라 다섯 개의 속성은 방향성을 가지고 있다는 점을 알 수 있다. 가장 위쪽에 기재되어 있는 '매우 불건강' 에서 가장 아래에 있는 '매우 건강' 쪽으로 내려올수록 더 건강한 것을 뜻한다. 즉, 다섯 개 범주에 부여되어 있는 숫자는 질적인 대소관계의 의미를 갖는다는 것이다. 1(매우 불건강에 해당)보다는 3(보통)이, 3(보통)보다는 5(매우 건강)가 더 건강함을 뜻하는 대소관계를 나타내고 있다. '매우 불건강' 에 숫자 5가, '매우 건강' 에 숫자 1이 부여되어 있다 하더라도 상황은 달라지지 않는다. 단지 숫자가 작아질수록 더 건강한 것을 뜻할 뿐이다.

이처럼 서열척도는 대상자가 가진 속성을 구분할 수 있게 해 주고, 동시에 질적인 대소 관계의 순서에 대한 정보도 제공해 준다. 그래서 서열척도는 순위척도로 표현되기도 한다. 일반적으로 학력(예: 초졸 이하, 중졸, 고졸, 대졸 이상), 프로그램 요구도(예: 필요함, 보통, 필요 없음), 연령대(예: 39세 이하, 40~64세, 65세 이상) 측정 시에는 서열척도를 사용한다.

한편, 응답범주 간의 차이는 어떠할까? '매우 불건강'과 '불건강' 사이의 건강격차와 '불건강'과 '보통' 사이의 건강격차는 같다고 말할 수 있을까? 또, '건강' 과 '매우 건강' 사이의 건강격차도 그와 같다고 할 수 있을까? 그렇지 않다. 이와 같이 서열척도는 속성들의 대소 관계를 나타내 줄 수는 있지만, 그 간격이 동일함을 의미하지는 않는다. 따라서 양적인 비교를 가능하게 하는 정보는 제공해 주지 못한다고 표현된다. 따라서, 자료분석 시에는 명목척도에서 가능하였던 빈도분석, 최빈값, 교차분석과 더불어 중앙값, 서열상관관계, 서열 간의 차이에 대한 분석 등이 가능하지만, 산술계산이 포함되는 산술평균이나 분산 등의 분석은 불가능하다.

(3) 등간척도(interval scale)

지난 해 초여름의 어느 날, 그리고 그 해 늦가을의 어느 날, 다음과 같은 일기예보가 방송되었다.

- 초여름의 일기예보: "오늘 아침 최저기온은 18℃, 낮 최고기온은 28℃에 이를 것으로 예상됩니다."
- 늦가을의 일기예보: "오늘 아침 최저기온은 5℃, 낮 최고기온이 15℃가 될 것으로 전망됩니다."

그런데 이틀 모두 각각의 예보에 다음과 같은 문구가 덧붙여졌다.

- 공통된 예보 내용: "아침과 낮의 기온 차가 10℃까지 벌어지겠습니다."

이 경우에서 우리는 18℃보다 28℃가 더 더운 것을 뜻할 뿐 아니라, 5℃와 15℃ 사이의 간격과 18℃와 28℃의 간격은 모두 10℃로 같게 표현되고 있음을 알 수 있다.

이와 같이 등간척도는 측정하고자 하는 대상의 속성에 순위를 부여해 서열화할 수 있을 뿐 아니라 그 순위들 사이의 간격이 동일하게 유지되는 척도를 말한다. 등간척도라는 용어 대신 구간척도라는 용어가 사용되기도 한다. 등간척도는 물가지수나 생산성지수의 측정에 많이 이용된다.

앞의 일교차에 대한 예에서 살펴보았듯이, 서열척도가 질적인 대소 관계만을 나타낼 수 있는 반면, 등간척도는 양적인 대소 관계까지 나타낼 수 있다. 그럼 양적인 대소 관계에 대해 조금 더 논의해 보자. 15℃는 5℃보다 10℃ 높다. 즉 5℃에 10℃를 더하면 15℃가 된다는 것에는 누구도 이견이 없을 것이다. 그러면 15℃는 5℃의 3배 만큼 더운가? 그렇다고 말하기 어렵다. 섭씨(℃)를 화씨(°F)로 달리 표현을 바꿔보면 더 확실해진다. 59°F(15℃)는 41°F(5℃)의 3배 만큼 더운가? 그렇지 않다. 지능지수의 경우도 마찬가지이다. 지능지수가 150인 사람은 지능지수가 100인 사람보다 지능이 1.5배 좋다고 말할 수 있는 것은 아니다.

이처럼 등간척도에서는 측정대상의 속성이 갖는 값을 더하거나 빼는 것만 가능하다. 왜 그럴까? 온도와 지능지수가 갖는 공통점이 무엇일까에 대해 생각해 보면 그 이유를 떠올릴 수 있다. 온도가 0℃라고 할 때 '0'은 '온도가 없음'을 뜻하는가? 지능지수가 '0'이라고 하는 것은 '지능이 없음'을 의미하는가? 그렇지 않다. 온도와 지능지수는 미리 정해놓은 약속에 따라 규정해 놓은 것일 뿐 절대적인 양으로서의 의미를 갖는 것은 아니다. 섭씨 온도라는 변수는 자연적으로 존재하는 무(natural zero point)의 상태를 수량화한 것이 아니라 특정 조건(1기압)하에서 특정 상태(물이 얼기 시작하는 상태)를 인위적으로 영점으로 정하였기 때문이다. 절대적인 양으로서의 의미를 갖기 위해서는 가상적인 영점이 아닌 절대영점, 즉 해당 속성이 존재하지 않는 상태가 존재해야 한다.

등간척도를 통해 수집된 자료는 측정값의 최솟값과 최댓값 사이의 범위, 산술평균과 분산, 상관관계 등의 분석을 실행할 수 있다.

(4) 비척도(ratio scale)

비척도는 측정값들 사이의 합과 차뿐 아니라 비 계산을 가능하게 해주는 측정수준이다. 무게, 길이, 시간, 연령, 혈압 등은 모두 비척도를 사용한 측정이 가능한 대상으로서 절대영점을 갖는다. 무게의 예를 들어 보면, 무게가 '0'이라는 것은 무게가 전혀 없는 것을 뜻하고, 이는 절대 0점에 해당하므로 비계산이 가능하다. 즉, 몸무게가 60㎏인 사람은 40㎏ 사람보다 20㎏ 더 무겁다는 표현뿐 아니라 1.5배 더 무겁다는 표현도 가능하다.

앞서 서열척도의 한 예로 연령대를 언급한 바 있다. 그런데 여기에서는 연령을 비척도로 측정이 가능한 것으로 이야기하였다. 그 이유는 무엇일까? 다음과 같이 두 명의 연구자가 성인의 연령을 측정하기 위해 문항을 작성하였다고 가정해 보자.

- 연구자 A
  1. 귀하의 나이는 몇 세입니까? 만 (____)세
- 연구자 B
  1. 귀하의 나이는 몇 세입니까?
     □ ① 39세 이하 □ ② 40~64세 □ ③ 65세 이상

연구자 A가 생각한 질문을 사용하면 대상자의 연령이 35세, 57세, 70세 등과 같은 형태로 수집된다. 70세는 35세보다 나이가 두 배 더 많은 것을 의미한다. 즉 비측정이 이루어진 것이다. 그런데 구체적인 나이를 알고 있으므로 연령을 세 개 집단으로 범주화 하는 것이 가능하다. 그렇게 되면 결국 연구자 B가 고안한 문항을 사용해 조사한 것과 같은 형태를 띠게 된다. 즉 최초에는 비척도로 측정이 되었다 할지라도 범주화를 거치면 서열척도로 측정한 것과 같은 결과도 얻을 수 있다.

그러나 애초에 연구자 B가 만든 문항을 사용해 대상자의 연령을 측정하였다면, 연구자 A가 수집하는 수준의 자료를 만들어 낼 수는 없다. 물론 ①번과 ②번을 하나의 범주로 묶어 64세 미만으로, ③번을 65세 이상인 집단으로 명명하면 명목척도로 측정한 것과 같은 형태가 된다.

이와 같이 비척도로 대상자의 속성을 측정하면 등간척도, 서열척도, 명목척도를 통해 수집한 자료와 같은 형태로 전환이 가능하다. 이처럼 비척도는 네 가지 척도 가운데 가장 많은 정보를 제공해 주며, 비척도를 사용해 수집된 자료는 어떠한 형태의 통계적 분석도 적용가능하다.

그러나 언제나 비척도 사용이 가능한 것은 아니다. 앞서 언급한 바와 같이 성별은 명목척도만 사용 가능하고, 대선 후보에 대한 선호도와 같은 태도의 측정은 서열척도 사용이 가능할 뿐, 등간척도나 비척도는 사용하기 어렵다. 혹은 비척도로 측정이 가능한 속성을 가지고 있지만 다소 민감한 사안인 경우 응답률을 고려하여 비척도로 측정하지 않는 경우도 있다. 소득, 성생활 등에 대한 측정이 그러한 예이다. 이러한 경우를 제외한다면 연구자는 가능한 한 등간척도나 비척도를 적용하는 것이 유리할 것이다. 왜냐하면 서열척도보다는 등간척도를 통해 수집된 자료에 대해 등간척도보다는 비척도를 통해 수집된 자료에 대해 보다 정교한 분석방법을 적용할 수 있기 때문이다.

이상에서 살펴본 측정수준에 따른 네 가지 척도의 특성을 요약하면 표 5-1과 같다.

표 5-1. 측정수준에 따른 척도 분류 및 특성

특성 \ 척도	명목척도	서열척도	등간척도	비척도
내포되어 있는 가정	• 분류	• 분류 • 순위	• 분류 • 순위 • 동일간격	• 분류 • 순위 • 동일간격 • 절대영점
대상의 속성 비교방법	확인, 분류	순위비교	상대적 크기 비교	절대적 크기 비교
산출 가능한 주요 통계량	• 빈도 • 최빈값	• 빈도 • 최빈값 • 중앙값	• 빈도 • 최빈값 • 중앙값 • 평균 • 분산	• 모든 통계량
수행가능한 주요 분석방법	• 교차분석	• 교차분석 • 서열상관관계	• 교차분석 • 평균/분산 분석 • 상관관계	• 모든 형태의 통계분석
적용 예	• 성별 • 결혼상태 • 종교유무 • 거주지	• 경제적 계층 • 보건사업 선호 순위	• 온도 • 지능지수 • 물가지수	• 연령 • 체중 • 혈압 • 신료비

출처: 채서일(2007)에서 재구성

2) 측정

앞서 언급한 바와 같이 측정이란, 어떤 대상의 특성을 구체화하기 위해 해당 속성에 숫자를 부여하는 것이라고도 말할 수 있다. 이번 절에서는 보건학 분야에서 빈번히 사용되고 있는 측정방법을 소개하고자 한다.

(1) 쌍대비교법(paired comparison method)

쌍대비교법은 두 개의 자극을 하나의 짝으로 구성하여, 두 개 중 하나가 다른 하나에 비해 선호도가 높다거나, 또는 관심의 대상이 되는 어떤 특성을 더 많이 가지고 있다거나 하는 것을 비교하는 것이다.

보건사업의 예를 들어 보자. 한 보건소에서 지역주민을 대상으로 하여 지역의 보건문제 네 가지 중 우선적으로 해결해야 할 사안이 무엇인지에 대한 의견을 조사하고자 한다. 네 가지 보건문제는 다음과 같다.

- 고위험음주
- 흡연
- 자살
- 집단따돌림

쌍대비교법을 사용하기 위해서는 위의 사업 중 두 개씩 짝을 지어 제시하고, 둘 중 어떤 사업이 더 우선적으로 해결해야 한다고 생각하는지 응답하도록 한다.

보건사업	고위험음주	흡연	자살	집단따돌림
고위험음주	-			
흡연	고위험음주	-		
자살	자살	자살	-	
집단따돌림	집단따돌림	집단따돌림	자살	-

조사한 결과를 다음의 표에 숫자로 기입해 보았다. 행-열에 제시된 사업 간의 비교결과, 열 방향으로 제시되어 있는 보건사업이 더 시급한 사안이라고 생각한다면 '1'로, 그렇지 않다면 '0'으로 표현하였다.

보건사업	고위험음주	흡연	자살	집단따돌림
고위험음주	–	0	1	1
흡연	1	–	1	1
자살	0	0	–	0
집단따돌림	0	0	1	–
합	1	0	3	2

위의 표에서 대각선 아랫부분에 있는 칸을 채우고 나면, 다른 칸 들은 서로 대칭을 이루는 칸의 값이 정해진다. 전체 칸을 완성한 뒤 열 방향으로 합산을 해보면, 고위험음주가 1점, 흡연 0점, 자살 3점, 집단따돌림이 2점이 된다. 따라서 보건사업의 우선순위에 대한 의견은 1순위가 자살, 2순위 집단따돌림, 3순위 고위험음주, 그리고 4순위가 흡연임을 파악할 수 있다.

쌍대비교법에서 제기될 수 있는 문제는 쌍을 만들어 비교한 측정치들 간에 모순성이 존재할 수 있다. 즉 위의 보건사업의 예에서 고위험음주보다 흡연이 더 우선적으로 해결해야 할 문제라고 생각하고, 흡연보다는 자살이, 자살보다는 집단따돌림이, 다시 집단따돌림보다는 고위험음주가 더 우선적인 사업이라고 생각하여 순환적인 관계(circular triad)가 발생하는 경우이다. 이러한 경우에는 의사결정 시 가중치를 주도록 하는 방법을 적용해 볼 수 있다. 예를 들면, 고위험음주가 흡연보다 우선순위가 얼마만큼 높은지, 즉 우선순위에 대한 척도를 제공해 주고 얼마만큼 더 우선순위가 높은지를 함께 측정하는 것이다.

여러 가지 문제를 한꺼번에 모아 놓고 각각의 중요도를 구별하는 것보다 문제를 두 개씩 짝지어 세분화하여 판단하는 것이 더 쉬울 것이다. 이것이 바로 쌍대비교법의 장점이라고 할 수 있다.

(2) 순위법(ranking method)

위의 보건사업에 대한 예에서, 4개의 보건사업을 제시하고 우선순위가 높은 것부터 그 순위를 정하는 것이 순위법이다. 우리는 일상생활을 하면서 다양한 상황에 순위법을 적용하고 있다. 시급하게 처리해야 할 일이 몇 가지 있을 때 우리는 일의 우선순위를 정하곤 한다. 자신에게 가장 중요한 사람 3인의 순위를 매기기도 하며, 선호하는 커피브랜드의 순위를 정하기도 한다. 이처럼 순위법은 우리가 자주 사용하고 있는 익숙한 척도이기 때문에 응답하기가 용이하다는 장점이 있다.

그렇지만 만약 보건소에서 수행하고 있는 30개의 사업에 대해 우선순위를 정하게 한다면 어떨까? 아마 응답하기가 어려울 뿐 아니라 응답에 요하는 시간도 매우 길어질 것이다. 따라서 순위법을 적용하고자 할 때에는 순위를 매기도록 제시하는 항목이 지나치게 많아지지 않도록 주의해야 한다. 30개의 사업 중에서 가장 우선순위가 높다고 생각하는 사업 5개를 골라 그 순위를 매기게 하는 것도 활용해 볼 수 있는 한 가지 방법이다. 한편, 30개 사업의 우선순위를 상, 중, 하와 같이 몇 개의 집단으로 분류하도록 할 수도 있는데, 이것이 항목순위법(ordered category sorting)이다.

(3) 평정척도법(rating scale)

평정척도법은 대상자가 갖고 있는 행태를 측정하는데 사용되는 측정방법으로서 조사연구에서 가장 흔히 사용되는 측정방법이다. 측정하고자 하는 개념에 따라 어떤 때에는 단일 측정항목에 대한 응답범주로 주어지기도 하고, 여러 개의 측정항목에 대한 공통 응답범주로 제시되기도 한다. 평정척도법에서는 방향성을 가지는 3개 이상의 응답범주 중, 자신의 견해와 일치하거나 가장 가까운 것 하나를 고르도록 한다. 대체로 평정척도법에서는 4~7점의 척도가 많이 사용되는데 측정대상자가 고연령층이거나, 측정항목에 대한 친숙도가 낮거나, 지적수준이 낮은 경우 선택지의 범위가 적은 것이 더 믿을 만한 결과를 획득할 가능성을 높여준다.

다음은 우리나라에서 국가 단위로 수행되고 있는 대규모 역학조사인 국민건강영양조사와 청소년건강행태온라인조사에 포함되어 있는 문항으로서 평정척도법을 사용하고 있는 측정항목의 예이다.

질문 1

현재 본인의 체형이 어떻다고 생각하십니까?

① 매우 마른 편이다.
② 약간 마른 편이다.
③ 보통이다.
④ 약간 비만이다.
⑤ 매우 비만이다.

(국민건강영양조사, 2018)

질문 2

평상시 스트레스를 얼마나 느끼고 있습니까?

① 대단히 많이 느낀다.

② 많이 느낀다.

③ 조금 느낀다.

④ 별로 느끼지 않는다.

⑤ 전혀 느끼지 않는다.

(청소년건강행태온라인조사, 2019)

[질문1]에서 사용한 평정척도와 [질문2]에서 사용한 평정척도가 비슷하면서도 다소 다르다는 것을 독자는 알아차렸을 것이다. [질문1]에서는 평정척도의 중앙, 즉 '보통이다' 를 기준으로 하여 한 쪽은 마른 편의 방향을, 다른 한 쪽은 비만인 편의 방향을 제시하고 있다. 그런데 [질문2]에서 사용한 평정척도에서는 '전혀 느끼지 않는다' 로부터 점점 더 많아지는 방향으로만 척도가 펼쳐져 있고 양쪽방향이 대칭을 이루지는 않는다. 평정척도를 사용하고자 할 때에는 측정을 하고자 하는 개념의 속성에 따라 이러한 두 가지 유형 중 어떤 것이 더 적절한지 고민해 보아야 할 것이다.

여기서 잠깐, 평정척도를 측정의 수준과 관련지어 생각해보자. 평정척도에서 응답범주 사이의 간격 혹은 차이들이 모두 동일하다고 할 수 있을까? 그렇지 않다. 따라서 엄밀히 말해 평정척도는 대부분 서열척도에 해당한다. 그런데 응답범주 사이의 간격들이 서로 비슷한 정도라고 가정한다면 등간척도로 볼 수도 있다.

실제로 수행되고 있는 조사연구들을 살펴보면, 단일 측정항목에 대해 사용된 평정척도는 서열척도로 간주하기도 하고, 등간척도로 간주하기도 한다. 반면 어떤 개념을 측정하는 여러 개의 측정항목에 대해 일정한 형태의 평정척도가 사용된 경우에는 등간척도로 간주하는 경우가 대부분이다. 여러 개의 측정항목에 대해 평정척도를 사용해 측정하고, 각 측정항목으로부터 얻어진 값을 합산하여 전체적인 수준을 결정하는데, 이때에 합산된 값은 보통 비척도를 사용해 측정된 값으로 간주한다. 이것이 리커트척도법이다. 이에 관해서는 뒤에서 다루도록 하겠다. 평정척도를 등간척도로 간주함으로써 기대되는 장점은 적용해 볼 수 있는 통계적 분석기법이 더욱 다양해진다는 점이다.

(4) 고정총합법(constant sum method)

보건소의 건강증진사업을 평가하기 위한 도구를 개발하기 위해 보건기획 전문가를 대상으로 델파이조사를 실시한다고 가정해 보자. 평가영역을 구조평가, 과정평가, 결과평가 영역의 세 가지로 구분하고, 각 영역이 어느 정도의 비중을 차지해야 하는지에 대해 전문가의 의견을 묻고자 한다. 이때 다음과 같은 질문이 제시될 것이다.

질문
보건소의 건강증진사업을 평가할 때, 다음 각 평가영역의 중요성은 어느 정도라고 생각하십니까? 총점이 100점이 되도록 점수를 할당해 주십시오.

평가영역	배점
구조평가	(　　　　)점
과정평가	(　　　　)점
결과평가	(　　　　)점
합계	100점

이와 같이 고정총합법은 일정한 합계점수를 부여하고, 이 점수를 평가대상, 즉 측정하고자 하는 개념의 속성에 할당하도록 하는 방법이다. 합계점수로는 100점 또는 10점이 자주 사용된다. 위의 예에서, 세 가지 평가영역별 배점이 이루어지면 그 중요도의 순위도 파악할 수 있게 되므로 순위법과 유사한 측면도 있다. 그러나 순위법이 단순히 그 중요도의 순서만을 제시해 줄 수 있었다면, 고정총합법은 순위뿐 아니라 상대적인 중요도의 크기도 가늠해 볼 수 있다는 장점이 있다. 물론 측정수준에 따른 분류상 비척도에 해당하므로 분석상으로도 유리하다. 총점을 할당해야 하는 평가대상의 수가 지나치게 많지 않다면 사용이 간편하여 빈번히 사용되는 척도이다.

(5) 어의차이척도법(semantic differential scale)

측정하고자 하는 개념의 속성을 몇 개로 구분하고, 각각의 속성에 대해 측정함으로써 측정대상자의 인식을 좀 더 정확하게 파악하고자 하는 방법이다. 어의차이척도법에서는 5~10점으로 된 척도의 양쪽 끝에 각 속성에 대한 대립 형용사를 제시하고 응답자의 인식이 어느 지점에 해당하는지를 표시하도록 한다.

예를 들어, 서울시의 정신건강 브랜드명은 '블루터치(Blutouch)' 인데, 이 브랜드에 대한 이미지를 어의차이척도법으로 조사해 보기 위해 다음과 같은 척도를 사용한다고 가정하자.

질문

서울시의 정신보건사업 브랜드 '블루터치'에 대한 이미지를 아래 척도에 표시해 주십시오.

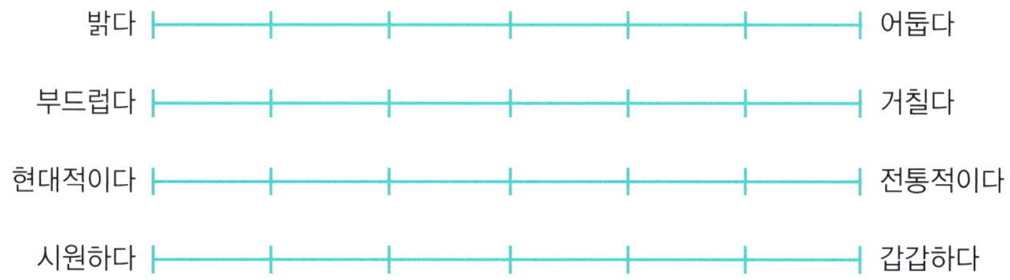

위의 척도를 살펴보면, 측정하고자 하는 개념인 '블루터치'에 대한 이미지의 속성을 네 가지로 구분하였고, 각각에 대해 서로 상반되는 표현을 달아 놓은 것을 볼 수 있다. 응답자는 척도 위에 자신의 생각과 일치하는 곳에 다음과 같이 표시할 것이다.

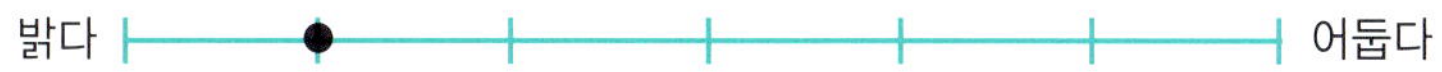

척도에 대한 점수는 중앙에 0점을 부여하고, '밝다' 쪽으로 갈수록 +1, +2, +3점을, 그리고 '어둡다' 쪽으로 갈수록 −1, −2, −3점을 부여한다. 0점은 양쪽의 표현 중 어느 쪽에도 속하지 않는 중립적인 입장을 뜻한다. 이와 같이 점수를 부여한 후 측정대상자들로부터 측정된 값의 평균과 분산을 각 항목별로 산출해 '블루터치'라는 브랜드에 대한 이미지를 파악할 수 있다. 이때 각 속성에 대한 반응의 프로파일을 시각화하여 분석하면 유용하다. 만약 다른 광역자치단체가 갖고 있는 정신건강 브랜드명이 있다면, 같은 방법을 이용해 그 이미지를 측정하고, 두 개 브랜드에 대한 이미지의 차이를 비교할 수도 있다.

두 개 광역자치단체의 정신건강 브랜드 이미지 프로파일(예시)

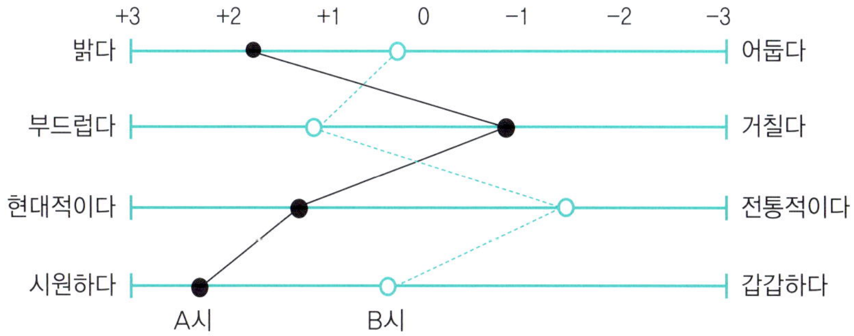

한편, 척도의 양끝을 대립되는 표현이 아닐 수도 있다. 다음 예와 같이 한쪽 끝에는 형용사를, 반대쪽에는 그 형용사의 부정형을 사용해 척도를 구성할 수도 있다. 이 경우 척도의 중앙이 중립점을 의미하지는 않는다.

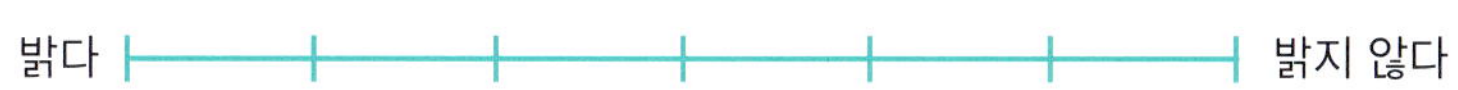

(6) 리커트척도법(Likert scale)

하나의 동일한 개념을 측정하기 위해 여러 개의 측정항목을 사용해 측정을 실시한 뒤 각 항목에서 측정된 값을 합산하여, 이를 측정하고자 한 개념에 대한 전체적인 수준으로 이해하는 방법이 리커트척도법이다. 평정척도법에서 설명한 바와 같이 리커트척도법에서 제시되는 각각의 개별 측정항목은 엄격히 말해 등간척도가 사용된 것이라고 할 수 없다. 그러나 리커트척도법에서는 다수의 측정항목에 대한 측정값을 합산하게 되므로 개개 항목일 때보다는 상대적으로 등간척도의 특성을 더 많이 띤다고 할 수 있다. 더 나아가 일반적으로 조사연구에서 리커트척도법을 통해 수집된 자료는 비척도 수준의 측정자료로 간주하고 통계적 분석을 수행한다.

리커트척도법의 예로 자아존중감 측정도구를 살펴보자. 다음은 우리나라에서 자주 사용되고 있는 자아존중감 조사도구(전병제, 1974)의 일부이다.

문항	거의 그렇지 않다	대체로 그렇지 않다	대체로 그렇다	항상 그렇다
1. 나는 내가 다른 사람들처럼 가치 있는 사람이라고 생각한다.	1	2	3	4
2. 나는 좋은 성품을 많이 가졌다고 생각한다.	1	2	3	4
3. 나는 대체적으로 실패한 사람이라는 느낌이 든다.	1	2	3	4
4. 나는 대부분의 다른 사람들같이 일을 잘할 수가 있다.	1	2	3	4
5. 나는 자랑할 것이 별로 없다.	1	2	3	4

자료: 고려대학교 부설 행동과학연구소 편(2005)

이 도구는 '자아존중감' 이라는 동일한 개념을 측정하는 10개 항목으로 구성되어 있으며, 각 항목에 대한 응답을 합산하면 총점의 범위는 10~40점이 된다. 총점을 합산할 때에는 10개 측정항목 중 내용의 방향이 반대인 문항, 즉 3번 문항처럼 점수가 높을수록 자아존중감은 낮은 방향을 가리키는 문항은 역채점하여 합산해야 한다. 이렇게 하여 각 측정대상자별로 항목별 측정값의 총점이 산출되면, 이것을 각 개인의 자아존중감 수준으로 이해하여 총점이 높을수록 자아존중감이 높은 것으로 간주한다.

리커트척도에서 중요한 것은 여러 개의 측정항목들이 반드시 동일한 개념을 측정하는 것이어야 한다는 점이다. 상이한 개념을 측정하는 항목을 총점으로 합산하는 것은 아무런 의미가 없다. 그것은 마치 딸기와 사과, 귤, 양파, 마늘을 모아 놓고 과일이라고 부르는 것과도 같다. 따라서 리커트척도를 활용하고자 할 때에는 측정항목들이 하나의 개념을 측정하도록 구성되어 있는지 살펴보고, 만약 두 개의 개념을 측정하고 있는 것으로 판단된다면,

항목별 측정값을 합산할 때에도 그 개념에 맞춰 두 개의 총점을 산출하여, 각각의 개념에 대한 수준으로 해석해야 할 것이다.

지금까지 조사연구를 수행하기 위해 자료를 수집할 때 사용되는 다양한 측정방법에 대해 알아보았다. 본 절에서 소개한 측정방법은 조사연구 수행 시 빈번히 사용되므로 독자가 익숙하게 다룰 수 있어야 하는 방법들이다.

그렇다면 실제로 조사연구를 수행하고자 할 때 어떤 측정방법을 사용할 것인가? '옷이 날개' 라는 속담이 있다. 옷을 잘 입으면 저자같은 사람도 잘나 보인다는 뜻이다. 그러나 그 옷이 내게는 너무 큰 사이즈였다 해도 '날개' 가 되었을까? 그 옷을 입은 모습은 상상만 해도 우스꽝스럽다. 이처럼 아무리 잘 고안된 척도가 있다 하더라도, 연구자가 측정하려고 하는 개념을 측정하기에 적절하지 않은 것이라면 그 측정 결과는 아주 '우스꽝스러운' 것이 되고 말 것이다. 즉, 조사연구를 수행하기 위해 어떤 측정방법을 선택할 것인지를 결정할 때에는 자신이 측정하고자 하는 개념이 무엇인지, 그리고 그 속성은 무엇인지에 대한 명확한 답변이 바로 가장 먼저 고려되어야 할 사항이라고 할 수 있다.

5.2 신뢰도(reliability)와 타당도(validity)

모든 과학적 연구에서 핵심적인 구성요소가 측정의 수행이라면 측정이 갖춰야 할 기본 요건은 신뢰도와 타당도라고 할 수 있다. 조사연구 수행 시 연구자는 반드시 신뢰도와 타당도를 고려해 측정방법을 선택해야 한다. 한 연구자가 측정도구에 관해 충분히 고민하고 선행연구들을 검토한 후 측정방법을 결정하였다면 그 연구는 후학에게 긍정적인 영향을 미칠 수 있을 것이다. 그러나, 도구에 대한 충분한 검토가 생략된 채 측정을 실시한다면 그 반대의 경우가 발생할 수 있음을 기억해야 한다.

> "눈 덮인 들판 길을 걸어갈 때 함부로 어지럽게 걷지 마라. 오늘 내가 가는 이 발자취는 뒷사람의 이정표가 될 것이다."
>
> – 서산대사

이 장에서 언급하고 있는 신뢰도와 타당도는 측정에서의 신뢰도와 타당도를 의미하며, 이는 연구결과의 신뢰도 및 타당도와는 다르다. 측정의 신뢰도와 타당도는 오차(error)와 분리하여 생각할 수 없으므로 이번 절에서는 오차의 개념에 대해 간략히 소개한 후 측정의 신뢰도 및 타당도에 대해 다루고자 한다.

오차(error)

오차의 개념

선거일이 되면 주요 언론사에서는 선거장소에서 투표를 마치고 나오는 주민들을 대상으로 출구조사를 실시한다. 투표한 주민이 어떤 후보에게 한 표를 행사하였는지 조사하여 개표가 완료되기도 전에 미리 당선될 후보를 예측해 보려는 것이다. 그런데 종종 이러한 출구조사 결과와 실제 개표 결과가 달라지는 경우를 볼 수 있다.

이와 같이 측정한 값과 실제값(참값) 사이에는 어떤 정도로든 차이가 존재하는데 그것을 오차라고 한다. 표본조사의 경우에는 모집단 전체가 아닌 표본만을 대상으로 측정이 이루어지기 때문에 오차가 존재한다. 그렇다고 전수조사가 오차를 완전히 제거할 수 있게 해주는 것도 아니다. 한 예로, 전수조사에서는 표본조사에 비해 상대적으로 많은 조사요원이 투입될 것이며, 따라서 조사요원의 측정방식의 차이로 인해 발생할 수 있는 오차의 합은 표본조사에 비해 커진다. 이처럼 오차는 연구설계 단계에서부터 자료수집 과정, 자료 처리와 분석과정, 자료정리와 보고서 작성 과정에 이르기까지 연구의 전 과정에서 발생할 수 있다. 그러므로 연구자는 오차에 대한 이해를 바탕으로 가능한 한 오차를 최소화함으로써 보다 진실에 가까운 결론을 내리기 위해 노력해야 한다.

오차의 유형

체중 감량 중인 사람들을 기분 좋게 해주는 한 체중계가 있다. 이 체중계는 언제나 보건의료기관에서 측정한 것보다 2kg 적은 체중값을 나타내주기 때문이다-남자든 여자든, 아이든 어른이든. 이처럼 측정값에 발생하는 오차가 항상 일정한 방향으로 일어나 결과적으로 모든 측정값이 높아지거나 또는 모두 낮아지는 경향을 초래하는 오차를 체계적 또는 계통 오차(systematic error)라고 한다. 다시 말해, 측정하고자 하는 속성에 어떤 요인(앞의 예에서는 측정기구 요인)이 체계적으로 영향을 미침으로써 발생되는 오차이며, 그 결과 측정값은 참값으로부터 떨어져 한쪽 방향으로 치우친다. 즉 한쪽 방향으로 편향된(biased) 측정값을 얻는다.

이번에는 아주 정확한 체중계가 있다고 가정해보자. 첫 번째 체중측정은 아침 일찍 공복상태로, 두 번째 측정은 식사 직후에 이루어졌다면, 동일인의 체중이라도 서로 다른 값을 나타낼 것이다(측정대상자 요인). 체중계를 놓은 곳이 평평한 곳인지, 울퉁불퉁하거나 푹신한 곳인지에 따라 체중값은 달라진다(환경적 요인). 체중계의 눈금을 다소 비스듬한 방향에서 읽을 경우, 또는 피로 때문에 눈이 침침할 때 눈금을 읽을 경우 체중값이 실제보다 많거나 적게 측정될 수도 있다(측정자 요인). 이러한 현상들은 항상 똑같이 반복되는 것이 아니고, 인위적인 것도 아니다. 경우에 따라 그러한 현상들이 발생하기도 하고 그렇지 않기도 하며, 발생한다 하더라도 체중이 항상 적게 나오는 쪽으로만 측정된다거나 반대로 체중이 항상 많게 나오는 쪽으로만 측정되지는 않는다. 즉 이러한 상황에서 발생하는 오차는 그 값이 분산되어 있으며, 따라서 서로 상쇄되는 경향을 띤다. 이와 같은 오차를 비체계적 오차(random error)라고 한다.

체계적 오차와 비체계적 오차는 측정의 신뢰도 및 타당도와 관련지어 설명할 수 있는데, 이에 대해서는 신뢰도와 타당도의 개념에 대해 학습한 후 논의하고자 한다.

1) 신뢰도

(1) 신뢰도의 개념

신뢰도(reliability)란, 어떤 측정도구가 측정하고자 하는 개념을 일관성 있게 측정해 내는 정도를 말한다. 신뢰도가 높은 측정도구를 사용해 어떤 개념을 반복적으로 측정하게 되면, 이때 측정값들의 분산은 작을 것이다. 반면, 신뢰도가 낮은 측정도구를 사용해 어떤 개념을 반복 측정하면 측정값들이 들쭉날쭉하여 그 분산이 클 것이다. 이처럼 신뢰도는 어떤 측정 대상을 반복적으로 측정하였을 때 그 값이 정확하게 일치한다는 것이라기보다는 반복 측정치 간에 일관성 있는 패턴을 보이는 경향이라고 할 수 있다. 신뢰도는 일관성(consistency), 안정성(stability)이라는 용어로 잘 설명될 수 있다.

간혹 신뢰도를 한 개인에 대해 반복적으로 측정된 값이 얼마나 일치하는지를 나타내는 개념으로 이해하는 경우가 있는데 이는 적절하지 않다. 신뢰도는 여러 개인을 대상으로 동시에 측정을 하여 얻어진 대상자 전체의 측정치와 반복측정을 통해 얻어진 대상자 전체의 측정치가 전반적으로 서로 유사한 경향을 띠는지를 비교한다.

(2) 신뢰도 측정방법

신뢰도를 측정하는 방법은 검사-재검사법(test-retest method), 반분법(split-half method), 동형검사법(parallel-forms technique), 내적일관성(internal consistency method) 등이 있다.

① 검사-재검사법(test-retest method)

검사-재검사법은 동일한 대상에게 동일한 상황에서 동일한 측정도구를 사용해 일정한 시간적 간격을 두고 반복적으로 측정하여 그 반복 측정된 값 간의 상관관계(correlation coefficient)를 계산해 신뢰도의 정도를 추정하는 것이다. 상관관계가 높으면 측정도구의 신뢰도가 높음을 의미하고, 상관관계가 낮으면 신뢰도가 낮음을 뜻한다.

이 방법은 적용이 용이하다는 장점을 갖고 있는 반면, 다음과 같은 몇 가지 제한점이 따른다. 첫 번째는 검사와 재검사 사이에 시간이 경과함에 따라 실제 측정치가 변화한 경우, 검사-재검사법을 사용하였다면 측정도구의 신뢰도가 낮다고 인식된다. 둘째는 선행측정이 두 번째 측정에 영향을 미치는 경우이다. 즉, 검사와 재검사 시 동일한 측정도구를 사용하게 되므로 측정대상자들은 선행측정을 기억하였다가 반복측정 시에 같은 응답을 할 가능성이 있고, 이 경우 신뢰도가 실제보다 높게 추정될 수 있다.

그러므로 검사와 재검사 사이의 시간 간격에 대해 유의해야 한다. 즉, 검사와 재검사 사이의 시간 간격은 너무 짧으면 반복측정으로 인한 학습효과로 인해, 그리고 너무 길면 시간의 경과에 따른 실제값의 변화 통제 불가로 인해 신뢰도를 과대측정 또는 과소측정할 가능성이 있다. 일반적으로 검사와 재검사 사이의 시간 간격은 2주~4주가 적절한 것으로 받아들여지고 있다.

② 동형검사법(parallel-forms technique)

복수양식법으로 명명되기도 하는 동형검사법은 동일한 측정대상에 대하여 두 가지 형태의 서로 다른 상호 교환적인 측정도구를 이용해 측정한 뒤 두 측정값 간의 상관관계를 분석하여 신뢰도를 측정하는 방법이다. 이때 상관관계가 높으면 신뢰도가 높은 것으로 판단된다. 동일한 대상자에게 두 번의 측정을 실시하는 것은 검사-재검사법과 마찬가지이지만, 두 번의 측정에서 사용하는 도구가 내용상으로는 동일하되 외형상으로는 다른 도구라는 점이 검사-재검사법과 다르다.

이 방법은 검사-재검사법으로 신뢰도를 파악하였을 때 나타나는 학습효과에 따른 신뢰도 과대평가 문제를 어느 정도는 극복할 수 있게 해준다. 그러나 동일한 개념을 측정하는데 사용할 두 개의 유사한 측정도구를 개발하는 것이 쉽지 않으며, 설령 개발했다 할지라도 두 개의 측정도구가 상호 교환적인지의 여부, 즉 서로 대등한지 여부를 객관적으로 평가할 수 있는 방법이 존재하지 않는다는 단점이 있다. 그리고 개발된 두 개의 측정도구가 서로 동등한 도구이므로 두 개 중 하나만을 사용하고 나머지 하나는 버리게 된다면 다소 소모적인 측면도 없지 않다고 하겠다.

③ 반분법(split-half method)

반분법은 어떤 개념을 측정하는 하나의 도구를 두 개로 나누어 각각에 대한 측정값 간의 상관계수를 이용해 신뢰도를 추정하는 방법이다. 예를 들어, 학교소속감이라는 개념을 측정하는 도구가 20개 항목으로 구성되어 있다면, 이를 10개 항목씩 두 그룹으로 나눈다. 두 그룹으로 나누는 방법은 짝수항목과 홀수항목으로 반분하기도 하고, 무작위로 반분하기도 한다. 10개 항목씩이 포함된 두 개의 그룹은 각각을 하나의 측정도구로 간주하여, 각 측정값 사이의 상관계수를 구한 다음, 이를 이용해 20개 문항 전체에 대한 신뢰도를 추정한다.

신뢰도를 추정할 때에는 Spearman-Brown 공식을 이용하여 신뢰도 계수를 산출하는데 공식은 다음과 같다.

$$r_{XX'} = \frac{2r_{(odd,\ even)}}{1 + r_{(odd,\ even)}}$$

$r_{XX'}$: 전체 문항의 신뢰도 계수

r : 홀수문항 및 짝수문항 측정값 간의 상관계수

반분법에서는 두 개로 나눈 각각의 그룹에 포함되는 항목수가 최소한 8개 이상이 되어야 하며, 반분되기 전의 측정도구가 동일한 개념을 측정하고 있다는 것이 전제되어야 한다. 그런데 반분법에도 제한점이 있다. 항목이 20개로 구성된 측정도구를 반분하는 방법은 몇 가지가 있을까? 20개의 항목 중 10개의 항목을 뽑는 조합의 경우의 수는 ${}_{20}C_{10}$이므로 184,756가지에 달한다. 이 중 어떤 조합으로 반분되는지에 따라 신뢰도가 달라질 수 있다는 불확정성이 바로 반분법이 갖는 한계라고 하겠다.

동형검사법에서 두 개의 동등한 측정도구를 사용해 신뢰도를 측정하고자 했었는데, 그 때의 측정도구 두 개는 도구 자체가 별개의 것이었음에 반해, 반분법의 경우 도구 자체는 하나이면서 그 도구를 구성하고 있는 측정항목을 두 개로 나누는 것이 다르다고 하겠다. 또, 검사-재검사법이나 동형검사법에서 이루어지는 두 번의 측정은 시차를 두고 이루어졌지만, 반분법에서는 원래 측정도구 자체는 한 개이므로 시차가 없이 동시에 모든 항목이 측정된다는 점이 구별된다.

④ 내적일관성 이용 방법(internal consistency method)

신뢰도에 대한 대안으로서 동일한 개념을 측정하기 위해 사용된 여러 개의 항목들이 서로 일관성을 갖는다면, 문항 전체가 나타내는 측정결과도 일관성을 나타낼 것이라는 가정하에 내적일관성을 이용한 방법이 사용된다. Cronbach's α와 Kuder-Richardson 20 (KR-20) 방법이 여기에 해당한다.

ⓐ Cronbach's α

어떤 개념을 측정하기 위해 사용하는 측정도구는 보통 여러 개의 항목으로 구성되어 있고, 이러한 항목들은 측정하고자 하는 개념의 속성에 관한 몇 개의 하위요인들로 묶이는 경우가 빈번하다. 그러나 도구에 포함된 내용이 한 가지 요인이라는 것을 확인할 수 있다면 Cronbach's α를 사용해 신뢰도를 추정할 수 있다. 측정도구에 포함된 항목들 간의 상관관계를 이용해 내적일관성을 파악하고, 내적일관성이 크다면 도구자체의 신뢰도 또한 높을 것이라고 추정하게 된다.

Cronbach's α 값은 측정도구를 구성하고 있는 모든 항목 간의 상관계수의 평균에 의해 결정되며, 이러한 평균은 항목들의 내적일관성을 뜻한다. 이미 언급한 바와 같이 Cronbach's α 값이 측정도구의 신뢰도 자체를 뜻하는 것은 아니다. Cronbach's α 값은 측정항목들의 내적 일관성을 의미하며, 이 값을 통해 신뢰도를 예측하고자 한다는 것이 적절한 이해일 것이다.

Cronbach's α 값을 산출하는 공식은 다음과 같다.

$$\text{Cronbach's } \alpha = \frac{n\,\bar{\rho}}{1 + (n-1)\,\bar{\rho}}$$

n : 항목의 수

$\bar{\rho}$: 항목 간 상관계수들의 평균

예를 들어, 5개 측정항목으로 구성된 스트레스 대처양식 측정도구가 있다고 생각해보자. 5개 측정항목 간 상관계수는 다음과 같이 10개 값이 존재한다.

항목	1번	2번	3번	4번	5번
1번	-				
2번	0.201	-			
3번	0.541	0.062	-		
4번	0.388	0.210	0.349	-	
5번	0.431	0.247	0.392	0.379	-

10개의 상관계수로부터 평균값을 구하면 다음과 같다.

$$\frac{0.201 + 0.541 + \cdots + 0.392 + 0.379}{10} = \frac{3.2}{10} = 0.32$$

이 값을 Cronbach's α 산출 공식에 대입하면, 5개 문항의 내적일관성을 나타내는 Cronbach's α 값을 얻을 수 있다.

$$\frac{5 \times 0.32}{1 + (5-1) \times 0.32} \fallingdotseq 0.702$$

Cronbach's α 계수는 0~1의 범위에 존재하는데 보통 0.6 이상이 되어야 최소한의 신뢰도를 확보한 것으로 간주되며, 0.7 이상일 때 신뢰도가 양호한 것으로, 그리고 0.8 이상일 때 신뢰도가 높은 것으로 받아들여진다.

ⓑ Kuder-Richardson 20(KR-20)

보건학 분야에서는 건강과 관련된 지식수준을 파악하기 위해 '예', '아니오' 로 반응하도록 고안된 지식 측정도구를 빈번히 사용한다. 이처럼 이분형 범주로 측정되는 도구의 내적일관성을 산출하기 위해서는 KR-20 방법을 사용한다. KR-20 방법은 Cronbach's α의 독특한 형태로서 해석은 Cronbach's α와 동일하게 한다. KR-20 방법에서 사용되는 공식은 다음과 같다(Anastasi와 Urbina, 1997).

$$KR\text{-}20 = \frac{K}{K-1}\left[1 - \frac{\Sigma_{i=1}^{K} p_i q_i}{\sigma^2_X}\right]$$

$$\sigma^2_X = \frac{\Sigma_{i=1}^{n}(X_i - \bar{X})^2}{n}$$

K : 항목의 수

p : 정답자의 분율

q : 오답자의 분율

n : 전체 응답자 수

(σ^2_X : 전체 항목에 대한 분산)

그렇다면 신뢰도는 앞서 제시한 두 가지 유형의 오차, 즉 체계적 오차와 비체계적 오차 중 어떤 오차와 관련된 개념일까? 체중을 측정할 때 그 값이 어떤 때에는 실제 참값보다 적고, 또 다른 때에는 실제 참값보다 많고, 따라서 측정할 때마다 실체 체중과 비교해 도무지 어떤 방향으로 측정되었는지를 예상할 수 없었던 앞의 예를 떠올려보자. 우리는 이 체중계가 일관적이고 안정적인 측정값을 제공해 준다고 할 수 있을까? 여기에서 독자는 신뢰도가 비체계적 오차와 관련된 개념이라는 것을 감지할 수 있을 것이다. 측정의 신뢰도를 높이게 되면 비체계적 오차는 줄어들게 된다. 그러나 비체계적 오차가 '0' 이 되도록 할 수는 없으므로, 신뢰도의 정도를 언급할 때에도 신뢰도가 '없다' 또는 '있다' 보다는 '높다' 또는 '낮다' 로 표현하는 것이 적절하다.

(3) 신뢰도를 향상시키는 방법

신뢰도는 비체계적 오차와 관련된 개념이므로 비체계적 오차가 발생할 가능성을 가능한 한 줄이는 것이 바로 측정의 신뢰도를 높이는 방법이 된다. 본 장의 앞부분에서 언급한 바와 같이 오차는 연구수행의 전 과정에 걸쳐 발생할 수 있으며, 특히 비체계적 오차의 경우 측정하고자 하는 대상자, 환경, 그리고 측정자 요인의 영향을 받는다. 그러므로 다양한 요인에 의한 오차발생 가능성을 최소화하려는 노력을 기울여야 한다. 일반적으로 보건학 분야에서는 다음과 같은 방법을 통해 신뢰도의 향상을 도모하고 있다.

① 측정도구 관련 요인

ⓐ 신뢰도가 검증되어 있는 측정도구 사용

일반적으로 연구자가 어떤 개념을 측정하기 위해 자신만의 도구를 새로 개발하는 것은 불필요한 경우가 많을뿐더러 때로는 바람직하지 않다고까지 논의되기도 한다. 측정도구를 개발하는 것은 매우 복잡하고 많은 노력을 요하는 작업이며, 예상치 못한 오차와 비뚤림이 초래될 수 있기 때문이다.

그러므로 선행연구를 검토하여 신뢰도가 확보되어 있는 도구를 찾아 측정에 활용하는 것이 좋다. 만약 활용가능한 도구가 검색되지 않는다면, 다시 한 번 찾아보길 권한다. 그럼에도 불구하고 적절한 도구를 활용할 수 없다면 도구개발에 대해 고민해 보아야 한다.

한 가지 기억해야 할 점은 신뢰도가 검증된 측정도구를 사용했다 하더라도 측정대상이 달라지면 신뢰도가 크게 달라질 수도 있다는 것이다. 따라서 측정 후에는 수집된 자료를 분석하여 신뢰도가 어떤 수준인지 확인하는 과정을 반드시 거쳐야 한다.

ⓑ 측정항목 명확화

측정도구를 구성하고 있는 세부적인 측정항목에 모호한 표현이 존재할 경우 측정대상자는 제각기 자의적인 해석에 기초해 반응한다. 따라서 어떤 측정대상자로부터는 연구자가 측정하고자 의도한 개념이 측정되겠지만, 또 다른 측정대상자로부터는 연구자의 의도와는 다른 개념이 측정될 가능성이 존재하며 그 결과 신뢰도는 흔들린다. 측정항목이 모든 측정대상자에게 동일한 의미로 해석될 수 있도록 하기 위해서는 명확한 표현을 사용해야 한다.

한편, 측정항목들 간의 관계를 검토하였을 때 다른 항목들과는 상대적으로 상이한 개념을 담고 있는 문항이 관찰되는 경우가 있다. 예를 들면, 대인관계만족도라는 개념을 측정하는 도구가 있는데 5개 측정항목으로 구성되어 있다고 가정해보자. 4개 항목은 직장에서의 대인관계에 대해 묻고 있는 반면, 1개 항목은 가족 내 대인관계에 대해 다루고 있다면, 5개 항목 전체에 대한 측정값으로부터 산출된 신뢰도는 다소 낮을 수 있다. 1개 항목이 다른 4개 항목과 다소 상이한 개념을 측정하고 있기 때문이다. 이런 경우 그 1개 항목을 제거하고 4개 항목에 대한 신뢰도를 구하면 신뢰도가 향상되는 것을 확인할 수 있다. 이와 같이 측정항목 간 비교를 통해 상대적으로 모호한 개념을 측정하고 있는 것으로 판단되는 항목은 삭제하는 것이 신뢰도를 높이기 위한 방법이 될 수 있다.

ⓒ 측정항목의 수를 늘림

일반적으로 동일한 개념을 측정하는 항목의 수가 많아지면, 적은 수의 항목으로 측정했을 때보다 측정오차를 줄일 수 있으므로 신뢰도는 높아진다. 이때의 전제는 측정항목의 수를 늘리기 위해 포함시키고자 하는 항목들이 양질의 것이어야 한다.

② 측정대상자 관련 요인

연구자가 어떤 개념을 측정하고자 할 때 그 개념은 연구자에게 있어 매우 친숙하거나 또는 그 중요도가 높게 인식될 가능성이 높다. 그러나 측정대상자의 입장에서는 그러한 개념에 대해서 생각해 본 적도 없고, 관심도 없으며, 심지어는 전혀 모르고 있을 가능성도 존재한다. 이를 간과하고 측정을 시도한다면, 연구자는 측정대상자들이 '아무렇게나', '성의 없이', 혹은 '실제와는 다르게' 반응한 측정값을 가지고 연구결과를 도출하는 우를 범하게 된다. 그러므로 연구자는 자신이 측정하고자 하는 개념이 과연 측정대상자로부터 측정 가능한 개념인지에 대해 숙고해야 하고, 그러한 확신이 있을 때 측정을 실시하는 것이 신뢰도 향상을 위해 중요하다.

③ 측정자 관련 요인

측정을 수행하는 측정자 혹은 조사원이 측정도구에 관해 얼마나 숙련되어 있는지에 따라 측정의 신뢰도가 영향을 받는다. 또 측정자가 측정대상자를 대하는 태도와 조사방식에 따라서도 측정의 신뢰도가 크게 좌우된다. 단적인 예로, 정신과적 질환 과거력 유무를 측정하는 항목에 대한 조사를 예로 들어보자. 표준화된 항목은 다음과 같았다.

> "정신과 질환을 진단받은 적이 있으십니까?"

측정자A는 위의 측정항목을 그대로 질문하는 방식을 취하고, 측정자B는 다음과 같이 변형하여 질문한다.

> **"정신과 질환을 진단받은 적이 없으시지요?"**

독자라면 이러한 두 가지 방식의 측정방법에 대해 어떻게 반응할 것 같은가? 후자와 같이 '진단 경험이 없음'을 기본 전제로 질문한다면, 정신과적 진단 과거력이 있는 대상자의 솔직한 응답을 기대하기는 쉽지 않을 것으로 보인다.

이처럼 측정자로부터 기인되는 요인들을 통제하여 신뢰도를 향상시키기 위해서는 측정을 개시하기에 앞서 측정자를 대상으로 측정에 대한 훈련을 충분히 해야 한다.

2) 타당도

(1) 타당도의 개념

타당도(validity)란, 어떤 개념을 측정하기 위해 고안된 도구가 측정하고자 하는 개념을 얼마나 잘 측정하는가를 의미한다. 측정결과 해당 도구의 신뢰도가 높게 나타났다 할지라도, 측정하고자 하는 개념이 아닌 다른 개념을 측정한 것이었다면 이 도구는 타당도가 낮은 것이다. 한 예로 우울증을 선별하기 위한 측정도구를 찾고 있는 연구자가 있다고 가정해보자. 이 연구자가 기존에 알고 있던 스트레스 측정도구 문항을 살펴보니, 우울증의 특성을 나타내는 문항이 포함되어 있다고 생각되었다. 그래서 이 연구자는 우울증을 선별할 목적으로 스트레스 측정도구를 사용하기로 하였다. 이럴 경우, 스트레스 측정도구가 아무리 신뢰도와 타당도가 입증된 도구라 하더라도, 우울증 선별도구로서는 타당도가 낮다. 왜냐하면 스트레스 측정도구는 연구자가 측정하고자 하였던 '우울증'이라는 개념이 아닌 '스트레스'라는 개념을 측정하기 위해 만들어진 도구이기 때문이다. 이처럼 타당도는 측정도구와 측정개념이 함께 언급될 때 잘 이해될 수 있을 것이다. 또한 어떤 도구의 신뢰도가 높다고 해서 타당도도 높은 것은 아니라는 점을 기억해야 한다.

(2) 타당도 분류

타당도는 크게 내용타당도, 기준타당도, 구성개념타당도 등의 세 가지로 구분할 수 있다. 내용타당도에는 안면타당도가 포함되고, 기준타당도에는 예측타당도와 동시타당도가, 구성개념타당도에는 집중타당도, 판별타당도, 이해타당도가 포함된다. 각각의 타당도는 다소 상이한 접근법을 취하며 측정도구의 타당도를 평가하는 것으로 보이나, 결국은 측정하고자 하는 개념을 얼마나 잘 측정해내고 있는지를 파악하는 것이 궁극적인 관심의 대상임을 알 수 있다(그림 5-1).

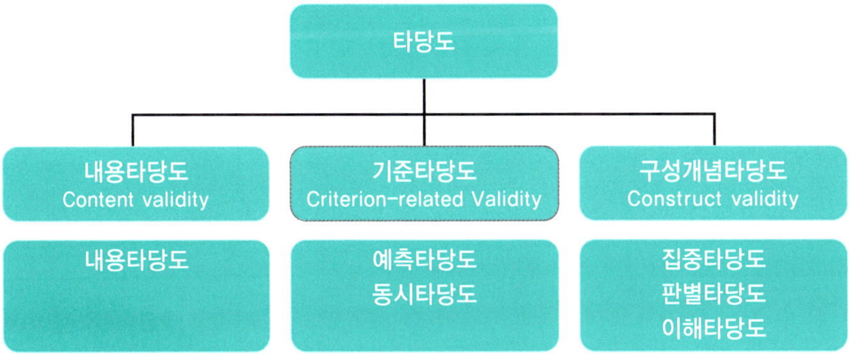

그림 5-1. 타당도의 분류

① 내용타당도(content validity)

고등학생 시절 영어시험을 치른 기억을 되살려보자. 영어시험의 네 가지 영역, 즉 듣기, 말하기, 읽기, 쓰기가 떠오르는가? 필자가 학생 시절에는 듣기와 말하기 영역에 대한 평가가 영어시험에 포함되어 있지 않았었다. 그렇다면 시간이 지나면서 영어시험에 듣기와 말하기 영역이 포함된 이유는 무엇일까?

건강검진의 예로 옮겨보자. 과거 국민건강보험공단에서 지역주민을 대상으로 실시하던 건강검진 프로그램에는 정신건강과 관련된 내용이 들어가 있지 않았다. 그러나 생애전환기 건강검진이 도입되면서, 정신건강과 관련된 내용이 포함되었다. 국가의료비와 관련된 경제적인 논리는 차치하고, 기존의 신체건강 관련 검진 프로그램에 정신건강 관련 내용이 삽입된 이유는 무엇일까?

그렇다. 영어시험의 경우, 쓰기와 읽기 능력만을 가지고 '영어능력'을 말하는 것은 무리가 있다고 여겨졌다. 건강검진의 경우, 신체건강만을 가지고 '건강' 전체를 논하는 것은 이제 타당도가 떨어진다고 인식되었다.

이와 같이 내용타당도는 측정하려는 개념의 속성을 측정도구가 얼마나 대표성 있게 포함하고 있느냐에 대한 것이다. 그런데 어떤 추상적인 개념에 포함되는 모든 속성들을 측정항목에 포함시키는 것은 가능하지도 않을뿐더러 확인할 방법조차 없다. 뒤에 소개할 기준타당도와 구성개념타당도는 통계적으로 검증해 볼 수 있는 방법이 존재하지만, 내용타당도의 경우 그렇지 못하다. 내용타당도는 보통 전문가의 지식과 경험에 근거하여 평가하므로, 연구자의 주관에 따라 영향을 받는다.

그러므로 타당도 중 가장 기본적인 타당도라고 할 수 있는 내용타당도를 확보하기 위해서는 선행연구와 관련 이론들을 충분히 검토하고, 측정하고자 하는 개념의 속성에 대한 측정도구의 포함범위 등을 객관적으로 분석하는 작업이 선행되어야 한다. 참고로, 측정대상자가 인지하는 내용타당도를 '안면타당도(face validity)'로 구분하기도 한다.

② 기준타당도(criterion-related validity)

과거 한 때 운전면허증을 취득하기 위한 시험에 도로주행 시험이 포함되지 않았던 적이 있었다(물론, 교통안전교육 이수와 신체검사는 필수절차였다). 만약, 운전면허 취득 시험이 필기시험만으로 치뤄진다면 어떨까? 필기시험 점수가 높으면 추후 실제 도로에서도 운전을 잘할 수 있을 것이라고 예측되는가? 이 경우 실제 운전능력을 기준(criterion)으로 할 때 운전면허 필기시험이 실제 운전능력을 얼마나 잘 예측하느냐 하는 것이 필기시험의 기준타당도가 된다. 즉 필기시험 성적이 좋은 사람이 운전면허 취득 후 실제로 운전능력도 뛰어나다면, 필기시험이라는 측정도구의 기준타당도가 높다. 앞의 예에서 '기준'이 되는 실제 운전능력이 필기시험이라는 측정보다 시간적으로 미래에 도래하므로, 예측타당도(predictive validity)라고 한다. 아마도 필기시험, 기능시험, 도로주행 등 다양한 요소로 구성된 최근의 운전면허시험은 실제 운전능력에 대한 예측타당도가 과거의 측정도구에 비해 훨씬 더 높아졌을 것이라고 생각된다(그림 5-2).

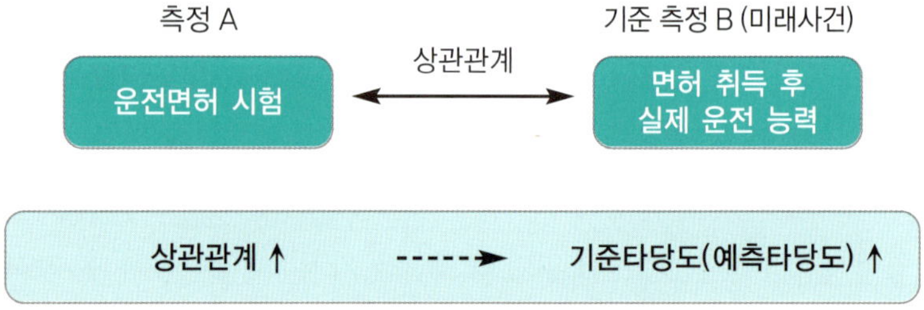

그림 5-2. 예측타당도

한편, 알코올사용장애에 대한 선별검사 도구를 개발하였다면, 도구의 기준타당도를 평가하는 방법은 다음과 같다. 현재 알코올사용장애를 갖고 있는 환자를 대상으로 선별검사 도구를 사용해 측정을 실시한다. 이때 기준(criterion)은 의사가 수행한 알코올사용장애 진단 결과이고, 선별검사 결과가 그러한 기준과 얼마나 높은 상관관계를 갖는지 분석하게 된다. 알코올사용장애 선별검사 결과와 알코올사용장애 진단 간의 상관관계가 높다면

이 선별검사 도구의 기준타당도가 높은 것이다. 그런데 예측타당도와는 달리, 기준과 측정이 시간적으로 동시간대에 존재하므로 동시타당도(concurrent validity) 또는 공인타당도라고 한다.

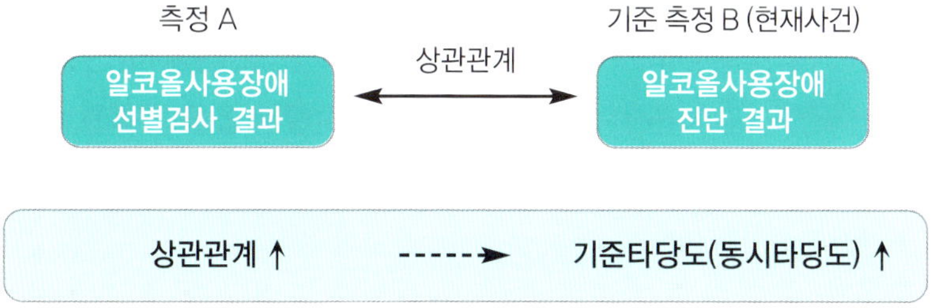

그림 5-3. 동시타당도

이와 같이 기준타당도는 어떤 측정도구를 사용해 측정된 결과와 해당 개념에 관한 절대적 또는 확고한 기준(gold standard) 사이에 어느 정도의 상관관계가 존재하는가에 대한 것으로서 통계적인 분석방법을 사용해 평가해 볼 수 있다. 독자는 준거타당도 또는 준거관련타당도라는 표현을 접한 경험이 있을 텐데, 모두 기준타당도를 가리키는 표현이다.

실제 연구를 수행할 때 측정도구의 타당도와 관련된 논의 시 기준타당도는 빈번히 제기되는 타당도 평가방법이다. 그렇다면 기준타당도를 활용해 도구의 타당도를 평가하고자 할 때 제기되는 문제는 무엇일지 생각해 보도록 하자. 독자는 다음 질문들에 대한 답을 떠올려보시기 바란다. 삶의 질을 측정하는 도구의 기준타당도를 평가하려고 할 때 '기준'은 무엇일까? 자아존중감을 측정하는 도구의 기준타당도 평가를 위한 '기준'은? 또, 국민의 행복수준을 측정하는 도구의 기준타당도 평가를 위한 '기준'은? 이처럼 기준타당도에서 가장 중요하게 대두되는 문제는 절대적이고 적절한 '기준'을 찾는 것이 쉽지 않다는 점이다.

③ 구성개념타당도(construct validity)

구성개념타당도는 구인타당도, 구성타당도, 또는 개념타당도로 명명되기도 한다. 구성개념타당도라는 용어에서도 알 수 있듯이, 구성개념타당도는 추상적인 개념들 간에 구축되어 있는 이론적 관계가 실제 측정값들 간에 나타나는 관계와 얼마나 일치하는지에 대해 평가하는 것이다. 결국 추상적인 개념들 간의 관계가 실제로 측정도구에 의해 적절하게 측정되는가에 대한 것이라고 할 수 있다.

앞서 제시한 내용타당도는 측정하고자 하는 개념의 속성을 모두 포함하도록 항목을 구성하는 것이 어렵다고 하였고, 기준타당도는 적절한 기준을 정하는 것이 어렵다고 하였다.

그러나 구성개념타당도에서는 측정개념의 포괄성이나 절대적인 기준의 제한을 받지 않는다. 즉, 측정하고자 하는 개념 및 그와 관련된 개념들 간의 관계에 대해 설명하는 기존의 이론적 틀이 기반이 되고, 측정도구를 사용해 얻어진 측정값들이 그러한 이론적 틀을 지지하는 결과를 나타낸다면 해당도구의 구성개념타당도가 높다고 판단하게 된다. 구성개념타당도는 다시 이해타당도(nomological validity), 집중타당도(convergent validity), 판별타당도(discriminant validity) 등의 세 가지로 구분할 수 있다.

이해타당도에 관련된 한 예를 들어보자. 기존의 이론에 따르면, 우울증은 무망감(hopelessness)과는 양의 연관성을 갖고 있으며, 사회적지지 수준과는 음의 연관성을 갖고 있는 것으로 보고되고 있다. 이제 한 연구자가 선행연구 검토 후 우울증이라는 개념을 측정하기 위한 우울증 측정도구를 개발하고, 실제로 이 도구를 사용해 우울증을 측정하였다. 수집된 측정값을 분석하여 우울증, 무망감, 그리고 사회적 지지 간의 관계를 살펴보았더니 기존의 이론적 틀에서 제시하고 있는 개념들 간의 관계와 부합하는 결과를 얻었다면 이 연구자가 개발한 우울증 측정도구는 이해타당도가 높다고 평가된다. 즉 이해타당도는 어떤 이론을 구성하고 있는 개념들 간의 관계가 실제 측정결과를 통해서도 나타나고 있는지를 평가하는 것이다(그림 5-4).

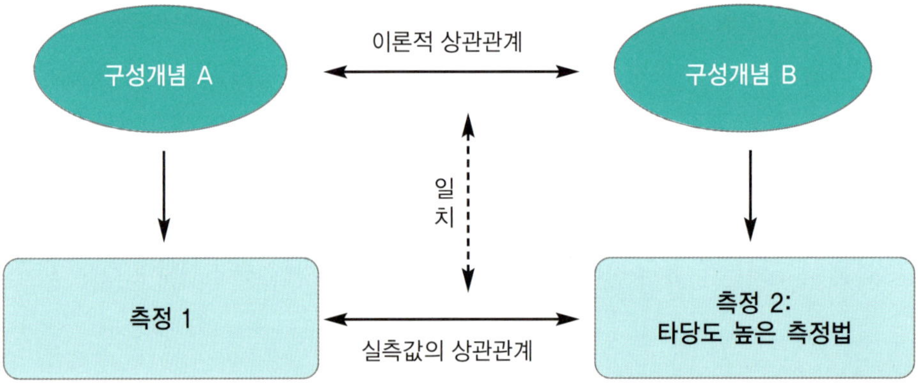

그림 5-4. 이해타당도

집중타당도(수렴타당도)가 높다는 것은 측정하고자 하는 개념이 동일하다면 상이한 측정도구를 사용하더라도 그 측정값들 간에는 상관관계가 높게 나타난다는 것을 의미한다. 물론 그 상이한 측정도구가 잘 고안된 측정도구라면 말이다. 예를 들면, STAI(State Trait Anxiety Inventory)와 BAI(Beck Anxiety Inventory)는 불안증상을 측정하는 도구이다. 상이한 두 개의 측정도구가 불안증상이라는 동일한 개념을 측정하고 있으므로 두 도구로 측정된 값들 사이에는 높은 상관관계가 존재할 것이고, 따라서 집중타당도가 높다고 할 수 있다(그림 5-5).

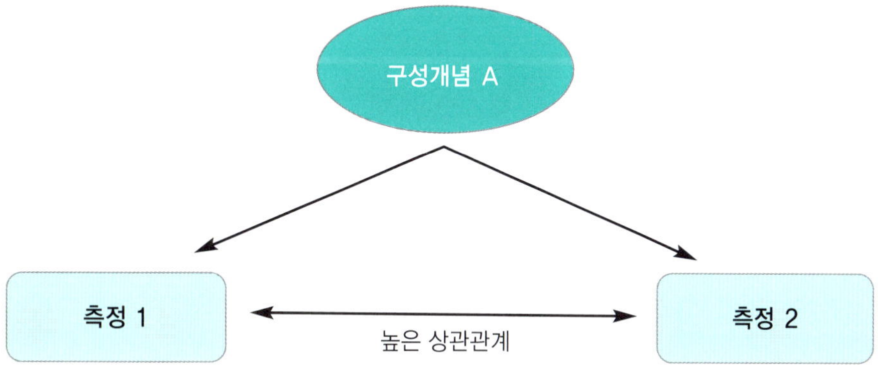

그림 5-5. 집중타당도

이와는 반대로 측정하고자 하는 개념이 상이할 경우 상이한 구성개념을 측정한 측정값들 간에는 상관관계가 낮게 나타나야 하는데, 이것이 바로 판별타당도이다. 예를 들어, 생활사건 조사표를 사용해 스트레스 수준을 측정하고, KWIS라는 도구를 사용해 지능을 측정했다면, 두 측정값들 간에는 상관관계가 낮을 것이며, 이때 판별타당도가 높다고 할 수 있다(그림 5-6).

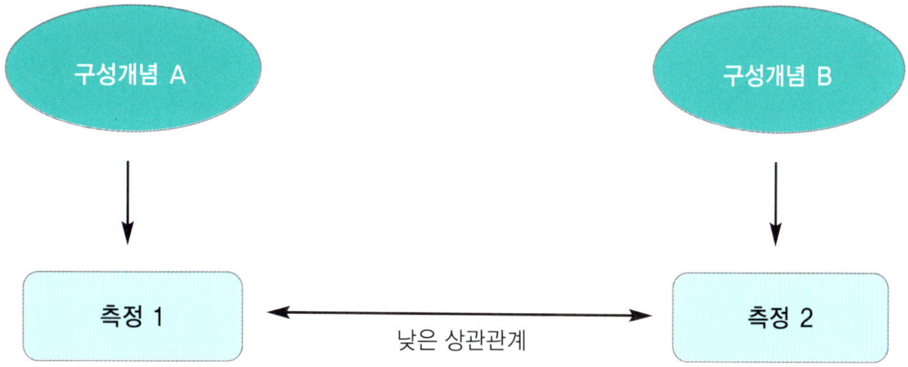

그림 5-6. 판별타당도

한편, 앞의 예를 통해 간접적으로 알 수 있듯이 구성개념타당도를 평가해 보고자 할 때에는 충분한 연구를 통해 잘 개발된 이론이 필요하다. 만약 안정적으로 확립되지 않은 이론적 틀을 기반으로 하여 연구자가 개발한 측정도구의 구성개념타당도를 평가한다면,

측정 결과가 기대한 것과 같이 나타나지 않을 수 있다. 보다 더 근본적으로는 불확실한 이론적 틀을 활용해 개념들 간의 관계를 찾으려 한 것 자체가 적절하지 못한 시도라고 할 수 있다.

이제 타당도와 오차를 연관지어 생각해보자. 타당도는 두 가지 유형의 오차 중 어떤 오차와 관련된 개념일까? 언제나 실제 체중계보다 2kg 적은 값을 보여주었던 체중계를 다시 한 번 떠올려보자. 우리가 측정하고 싶은 것은 '현재의 체중' 이라는 개념이었는데, 이 체중계는 '현재보다 2kg 적은 체중' 이라는 개념을 측정해 주고 있는 것이다. 그렇다면 이 체중계는 우리가 측정하고자 하는 개념을 잘 측정하고 있다고 할 수 있을까? 그렇지 않다. 이와 같이 타당도는 체계적 오차와 관련된 개념이다. '현재보다 0.5kg 적은 체중' 이라는 개념을 측정해 주는 체중계가 있다면, 이는 앞서 언급한 체중계보다 '현재의 체중' 이라는 개념에 더 가까울 것이며, 이는 곧 타당도가 상대적으로 더 높다는 것을 뜻하고, 결국 체계적 오차를 줄일 수 있다. 현실적으로 체계적 오차를 '0' 의 상태로 만드는 것은 불가능하므로 타당도에 대한 표현 역시 '있다', '없다' 보다는 '높다' 또는 '낮다' 와 같이 그 정도로 나타내는 것이 적절하다.

이상으로 오차, 신뢰도, 타당도에 대해 알아보고, 오차와 신뢰도의 관계, 그리고 오차와 타당도의 관계에 대해 다루어 보았다. 그렇다면 신뢰도와 타당도 간에는 어떤 관계가 있는 것일까? 다음 그림을 살펴보면 이에 대한 이해를 도울 수 있을 것이다.

우리가 측정하고자 하는 개념이 사격의 중심이며, 검은 자국은 사격결과라고 생각해보자. A는 사격결과가 과녁의 중심으로부터 벗어나 1,2사분면에 분포해 있으며, 또한 넓게 퍼져있다. 즉 측정값들이 참값으로부터 일정한 방향으로 치우쳐 있으므로 체계적 오차가 크며, 측정값들의 분산이 크므로 비체계적 오차도 크다. 이는 타당도도 낮고 신뢰도도 낮음을 뜻한다.

B는 사격결과가 과녁의 중심을 기준으로 1~4 사분면에 골고루 분포해 있으며, 넓게 퍼져 있다. 즉, 측정값들은 특정 방향으로 치우치지 않고 참값을 중심으로 분포하고 있어서 체계적 오차는 크지 않지만, 측정값들의 분산은 여전히 크므로 비체계적 오차는 크다. 이는 타당도는 높고 신뢰도는 낮음을 의미한다.

C는 과녁의 중심을 기준으로 하여 사격결과가 1사분면에 쏠려 있으며 사격결과가 넓게 퍼지지 않고 한 곳에 모여 있다. 즉, 측정값들은 일정한 방향으로 치우쳐 있으므로 체계적 오차가 큰 반면, 측정값들의 분산은 작아서 비체계적 오차는 작다. 이는 곧 타당도는 낮고

신뢰도는 높음을 뜻한다.

D는 과녁의 중심에 사격결과가 집중되어 있다. 측정값들이 참값 가까이에 모여 있으므로 체계적 오차가 작고, 측정값들의 분산도 작아 비체계적 오차 또한 작다. 이는 타당도와 신뢰도가 모두 높음을 의미한다(그림 5-7).

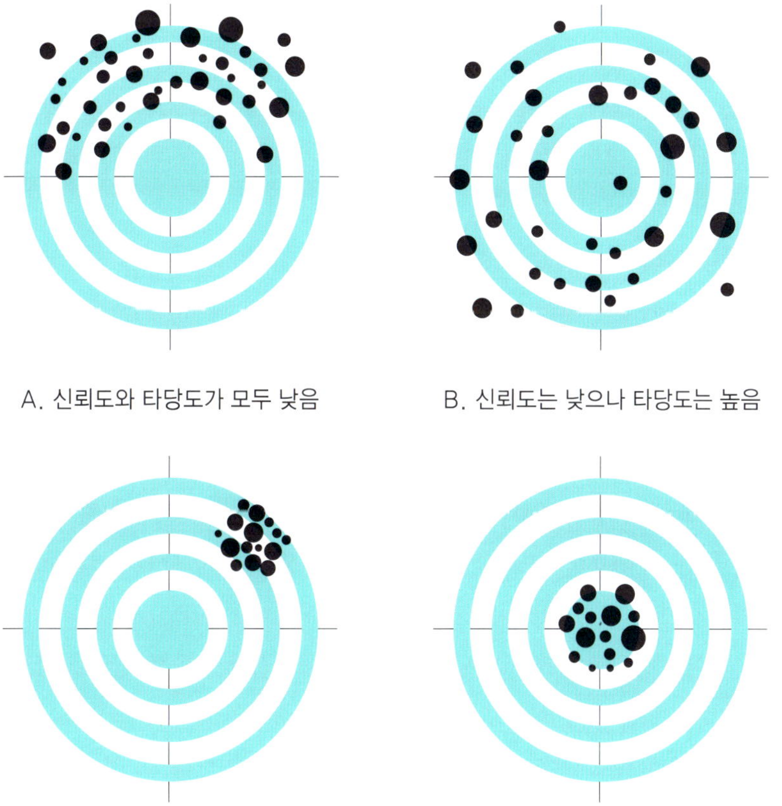

A. 신뢰도와 타당도가 모두 낮음

B. 신뢰도는 낮으나 타당도는 높음

C. 신뢰도는 높으나 타당도는 낮음

D. 신뢰도와 타당도가 모두 높음

그림 5-7. **신뢰도와 타당도의 관계**

종종 "신뢰도가 우선일까, 타당도가 우선일까?" 하는 의문이 제기되곤 한다. 이와 관련된 예를 들어보자. '비만도' 라는 개념을 측정하려고 한다. 가장 좋은 측정도구 중의 하나는 체지방률 측정계이다. 그러나 여러분은 체지방률 측정계를 갖고 있지 않으며, 눈금이 정확한 줄자를 가지고 있다. 그런데 과연 '비만도' 라는 개념은 체지방률을 통해서만 예측할 수 있는 개념일까? 허리둘레를 측정해 '비만도' 를 예측할 수도 있지 않을까? 그래서 여러분은 줄자로 '허리둘레' 를 재어 비만도를 표현하였다(물론 '키' 도 측정하여 '허리둘레' 측정값을 보정할 것이다). 만약 줄자가 부정확한 눈금을 갖고 있었다면 이와 같은 측정이 가능하였을까?

그렇지 않다! 만약 줄자의 눈금이 일정치 않아 신뢰도가 낮은 줄자였다면, 허리둘레를 재는 것은 아무 의미 없는 작업이다. 즉, 신뢰도가 갖춰진 도구(눈금이 정확한 줄자)가 전제되어 있었기 때문에 그 도구를 사용한 결과 측정하고자 하는 개념(비만도)이 잘 측정되었는지 또는 그렇지 않은지에 대해 논할 수 있다. 이와 같이, 신뢰도는 타당도를 위해 기본적으로 갖춰야 할 조건이라고 할 수 있다. 한편, 측정하고자 하는 개념에 대한 정의(비만도), 그리고 그 개념에 대한 조작적 정의(체지방률 또는 허리둘레)가 측정의 타당도와 관련이 있음을 독자는 위의 예를 통해 다시 한 번 확인하였을 것이라 믿는다.

요약

1. 측정과 척도

1. 측정이란 우리주변에서 일어나고 있는 어떤 현상이 갖는 추상적인 개념을 관찰 가능한 형태의 특성으로 구체화해 나타내는 것이다.
2. 측정의 수준에 따라 척도를 구분하면 명목척도, 서열척도, 등간척도, 비척도 등 네 가지로 구분할 수 있으며, 후자로 갈수록 보다 정교한 통계분석 방법을 적용할 수 있다.
3. 보건사업 수행 시 쌍대비교법, 순위법, 평정척도법, 리커트척도법 등의 측정방법이 빈번히 사용되고 있다.

2. 신뢰도

1. 신뢰도와 타당도는 조사연구 시 측정에 요구되는 기본적인 요건이다.
2. 측정의 신뢰도란, 어떤 측정도구가 측정하고자 하는 개념을 일관성 있게 측정해 내는 정도를 말하며, 일관성, 안정성이라는 용어로도 설명될 수 있다.
3. 신뢰도를 측정하는 방법으로 검사-재검사법과 내적일관성을 이용한 방법(예: Cronbach's α)이 빈번히 사용된다.
4. 측정의 신뢰도를 향상시키기 위해서는 신뢰도가 검증된 측정도구를 사용하고, 측정항목(문항)은 명확성을 띠어야 한다. 또한 측정대상자로부터 측정이 불가능한 개념을 측정하는 것은 피해야 하며, 측정수행자는 사전에 충분한 훈련을 거친 후 측정에 임해야 한다.

3. 타당도

1. 측정의 타당도란, 어떤 측정도구가 측정하고자 하는 개념을 얼마나 잘 측정해내는가를 의미하며, 크게 내용타당도, 기준타당도, 구성개념타당도 등 세 가지로 구분할 수 있다.
2. 내용타당도는 측정하고자 하는 개념의 속성을 측정도구가 얼마나 대표성 있게 포함하고 있는가에 대한 것이다.
3. 기준타당도는 측정도구를 사용한 측정결과와 해당 개념에 관한 확고한 기준(gold standard) 사이의 상관관계가 얼마나 되는가에 대한 것으로서 통계적인 분석방법을 사용해 평가할 수 있다.
4. 구성개념타당도는 추상적인 개념들 간에 구축되어 있는 이론적 관계와 실제로 측정한 값들 간에 나타나는 관계가 얼마나 일치하는가를 평가하는 것이다.

연습문제

01 측정수준에 따른 척도의 유형 네 가지를 나열하고, 그 예를 제시하시오.

해설: - 명목척도: 성별, 직업, 종교 등
- 서열척도: 주관적 비만 수준(매우 마른 편-약간 마른 편-보통-약간 비만-매우 비만) 등
- 등간척도: 온도, 지능지수 등
- 비척도: 신장, 체중 등

02 순위법과 고정총합법의 공통점과 차이점을 서술하시오.

해설: 제시한 응답범주 항목별로 중요도의 순위가 드러난다는 점에서 공통적이다. 반면, 순위법을 활용하면 단순히 중요도의 순서만 파악할 수 있지만, 고정총합법을 활용하면 순위뿐 아니라 중요도의 상대적 크기도 파악할 수 있다.

03 리커트척도법을 사용하고자 할 때의 유의점을 서술하시오.

해설: 리커트척도를 사용하고 있는 여러 개의 문항이 반드시 동일한 개념을 측정하는 것이어야 한다. 또, 리커트척도가 나타내는 강도의 방향이 반대인 문항이 있을 경우 해당 문항의 리커트 점수를 역채점 한 뒤 총점을 합산해야 한다.

04 오차의 두 가지 유형에 대해 설명하시오.

해설: 체계적 오차는 측정값이 일정한 방향으로 치우쳐 모든 측정값이 모두 낮아지거나 모두 높아지거나 하는 경향을 초래하는 오차이다. 반면, 비체계적 오차는 어느 한 쪽 방향으로만 치우치지 않고 여러 방향으로 분산되어 존재하므로 서로 상쇄되는 경향을 띤다.

05 신뢰도와 타당도의 개념을 오차와 관련지어 서술하시오.

해설: 비체계적 오차는 측정의 신뢰도와 관련된 개념으로서 어떤 특성에 대한 반복적인 측정에서 일관성 높은 측정이 이루어져 신뢰도가 높아지면 비체계적 오차가 줄어든다. 체계적 오차는 측정의 타당도와 관련된 개념으로서 측정하려고 하는 특성의 참값에 가까운 측정이 이루어져 타당도가 높아지면 체계적 오차가 줄어든다.

06 내적 일관성을 이용한 신뢰도 평가방법에 대해 상술하시오.

해설: 동일한 개념을 측정하기 위해 사용된 여러 개의 항목들 간에 일관성이 존재한다면, 문항 전체가 나타내는 측정결과 또한 일관성을 가질 것이라는 가정이 전제된 방법이다. Cronbach's α, Kuder-Richardson 20(KR-20) 방법이 여기에 속한다. Cronbach's α 값은 모든 항목간의 상관계수의 평균값으로 산출하며, 이분형 범주로 측정되는 문항들로 구성된 측정도구의 내적일관성은 Kuder-Richardson 20(KR-20) 방법으로 산출해 평가한다.

07 신뢰도를 향상시키는 방법을 제시하시오.

해설: 측정도구 관련 방법으로서 신뢰도가 검증된 도구를 사용하고, 의미를 명확히 전달할 수 있는 표현으로 측정항목을 구성하며, 동일한 개념을 측정하는 항목의 수를 증가시켜 본다. 측정대상자 관련 방법으로 측정하고자 하는 개념이 측정대상자로부터 측정될 수 있는 내용일 경우에 한해 측정을 실시한다. 한편, 측정자 관련 방법으로서 실제로 측정이 이루어지기 전 측정자 훈련을 실시하여 측정자 간의 차이로부터 초래되는 측정값 변동을 최소화한다.

08 기준타당도의 두 가지 유형에 대해 예를 들어 설명하시오.

해설: 기준타당도는 어떤 측정도구를 사용해 측정된 결과와 해당 개념에 관한 절대적 기준이 얼마나 높은 상광관계를 나타내는가에 관한 것이다. 여기서 측정과 기준이 시간적으로 동시간 대에 이루어진 것이 동시타당도이고, 측정이 이루어진 뒤 일정 시간 경과 후에 절대적 기준을 확인할 수 있게 된다면 예측타당도에 해당한다.

예를 들어, 치매선별검사 및 진단검사 두 가지를 하루에 모두 실시하고, 선별검사 결과가 진단검사 결과를 얼마나 잘 예측하는지 파악하는 것은 치매선별검사의 동시타당도를 평가하는 것에 해당한다. 외국인이 획득한 한국어능력 시험 점수가 높을수록 추후 한국의 실생활에서 의사소통 능력이 뛰어난 것으로 평가되었다면, 한국어능력 시험의 예측타당도가 높다고 말할 수 있다.

09 구성개념타당도 중 이해타당도에 대해 설명하시오.

해설: 어떤 이론을 구성하고 있는 개념들 간의 상관관계가 실제로 그 개념들을 측정한 결과에서도 재현되는지 평가하여 측정하고자 하는 추상적 개념 측정이 적절한지 판단하는 것이다.

10 신뢰도와 타당도의 관계를 그림으로 나타내고 이를 설명하시오.

해설: 그림 5-7 참조

참고문헌

고려대학교 부설 행동과학연구소편. 심리척도 핸드북I. 학지사. 2005
국민건강영양조사 제7기 3차년도(2018) -건강설문 조사표-. 질병관리본부. 2020.
박진우. 통계학의 길잡이. 교우사. 2005.
이은현, 정영해, 김진선, 송라윤, 황규윤 역. Munro BH 저. 보건통계분석(Statistical methods for health care research). 군자출판사. 2002.
전국보건관리학교육협의회. 보건교육사를 위한 조사방법론. 전국대학보건관리학교육협의회. 도서출판 한미의학. 2009.
전병제. 자아 개념 측정 가능성에 관한 연구. 연세논총11. 1974.
질병관리본부. 국민건강영양조사 제5기-건강설문 조사표. 보건복지부, 질병관리본부. 2011.
채서일. 사회과학조사방법론. 제3판. 비앤엠북스. 2007.
청소년건강행태조사 설문-제5차(2019년). 질병관리본부. 2020.
한국교육심리학회. 교육심리학용어사전. 학지사. 2000.
한국인터넷정보화진흥원. 2012년 인터넷중독 실태조사. 미래창조과학부, 한국인터넷정보화진흥원. 2012.
홍성열. 사회과학도를 위한 연구방법론. 시그마프레스. 2010.
Anastasi A & Urbina S. Psychological testing (7th ed.). Pearson Education. 1997.
Gordis L. Epidemiology. 4th ed. Phildelphia, PA: Saunders. 2009.
OECD. OECD_health at a glance 2011-OECD indicators. OECD. 2011.
Prince M, Stewart R, Ford T, Hotopf M. Practical psychiatric epidemiology. NY: Oxford University Press. 2003.
Stevens SS. Mathematics, measurement and psycholphysics, In Stevens SS (Ed), Hand-book of Experimental Psychology, NY: John Wiley.
Tufte. The visual display of quantitative information. Cheshire, CT: Graphics press.
Wallgren A, Wallgren B, Persson R, Jorner U, Haaland J. Graphing statistics and data creating better chart. Thousand O만, CA: SAGE Publications. 1996.
WHO. Death and DALY estimates for 2004 by cause for WHO Member States. WHO. 2009.

조사자료의 처리

06

윤치근 원광대학교 복지보건학부

학습목표

1. 1, 2차 자료의 정의와 종류를 이해한다.
2. 자료의 편집(editing)과 부호화(coding)에 대해 이해한다.
3. 국민건강영양조사의 자료의 내용, 특성과 원시자료의 이용절차에 대해 이해한다.

6.1 1차 자료의 처리

1) 지료의 검도

자료(data)는 조사대상(사람, 물건, 조건, 상황 등)의 특성을 관측한 결과를 모아 놓은 것으로 가공되기 전의 상태를 말한다. 이러한 자료는 다시 질적 자료(quality data)와 양적 자료(quantity data), 1차 자료(primary data or original data)와 2차 자료(secondary data)로 나눈다. 질적 자료는 성별, 직업, 혈액형 등과 같이 범주(category) 형태의 자료를 말한다. 범주의 수가 둘인 자료를 이분형 자료(dichotomous data)와 범주의 숫자가 셋 이상인 다분형 자료(nondichotomous data)로 구분된다. 이러한 질적 자료는 숫자로 전환시키는 규칙, 즉 척도를 이용하여 양적 자료로 변화되어야만 다양한 통계분석이 가능하다. 따라서 질적 자료는 척도를 이용하여 수치로 전환함으로써 양적 자료가 된다.

양적 자료는 체중, 신장, 소득 등과 같이 관측의 결과가 수치로 나타나는 자료를 말한다. 일반적으로 양적 자료는 사망자 수, 입원환자 수, 자녀 수와 같이 정수로 구분되어 연속적이지 않은 이산형 자료(discrete data)와 소득, 체중, 신장과 같이 연속적인 수치로 이루어진 연속형 자료(continuous data)로 구분된다.

한편 1차 자료는 연구자가 현재 수행 중인 조사연구의 목적을 달성하기 위하여 직접 조사·수집·작성하는 자료를 말한다. 1차 자료는 연구자가 직접 조사하여 수집한 자료이기

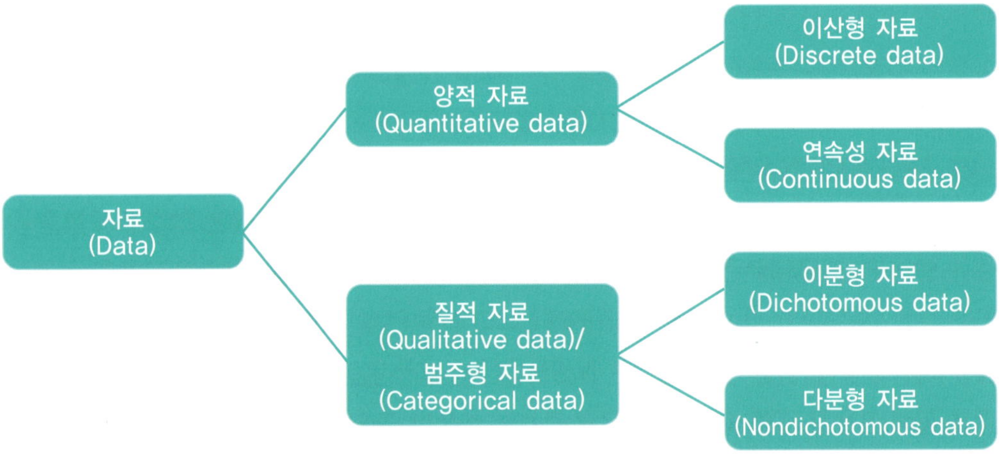

그림 6-1. **자료의 종류**

때문에 연구목적에 맞는 정보를 최대한 포함시킬 수 있고, 자료의 신뢰도와 타당도를 구체적으로 평가할 수 있다. 그러나 1차 자료의 수집에는 비용, 인력, 시간이 많이 소요되므로 1차 자료를 수집하기 전에 연구목적에 적합한 2차 자료가 존재하는가의 여부와 사용가능한지의 여부를 확인하고 2차 자료가 없을 경우에 1차 자료를 수집해야 한다. 1차 자료의 수집방법으로는 설문지법, 관찰법, 면접법이 있다.

자료의 검토는 조사원에 의해 조사된 설문지는 검증 및 편집과정을 거쳐 자료분석에 이용이 가능한지의 여부를 결정하여야 한다. 다음과 같은 자료들은 분석에 이용할 수 없기 때문에 제외한다.

1. 설문지의 많은 부분에 응답이 없거나 중요한 항목에 응답이 없는 경우
2. 응답자가 설문을 이해하지 못한 상태에서 응답을 한 경우
3. 응답자가 전체 자료에 대한 한 번호(항목)에 일정하게 응답을 한 경우
4. 설문지의 일부가 분실된 경우
5. 설문지가 예정일보다 너무 늦게 수집된 경우
6. 실제 조사를 하지 않고 조사원이 임의로 응답을 한 경우
7. 응답자가 성의 없이 응답하여 내적 일관성이 부족한 경우
8. 응답자가 표본으로 적합하지 않은 경우
9. 미리 정해진 인터뷰 절차를 제대로 따르지 않은 경우

2) 자료의 편집

(1) 자료의 편집

조사원에 의해 조사된 설문지는 보다 정확한 자료를 얻는데 이용할 수 있도록 설문지의 각 항목에 대한 응답을 일정한 기준에 의해 분류하는 편집과정(editing)을 거쳐야 한다. 편집과정에서는 다음에 주의를 기울여야 한다.

① 일관성

자료에 대한 편집과정은 전체 자료에 대한 일관성을 유지하면서 수행되어야 한다. 특히 여러 명의 편집자가 편집기능을 수행한 경우 일관성을 유지하기 위해서는 연구자가 사전에 편집의 기본지침을 마련해 주거나 편집된 자료들에 대한 표본추출을 통해 이를 검증해 볼 필요가 있다.

② 완결성

다지선다형 항목에서 응답되지 않은 항목은 가능하면 편집과정에서 완결되어야 한다. 이 과정에서 응답자와 다시 접촉하여 자료를 얻거나 설문지 내의 다른 항목으로부터 추론해 내는 방법이 주로 이용된다.

③ 자유응답형의 처리

자유응답형 항목에서의 응답 등을 처리할 때 응답의 형태가 다양할 경우에도 다음의 부호화(coding) 과정에서 모든 항목이 분류 가능하도록 처리하여야 하고 응답이 명확하지 않은 경우에는 응답자에게 추가 조사를 하거나 미취득 자료로 처리하는 것이 좋다.

④ 정확성

조사자의 편견이나 조작된 자료를 찾아내는 것으로 응답이 일관적이어야 할 항목을 비교하거나 응답의 정확성과 무관한 응답패턴을 찾아냄으로써 보다 정확한 자료를 얻을 수 있다.

보다 구체적으로 자료에 대한 검토로써의 편집과정의 방법을 보면 다음과 같다.

첫째, 자료수집원(sources)과 수집된 자료를 세밀히 비교 검토한다. 표본인 경우 그 표본의 결과와 모집단의 양상과 비교 검토한다.

둘째, 변수의 명칭, 정의, 측정단위 등을 검토한다.

셋째, 각 사례를 비교 검토한다.

넷째, 비교대상이 될 수 있는 다른 관계자료와 각 변수의 자료를 비교 검토한다.

다섯째, 수집된 자료에 있어 결손자료(missing data)를 확인한다.

여섯째, 설문지 등의 응답의 오기 또는 무응답 등을 검토한다.

(2) 자료의 편집 방법

자료에 대한 편집은 엘킨즈(Elkins)의 편집 프로그램에 따라서 크게 세 가지로 나누는데 범위확인(range control), 논리성 확인(logical control), 수리확인(arithmetic control)로 나누어 설명한다.

① 범위확인

범위확인은 일반적으로 가장 보편적으로 이용하는 방법 중의 하나이다. 가장 초보자들이 쉽게 범위를 확인하여 그 범위에서 벗어난 것은 잘못된 것으로 판단되어 수정하는 것이다. 예를 들어, 응답문항에서 주어진 항목이 1부터 5까지라면, 자료에 6이 나오면 잘못된 것으로 판단하여 수정하여야 한다.

② 논리성 확인

이는 조사에 대한 논리적인 특성을 판단하는 것이다. 만약 어느 조사의 경우 대상자가 만 20세 이상을 조사대상으로 하여야 하는데, 20세 이하를 대상으로 하였거나 산모의 경우 첫째 아이의 출생연도가 둘째 아이의 출생연도보다 늦게 되어 있는 것과 같은 논리적으로 이해할 수 없는 내용을 확인하는 것이다.

③ 수리확인

예

다음과 같은 예를 들어보자.

① 당신 병원의 남자 직원수는 몇 명입니까?	70명
② 당신 병원의 여자 직원수는 몇 명입니까?	150명
③ 그러면 총직원의 수는 몇 명입니까?	220명

위의 예에서 1번은 70명이라고 하였고, 2번은 150명이라고 하였고, 그래서 3번은 220명이라고 해야 한다. 그러나 300명으로 계산되어 있다면 이것은 수리적으로 잘못된 것임을 알 수 있다.

자료수집 후 미수집 자료는 보완되어야 하는데, 미수집 부분이 너무 많은 경우에는 사례를 삭제할 수도 있다. 그러나 사례를 무조건 삭제하는 것만이 최선의 방법은 되지 못한다. 따라서 이미 수집된 자료를 보완하는 방법으로 평균치법, 보삽법, 평가치추정법 등이 있는데, 이는 상당한 정도의 오차가 발생할 것을 감수해야 한다.

ⓐ 평균치법(inserting means approach)

이 방법은 변수의 평균치를 계산하여 누락된 사례의 변숫값으로 이용하는 방법이다. 변수에 대한 사전 지식이 충분하지 못할 때 사용한다.

ⓑ 보삽법(interpolation method)

시계열자료의 누락에서 사용하는 방법이다. 수년 동안 걸친 자료를 수집할 때 한두 해의 자료가 수집불능이라면 당해 연도에 있는 자료만을 가지고 평균치를 계산하는 보삽법으로 추정이 가능하다. 이 방법은 인구나 심한 변동을 겪지 않는 변수를 추정할 때 유용하다.

ⓒ 평가치추정법(estimating values approach)

평균치를 사용하는 것보다는 적은 오차만을 감수하면서 원래의 값을 추정해 가는 방법으로서 맥락적 정보나 행렬식의 자료를 고려하여 사용한다. 맥락적 정보를 활용하려면 미수집자료와 유사한 몇 개의 사례를 선정하여 추정하며, 행렬식에 의한 방법은 회귀분석과 요인분석을 이용하여 구한다.

3) 자료의 부호화(coding)

(1) 부호화의 의의

일반적으로 자료의 부호화(coding)라고 하면 범주화(categorized)된 자료들에 대하여 일정한 기준 또는 순서에 따라 숫자 또는 기호 등을 부여하는 과정을 말한다. 부호화하는 이유는 주로 자료를 부호화함으로써 분석상의 편리를 도모하는데 있다. 분석하려는 변수의 수가 많을 뿐만 아니라 각 변수별 사례의 수 등이 많은 경우에는 부호화가 필요하다. 이외에도 자료의 부호화의 실익은 실로 많다. 특히 컴퓨터에 의한 자료처리를 하는 경우에는 필수 과정이다.

부호화는 측정이나 척도와는 다르다. 부호화에 있어 부여되는 숫자는 하나의 표시부호에 불과한 것이지 어떤 계량적 값을 갖는 것은 아니다. 그러므로 부호화는 자료가 수집된 후에 하는 것이 보통이나 그렇지 않은 경우도 있다. 설문지 또는 면접조사표인 경우 각 폐쇄형 문항들이 갖는 각 카테고리에 사전에 번호를 주어 놓고, 그들 자료가 수집된 후 새로 부호화를 하지 않고 그 주어진 번호를 그대로 이용하는 것이 그러한 예이다. 이러한 것을 사전 부호화라고 한다. 이런 의미에서 볼 때 부호화 및 편집과정은 반드시 자료처리에 있어 어떤 선후의 순서가 있는 것은 아니다.

분류된 범주 수 또는 변수의 수, 그들이 갖는 사례의 수 등이 많으며, 그에 따라 부호화하는 사람, 즉 부호화하는 사람들이 많을 때는 부호화를 함에 있어 일관성 및 체계성을 기하기 위해서 일정한 부호표(code-book)를 만들 필요가 있다.

부호화하는 실례를 몇 가지 들어 보면 다음과 같다.

예

1. 우리 병원에 대한 이미지는 어떻습니까?

아주 좋다-(1)　좋다-(2)　잘 모르겠다-(3)　나쁘다-(4)　아주 나쁘다-(5)

2. 성별

남-(1)　여-(2)

3. 종교 구분

개신교-(1)　불교-(2)　천주교-(3)　기타-(4)

4. 거주 지역

서울(1), 부산(2), 대구(3), 인천(4), 광주(5), 대전(6), 울산(6), 세종(7), 경기(8), 강원(9), 충북(10), 충남(11), 전북(12), 전남(13), 경북(14), 경남(15), 제주(16)

다음은 부화화 시에 주의해야 할 사항들이다.

1. 자유응답형의 질문에 있어서 응답들이 중복되는 부분이 없어야 되고, 응답에 대한 명확하게 분류하기 어려울 경우에는 가능한 한 응답을 세분화하는 것이 바람직하다.
2. 모든 항목을 숫자로만 입력해야 분석이 용이하다.
3. 특정 응답자에게 해당되지 않는 경우인 결측치(missing values)에 대해 0이나 9로 처리한다.
4. '무응답' 과 '모르겠다' 의 구분을 명확히 해야 한다. 무응답은 0이나 9, 999로 부호화하며, '모르겠다' 는 8 또는 888로 표시하여 명확하게 구분한다.
5. 숫자로 입력된 자료의 경우에는 가장 큰 수치를 고려하여 칸을 배정해야 한다.
6. 칸을 입력할 때 가능한 한 응답에 맞게 최소한의 칸을 배정하는 것이 좋다. 만약 응답의 척도가 9점 정도이면 칸을 한 자리만 배정하는 것이 타당하다. 이 경우에는 두 자리를 배정하면 앞에 09와 같이 코딩하여 자리수가 늘어나 시간이 소비된다.

7. 자유형식보다 고정형식으로 코딩을 하는 것이 바람직하다. 각 관찰치의 라인의 수가 동일한지를 쉽게 파악할 수 있으며 끝자리를 비교하면 어느 정도는 코딩이 잘 되었는지를 알 수 있다.

(2) 부호화의 종류

부호화에는 여러 가지가 있으나 여기서는 주로 많이 사용되는 5가지를 설명하기로 한다.

① 식별코드

식별코드(identification)는 수집된 자료의 각 변수와 각 사례를 식별하여 분석상의 편의를 도모하기 위하여 각각에 부여하는 일정한 부호 또는 숫자를 말한다. 흔히 설문지의 사례수가 번호(ID)를 나타낸다.

② 연속코드

가장 단순한 방법으로 어떤 항목을 일정한 기준에 따라 배열하여 '1' 에서부터 순차적으로 연속부호를 부여하는 방법이다. 예를 들어, 환자의 이름을 가나다순으로 연속적으로 배열한다면 다음과 같다.

예

1. 홍길도 2. 성춘향 3. 이몽룡 4. 연흥부 5. 심청이

③ 블록코드

블록코드(block code)는 일련의 연속되는 부호 또는 숫자를 몇 개의 블록, 즉 그룹으로 분류하고 각 블록은 공통된 특징을 갖는 일련의 항목으로 나누도록 하여 각 블록별 및 항목별로 부호를 부여한다. 예를 들어, 병원에 이미지에 대한 요인이 의료수준, 직원 친절도, 의료비, 이용 편의도, 시설 청결도를 부호화할 때 다음과 같이 할 수 있다.

예

의료수준
1. 점단장비보유
2. 고도의 수술기술
3. 난치병 치료기술

의료비
1. 높은 의료비
2. 적절한 의료비
3. 낮은 의료비

직원 친절도
1. 상냥한 말씨
2. 예의바른 태도
3. 밝은 모습

이용편의도
1. 좋은 교통
2. 집에서 근접성
3. 편리한 시설

④ 유의수 코드

유의수 코드(significant digit code)는 부호화할 대상이 갖는 속성에 따라 부호 또는 숫자를 그대로 부호화하는 것이다. 예를 들어, 서울 인구수가 1천만 명, 부산은 400만 명, 대구는 250만 명, 인천은 200만 명, 광주는 150만 명, 대전은 140만 명이라고 한다면 아래와 같이 부호화할 수 있다.

예

지역	서울	부산	대구	인천	광주	대전
부호	1000	400	250	200	150	140

(3) 설문지를 통한 부호화의 실례

예

ID 1-5

1. 귀하는 A병원을 이용하고 계십니까? 예 (　　) 아니오 (　　) — 6

2. 다음은 병원과 관련된 문항들입니다.

	(매우 동의)						(전혀 동의 안 함)	
높은 수준의 의료서비스가 제공되고 있다.	1	2	③	4	5	6	7	7
진료비가 적절하다.	1	2	3	4	⑤	6	7	8
직원들이 친절하다.	1	2	3	④	5	6	7	9
시설이 청결하고 편하다.	1	2	3	4	5	⑥	7	10

3. 최근 6개월간 이용한 의료서비스를 모두 체크해 주시오.
   - 외래이용 (　　) — 11
   - 입원이용 (　　) — 12
   - 건강검진 (　　) — 13
   - 응급의료 (　　) — 14
   - 예방접종 (　　) — 15

4. 귀하가 가장 유용하게 이용하고 있는 의료서비스는 무엇입니까?
   (　　　　　　　　　　　　　　) — 16-17

5. 귀하의 성별은? 남 (　　) 여 (　　) — 18

6. 귀하의 연령은? (　　)세 — 19-20

- 1–5 칼럼: ID번호를 입력(설문지를 구분하기 위한 입력번호)한다.
- 개별 설문응답자를 구분하기 위해 각 설문지에 일련번호를 주는 작업이다.

1. 수합된 각 설문지에 고유번호 매기기(data 검색 시 편리) – 중복이 없어야 한다.
2. 수합된 설문지의 매수에 따라 99부 이내이면 2자리를, 999부 이내이면 3자리를 준다.

여기에서는 설문지의 총 회수된 부수가 99999 이내로 5자리를 주었다.

- 6칼럼: '예' 는 1로, '아니요' 는 2로 질문 1을 입력한다.
- 7–10칼럼: 질문 2에 대해 7, 8, 9, 10칼럼에 3, 5, 4, 6을 입력한다.
- 11–15칼럼: 1, 1, 1, ., .(blank) – 이 질문에서는 어느 의료서비스를 이용했는지에 대한 것으로 5개 서비스를 모두 이용했으면 5칸에 모두 1로 입력할 수 있다. 5개 중 3개만을 선택하므로 3개의 칸만 입력하고 나머지 칸은 결측치 처리를 하면 되는데 0이나 9 또는 점(.)으로 표시하면 된다. 만약 가장 많이 이용한 병원의 서비스를 질문하였다면 1칼럼을 이용한다.
- 16–17칼럼: 개방형기술 질문이므로 수작업으로 부호화(coding)를 하여야 한다. 사실 먼저 다른 의료서비스에 대해 사전에 부호화시킬 수 있다. 그렇지 않으면 개별적으로 범주화 작업을 하여야 한다. 서비스가 99개 정도가 나올 것이라고 생각하여 코딩 자리수를 2자리로 하였는데 100개 이상이면 3자리를 주어야 한다.
- 18칼럼: 응답자의 성별에 대한 것으로 '남' 1, '여' 는 2로 1자리를 주면 된다.
- 19–20칼럼: 연령과 같은 자료의 연속형 변수의 경우는 미리 범주화시켜서 작업을 하든, 프로그램에서 범주화 작업을 하든 상관없다. 여기서는 2자리로 하였는데 0세부터 99세까지로 보아 2자리 수로 입력했다. 이런 경우에 자료분석 시에 자료를 리코드(record)시켜야 하는데, 간격별(5세 간격이나 10세 간격 등)로 응답자의 연령을 구분하여 새로운 변수를 만들 수 있다.

6.2 2차 자료의 처리

1) 2차 자료 정의와 종류

2차 자료(secondary data)는 연구목적에 도움을 줄 수 있는 기존의 모든 자료로 연구자가 현재의 연구목적을 위하여 직접 자료를 수집하거나 작성한 1차 자료를 제외한 모든 자료를 말한다. 2차 자료는 다른 사람이 다른 목적으로 수집한 자료를 조사자의 연구목적에 맞게 재정리하여 이용하는 것이다. 2차 자료는 공공기관이나 관련 연구기관, 기업체에서 정기적으로 월별, 분기별, 연도별 발간되는 자료가 대부분이기 때문에 시계열 자료의 수집이 가능하고 1차 자료에 비해 수집비용이 저렴하다는 장점이 있다. 그러나 기존 연구의 연구설계와 분석단위, 그리고 조작적 정의가 다른 경우에는 사용하기가 곤란하다는 단점이 있다. 2차 자료는 다른 연구자가 학술연구를 위하여 수집한 자료에서부터 기업체, 정부기관, 각종 조사기관의 간행물, 그리고 학술지에 발표된 논문 및 석·박사학위 논문에 이르기까지 다양하다.

2) 자료수집방법의 선택기준

연구자는 자신의 연구목적을 해결하는데 필요한 자료수집방법을 선택해야 한다. 자료수집방법을 선택하기 위해서는 현지상황의 특성, 자료수집방법의 타당성과 신뢰성 그리고 자료수집 비용 등을 고려해야 한다.

(1) 연구현지상황의 특성

자료수집방법을 결정하기 위해 고려할 현지상황(field condition)의 특성은 자료수집에 소요되는 시간, 자료수집이 이루어지는 연구현황의 복잡성, 모집단의 크기, 모집단의 공간적 분포, 자료수집대상의 참여동기, 자료수집대상의 자료제공 능력 등이 있다.

그림 6-2에서 보는 바와 같이 첫째, 소요되는 시간의 경우에는 2차 자료가 가장 적게 소요되는데 반해 직접관찰이 상대적으로 많이 소요된다. 둘째, 자료수집현황의 복잡성에서는 직접관찰이 가장 복잡하고 2차 자료가 상대적으로 덜 복잡하다. 셋째, 모집단의 크기에서는 모집단이 커질수록 2차 자료가 적합하고 적을 때는 직접관찰이 적합하다. 넷째, 모집단의 공간적 분포에서는 광범위하게 분포되어 있을 경우에는 2차 자료가 적합하고 범위가 좁고 협소할 경우에는 직접관찰이 적합하다. 다섯째, 응답자의 참여동기에서는 참여의욕이 크고 거부감이 없을 경우에는 2차 자료가 가장 적합하다. 왜냐하면 통계청이나 한국은행 등 공신력이 있고 권위 있는 정부기관 등에서 실시하기 때문에 자료수집에 기꺼이 응하게 된다. 그러므로 공공기관이 수집한 자료를 사용하게 되면 적합하다. 반대로 참여동기가 낮은 경우에는 직접 관찰하는 편이 좋다. 여섯째, 응답자의 자료제공능력에서도 참여동기가 같이 공공기관의 요청에 의하여 개인이 기입하여 제출한 2차 자료는 자료제공자가 가장 높은 정보제공능력을 가지고 있는 것을 전제로 한다.

항목	(최소/낮음/집중)			(최대/높음/분산)
1. 시간적 여유	(최소)			(최대)
	2차 자료	설문	면접	관찰
2. 자료수집현상의 복잡성	(최소)			(최대)
	2차 자료	설문	면접	관찰
3. 모집단의 크기	(최소)			(최대)
	관찰	면접	설문	2차 자료
4. 조사대상자의 분포	(집중)			(분산)
	관찰	면접	설문	2차 자료
5. 조사대상자 참여의욕	(낮음)			(높음)
	관찰	면접	설문	2차 자료
6. 조사대상자의 자료제공능력	(낮음)			(높음)
	관찰	면접	설문	2차 자료

그림 6-2. **연구현지상황의 특성에 따른 자료수집방법**

그러나 이상의 자료수집방법도 어떤 상황에서는 가장 적합한 방법이 다른 상황에서는 거의 적합하지 않을 수 있다는 점에 유의해야 한다. 예를 들어, 연구 상황이 복잡하다면 직접관찰이 좋지만 시간적 여유가 없을 경우에는 2차 자료를 사용할 수밖에 없다. 또한 조사대상이 넓게 분포되어 있다면 2차 자료가 적합하나 응답자의 응답동기가 낮은 경우 직접관찰이나 면접이 더 적합할 것이다. 그러므로 이와 같은 관계는 연구자의 연구목적과 연구일정 등 제반 사항을 종합적으로 고려하여 판단해야 할 문제이다.

(2) 자료수집방법의 타당성과 신뢰성

자료수집방법의 타당성이란 어떤 기법이나 도구에 의해 수집된 자료가 연구자가 원래 얻고자 했던 자료와 일치되는 정도를 말하고, 신뢰성이란 동일한 절차를 동일한 조건에서 되풀이 적용했을 때 동일한 자료를 얻는 정도를 말한다. 일반적으로 자료수집방법에서 타당성이 높은 자료는 신뢰성이 낮고(비구조화된 방법), 신뢰성이 높은 자료는 타당성이 낮다(구조화된 방법). 따라서 비구조화된 직접참여관찰이나 면접은 2차 자료와 설문지에 비해 타당성이 높은 반면 신뢰성이 낮다. 반대로 구조화된 방법인 2차 자료와 설문지는 신뢰성이 높다.

(3) 자료수집 비용

자료수집방법에 있어서 가장 현실적인 문제가 비용이다. 비용은 한정적이기 때문에 정해진 예산을 바라는 연구목적이 달성될 수 있도록 적절하게 사용해야 한다. 일반적으로 연구자의 직접관찰이나 면접이 2차 자료나 질문서에 비해 비용이 상대적으로 많이 든다.

비용 문제	(비용 최소)			(비용 최대)
	*--------------------	--------------------	--------------------	--------------------*
	2차 자료	설문	면접	관찰

그림 6-3. 자료수집방법과 자료수집비용

3) 2차 자료의 이용사례(실습)

여기서는 질병관리본부에 주기적으로 조사를 실시하는 국민건강영양조사 자료의 이용절차와 조사내용에 대해 간략하게 소개한다.

질병관리본부는 국민건강영양조사 원시자료 이용자들의 자료이용 편의를 위하여 E-메일 로그인, 이용계획서 작성 및 요청승인 절차 없이 원시자료 다운로드가 가능하도록 기존의 원시자료 요청 및 다운로드 방법을 간소화하였다. 현재 변경된 원시자료 요청 및 다운로드 절차에 대한 홈페이지를 통해 자료 업데이트 현황, 변수리스트, 영역별 · 세부분과별 조사표 변수설명 및 요약, FAQ 등에 대하여 신속하게 업데이트하고 있다.

최근 원시자료 요청 및 다운로드 상세 절차는 국민건강영양조사 홈페이지(http://knhanes.cdc.go.kr)를 접촉하여(그림 6-5 참조)

제공범위 : 원시자료는 기수별로 선택, 제공하고 있습니다.

자료형태 : 원시자료는 SAS, SPSS, SPSS Data Set의 형태로 제공하며, '원시자료이용 지침서' 파일도 함께 제공합니다.

제공방법 : 원시자료의 제공은 이용자가 직접 자료를 다운 받는 형식으로 요청 후 질병관리본부로부터 다운로드 권한을 부여받은 후 서비스 받을 수 있습니다. 자료는 기수별로 최대 3회까지 다운로드 가능합니다.

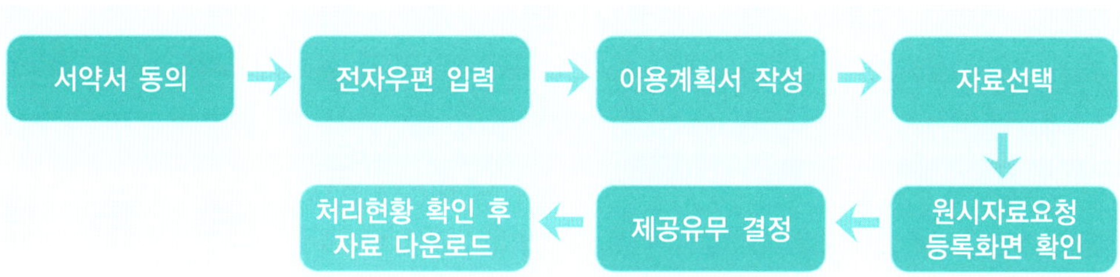

그림 6-4. 국민건강영양조사 원시자료 요청 절차

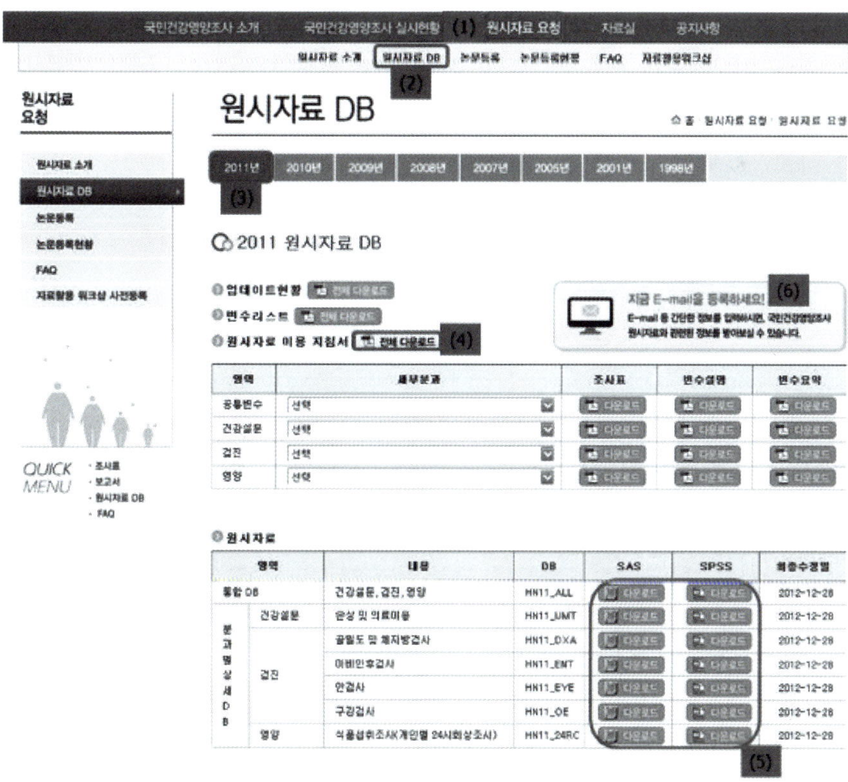

그림 6-5. 국민건강영양조사 원시자료 요청 및 다운로드 절차

1. 원시자료 요청 메뉴 선택
2. 원시자료 DB선택
3. 다운로드를 원하는 조사년도 선택(예: 2019년)
4. 원시자료 이용지침서 전체 다운로드
5. 원시자료 다운로드(SAS, SPSS데이터 파일 포맷의 자료 선택 가능)
6. 추후 원시자료 관련 새 소식에 대한 E-메일 수신을 원하는 경우 E-메일 등록

국민건강영양조사 원시자료를 이용하여 연구하거나 자료 분석에 대한 실습을 하고자 하는 경우에는 질병관리본부 홈페이지에 접속하여서 '국민건강영양조사 원시자료 분석지침서(SPSS)' 를 다운로드해서 그 매뉴얼에 따라 자료를 이용하면 된다.

연습문제

01 1차 자료의 정의와 종류로 맞는 것은?

① 자료수집 비용과 노력이 쉽다.
② 타 연구자가 다른 목적으로 조사 · 수집한 자료이다.
③ 수행하는 연구의 목적에 맞는 정보를 내포하고 있다.
④ 공공기관에서 발행하는 행정통계자료이다.
⑤ 자료의 양이 많고 방대하다.

정답: ③

02 2차 자료의 장점에 대해 맞는 것은?

① 자료수집 비용과 노력이 적게 든다.
② 연구자가 수행하는 사업의 목적에 잘 맞는 정보를 내포하고 있다.
③ 연구자가 자신이 수행하는 사업의 목적에 가공 · 처리되어 있다.
④ 공공기관에서 발행하는 행정통계자료이다.
⑤ 자료의 양이 많고 방대해서 이용하기 편리하다.

정답: ①

03 조사된 자료의 분류로 적절하지 아니한 것은?

① 1차 자료와 2차 자료
② 양적 자료와 질적 자료
③ 연속 자료와 이산 자료
④ 관찰 자료와 실험 자료
⑤ 객관 자료와 주관 자료

정답: ⑤

04 자료수집방법의 선택기준에 해당하지 않는 것은?

① 연구현지상황의 특성

② 자료수집방법의 타당성과 신뢰성

③ 자료수집 비용

④ 타 연구사업의 자료수집 방법

⑤ 수집자료의 특성

정답: ④

05 설문지의 다지선다형 항목에서 응답되지 않은 항목에 대해 편집과정에서 해야 하는 것은?

① 일관성

② 완결성

③ 자유응답형처리

④ 정확성

⑤ 분석성

정답: ②

06 부호화할 대상이 갖는 속성에 따라 부호 또는 숫자를 그대로 부호화하는 것에 해당하는 것은?

① 식별코드

② 연속코드

③ 블록코드

④ 유의수 코드

⑤ 분석코드

정답: ③

07 미수집된 자료를 보완하는 방법으로 수년 동안 걸친 자료를 수집할 때 한 두 해의 자료가 수집불능이라면 당해 연도에 있는 자료만을 가지고 평균치를 계산하여 사용하는 것은?

① 평균치법(inserting means approach)

② 보삽법(interpolation method)

③ 평가치추정법(estimate values approach)

④ 임의수법(random numbering approach)

⑤ 분할대체법(seperating replacement approach)

정답: ②

08 자료의 편집방법에서 다음에 해당하는 것은?

> 어느 조사의 경우 대상자가 만 20세 이상을 조사대상으로 하여야 하는데, 20세 이하를 대상으로 하였거나 산모의 경우 첫째 아이의 출생연도가 둘째 아이의 출생연도보다 늦게 되어 있는 것과 같은 논리적으로 이해할 수 없는 내용을 확인하는 것이다.

① 범위 확인

② 논리성 확인

③ 수리 확인

④ 부호 확인

⑤ 출처 확인

정답: ②

09 다음 중 자료 분석에 이용할 수 없는 경우에 해당하지 않는 것은?

① 설문지의 많은 부분에 응답이 없거나 중요한 항목에 응답이 없는 경우

② 응답자가 설문을 이해하지 못한 상태에서 응답을 한 경우

③ 응답자가 전체 자료에 대한 한 번호(항목)에 일정하게 응답을 한 경우

④ 설문지의 일부가 분실된 경우

⑤ 설문지의 일부 문항에 응답하지 않은 경우

정답: ⑤

참고문헌

김경동 외, 사회조사연구방법, 박영사, 1989

김석용, 조사연구방법론, 답북스, 2012

김해동, 조사방법론, 법문사, 1991

윤치근, 보건통계이론과 실제, 계축문화사, 2016

이주열, 이정환, 신승배, 조사방법론, 군자출판사, 2013

전국대학보건관리학 교육협의회, 조사방법론, 도서출판 한미의학, 2012

Bernard Rosener, Fundamental of Biostatistics, Wadsworth Publishin Company, 1995

WHO. Health Research Methodology, WHO Western Pacific Education in Action Series No.5, 1992

WHO Scientific Group on Health Services Research Needs for Health for All by the Year 2000, Report. Manila : WHO Regional Office for the Western Pacific, 1982

조사자료의 분석

07

정성화 대구한의대학교 보건학부

학습목표

1. 수집된 자료의 정리 및 요약방법을 이해한다.
2. 자료의 종류에 따른 통계적 분석방법을 이해한다.
3. 다양한 분석방법을 실제 시행할 수 있는 능력을 학습한다.

7.1 자료분석기법

1) 자료의 특성

조사대상자로부터 연구목적에 알맞은 자료를 수집하고자 할 때 우리는 조사대상자로부터 무엇을 조사할 것이며(변수), 또한 이를 어떻게 표현할 것인가(척도)를 결정하여야 한다.

(1) 변수(variable)

변수는 조사대상자로부터 실제로 조사하고자 하는 항목으로 성별, 교육수준, 혈압 및 혈당 등과 같이 조사대상이 가지고 있는 속성이나 특성을 말한다. 변수는 측정수준에 따라 질적변수와 양적변수로 구분이 되며, 또한 반응 및 설명관계에 따라 종속변수와 독립변수로 구분이 된다.

① 측정수준에 따른 분류

ⓐ 질적변수(qualitative variable)

질적변수는 자료가 가지는 값이 문자나 기호 등과 같은 특성을 나타내어 크기 또는 양적 비교가 불가능한 변수로 범주형 변수(categorical variable)라고도 한다. 예를 들어, 조사대상자의 성별, 거주지역, 직업 등이 이에 속한다. 질적변수는 변수가 가지는 값을 숫자화할 수는 있지만(예: 남자=1, 여자=2) 이는 단순히 분류를 위한 약속일 뿐 수치적 의미를 가지지는 않는다.

ⓑ 양적변수(quantitative variable)

양적변수는 자료가 가지는 값이 숫자로 표현되며, 이 숫자가 자료의 속성을 반영함으로써 크기 및 양적 비교가 가능한 변수를 말한다. 예를 들어, 조사대상자의 자녀 수, 월 가구 소득, 체질량지수 등이 이에 속한다. 양적변수는 변수가 가지는 값에 따라 이산형 변수(discrete variable)와 연속형 변수(continuous variable)로 구분된다. 이산형 변수는 자녀 수, 1일 내원환자 수 등과 같이 변숫값이 셀 수 있는 경우(즉, 변숫값이 정수에 대응)를 말하며, 연속형 변수는 혈압, 체중 등과 같이 변숫값이 일정 구간 내의 모든 값을 가지는 경우(즉, 변숫값이 실수에 대응)를 말한다.

② 반응 및 설명관계에 따른 분류

ⓐ 종속변수(dependent variable):
반응변수(response variable), 결과변수(outcome variable)

종속변수는 연구자가 어떤 현상에 관심을 가지고 그 현상을 규명하려는 변수로 일반적으로 조사연구의 목적에 해당되는 변수이다.

ⓑ 독립변수(independent variable):
설명변수(explanatory variable), 노출변수(exposure variable)

독립변수는 종속변수의 행태를 설명하는데 사용되는 변수로 일반적으로 종속변수의 현상이 나타나는데 영향을 미치는 변수들이다.

예를 들어, 어떤 지역의 고혈압 유병률을 조사하고 고혈압 유병률이 연령에 따라 어떻게 변화하는지를 알아보고자 할 때 고혈압 여부는 종속변수이고, 연령은 독립변수이다.

(2) 측정(measurement)과 척도(scale)

측정은 일련의 원칙에 따라 관찰대상에 수치를 부여하는 것을 의미하며, 척도는 측정을 위한 변숫값의 표현방법을 의미한다. 변숫값은 사용 척도에 따라 다르게 측정되는데 일반적으로 척도는 명목척도(또는 명칭척도), 서열척도(또는 순서척도), 등간척도(또는 구간척도), 비척도(또는 비율척도) 등으로 구분된다.

① 척도의 종류

ⓐ 명목척도(nominal scale)

명목척도는 가장 단순한 측정척도로 측정대상의 특성에 이름을 부여하고 이를 숫자로 표현함으로써 상호배타적인 집단으로 분류하는 척도이다. 예를 들어, 측정대상을 성에 따라 남자와 여자로 구분하고 남자를 1, 여자를 2로 표현할 수 있다. 명목척도로 측정된 변수는 변숫값 사이에 서열성(order)과 등간성(equal interval) 및 절대영점(absolute zero)이 없어 대소비교 및 사칙연산을 할 수 없다.

ⓑ 서열척도(ordinal scale)

서열척도는 측정대상을 특성에 따라 분류할 수 있고 특성간의 대소관계를 구분할 수 있는 척도이다. 예를 들어, 측정대상의 주관적 건강상태를 알아보기 위해 응답을 "좋다-(1)", "보통이다-(2)", "좋지 않다-(3)" 등의 3점 리커트(Likert) 척도로 측정할 수 있다. 이 경우 1은 2보다 그리고 2는 3보다 주관적 건강상태가 더 좋음을 의미하지만 1과 2의 차이와 2와 3의 차이가 같다고 할 수는 없다. 즉 서열척도로 측정된 변수는 변숫값 사이에 서열성이 존재하여 대소비교는 가능하지만 등간성과 절대영점이 없어 사칙연산을 할 수 없기 때문에 원칙적으로 양적비교를 할 수 없다.

ⓒ 등간척도(interval scale)

등간척도는 측정대상을 특성에 따라 분류할 수 있고 특성 간의 대소관계를 구분할 수 있으며, 특성 간의 차이를 표현할 수 있는[즉, 가감연산(+/−)이 가능한] 척도이다. 예를 들어, 섭씨온도(℃)는 1기압에서 물의 어는점을 0℃로, 끓는점을 100℃로 규정하고 그 사이를 100등분한 온도로 20℃와 40℃의 온도 차이는 20℃로 표현할 수 있다. 그러나 20℃가 되기 위한 열량에 2배의 열을 가하면 40℃가 되지 않기 때문에 40℃가 20℃보다 2배 덥다라는 표현은 과학적으로는 옳지 않은 표현이다. 또한 0℃는 온도가 없는 것을 의미하지는 않는다. 즉 등간척도로 측정된 변수는 변숫값 사이에 서열성과 등간성은 존재하지만 절대영점은 존재하지 않는다.

ⓓ 비척도(ratio scale)

비척도는 측정대상을 특성에 따라 분류할 수 있고 특성 간 상호 간의 대소관계 및 차이를 표시할 수 있음은 물론 절대 영점이 존재하기 때문에 특성 간의 비계산이 가능하다. 예를 들어, 체중을 측정한 경우 0kg은 무게가 전혀 없는 상태를 의미하며, 10kg은 5kg보다

2배 무겁다는 해석이 가능하다. 즉 비척도로 측정된 변수는 변숫값 사이에 서열성과 등간성 및 절대 영점이 모두 존재한다.

② 척도의 구분

앞에서 언급되었듯이 관찰자료는 측정척도에 따라 연산의 범위가 달라진다. 명목척도와 서열척도로 측정한 변수는 질적자료로 연산이 불가능하여 빈도(frequency)와 분율(percentage)로 변수를 정리할 수 있으며, 등간척도와 비척도로 측정한 변수는 양적자료로 연산이 가능하므로 평균(mean)이나 표준편차(standard deviation)와 같은 수치를 이용한 자료의 정리가 가능하다. 특히 비척도로 측정한 변수는 모든 연산이 가능하므로 다양한 통계분석방법을 적용할 수 있다. 그러나 실제 분석에서는 서열척도로 측정된 변수(리커트 척도)에 대해 양적자료분석 기법을 적용하기도 한다(그림 7-1).

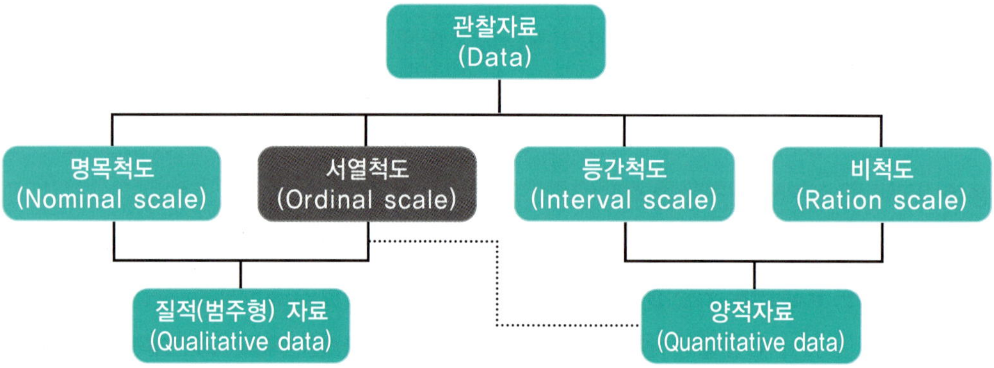

그림 7-1. **자료의 분류**

2) 자료분석기법 선정기준

통계적 자료분석은 조사한 자료를 바탕으로 변수에 대한 설명이나 관심 있는 모수에 대한 추정과 가설검정을 통한 관련성 규명, 그리고 모형을 통한 예측 등이 다양한 목적으로 이루어진다. 자료분석에서는 분석에 사용되는 변수의 수와 변수의 특성에 따라 적용되는 분석기법이 제한되기 때문에 체계적인 분류를 통해 각 분석기법의 용도를 이해하는 것이 중요하다.

(1) 사용목적에 의한 분류

통계적 자료분석의 목적에 따라 기술통계와 추론통계로 구분할 수 있다.

① 기술통계(descriptive statistics)

관찰된 자료를 기술통계량(descriptive statistics)을 이용하여 정리·요약함으로써 관심 있는 변수를 설명하는 분석기법이다.

② 추론통계(inferential statistics)

관찰된 자료로부터 관심 있는 모수에 대한 추정과 가설검정 그리고 모형을 통한 현상에 대한 예측 등에 적용되는 분석기법이다.

(2) 변수 수를 기준으로 한 분류

분석에 사용되는 변수의 수에 따른 자료분석기법은 단변량분석과 이변량분석 및 다변량분석 등으로 구분할 수 있다.

① 단변량분석(univariate analysis)

단변량분석은 분석에 사용되는 변수가 1개인 경우에 사용되는 통계분석기법으로 주로 기술통계량을 이용하여 변수를 요약하는데 적용되는 분석기법이다.

② 이변량분석(bivariate analysis)

이변량분석은 분석에 사용되는 변수가 2개인 경우에 사용되는 통계분석기법으로 주로 1개의 종속변수와 1개의 독립변수 간의 상관성이나 관련성을 규명하기 위해 적용되는 분석기법이다. 대표적인 분석기법으로는 평균차이검정(t-검정, 분산분석), 교차분석과 상관분석 등이 있다.

③ 다변량분석(multivariate analysis)

다변량분석은 분석에 사용되는 변수가 3개 이상인 경우에 사용되는 통계분석기법으로 주로 1개의 종속변수와 2개 이상의 독립변수들 간의 관련성을 규명하거나 여러 개의 변수들 간의 상호관계를 알아보기 위해 적용되는 분석기법이다. 대표적인 분석기법으로는 다중회귀분석과 로지스틱회귀분석 등이 있다.

(3) 변수 특성을 기준으로 한 분류

분석에 사용되는 변수의 특성에 따라 통계적 자료분석은 모수적 방법과 비모수적 방법으로 구별할 수 있다.

① 모수적 방법(parametric method)

모수적 방법은 등간척도 또는 비척도로 측정된 양적 자료에 대한 통계분석방법으로 표본이 추출된 모집단의 확률분포를 특정분포(주로 정규분포)로 가정함으로써 관심 있는 모수에 대한 추론에서 사용되는 검정통계량의 분포를 알 수 있는 통계분석방법이다. 흔히 사용되는 모수적 통계분석방법으로는 t-검정과 분산분석, 피어슨(Pearson)의 상관계수 및 회귀분석 등이 있다.

② 비모수적 방법(nonparametric method)

비모수적 방법은 모집단의 확률분포에 대하여 특별한 가정을 하지 않는 통계적 추론방법으로 표본의 수가 작아 모집단의 확률분포를 정규분포로 가정하기 의심스러운 경우 조사된

표 7-1. **자료분석기법의 분류**

목적	변수의 수	자료 성격	권고되는 통계분석방법
기술통계	단변량분석 (1)	조사결과 정리	기술통계량(Descriptive statistics)
추론통계	이변량분석 (2)	독립적인 두 그룹 간 평균비교	독립표본 t-검정(t-test) 맨-휘트니 검정(Mann-Whitney U-test*)
		짝을 이룬 두 그룹 간 평균비교	대응표본 t-검정(Paired t-test) 윌콕슨의 부호순위 검정(Wilcoxon's signed rank test*)
		독립적인 세 그룹 이상의 평균비교	분산분석법(ANOVA with multiple comparison) 크루스칼-왈리스 검정(Kruskal-Wallis test*)
		3회 이상 반복측정 자료의 평균비교	반복측정자료의 분산분석법(Repeated measures of ANOVA) 프리드만 검정(Friedman test*)
		두 그룹 이상의 빈도 비교	카이제곱분석(χ^2-test*) 피셔의 정확검정(Fisher's exact test*)
		반복측정자료의 빈도 비교	맥네마 검정(McNemar's test*)
		상관성 분석	피어슨의 상관계수(Pearson's correlation) 스피어만의 상관계수(Spearman's rho*)
	다변량분석 (3 이상)	종속변수와 독립변수 간 관련성 분석	다중회귀분석(Multiple regression) 다중로지스틱회귀분석(Multiple logistic regression)

*비모수적 방법

출처: Emerson JD, Colditz GA. *Use of Statistical Analysis in The New England Journal of Medicine*. N Engl J Med 1983;309:709-713.

표본분포가 변동이 심하거나, 어느 한쪽으로 치우친(skewed) 경우 또는 명목척도나 서열척도로 측정된 질적 자료에 대한 분석에 적용되는 통계분석방법이다. 흔히 사용되는 비모수적 통계분석방법으로는 맨-휘트니(Mann-Whitney) U-검정과 크루스칼-왈리스(Kruskal-Wallis) 검정, χ^2-검정, 피셔(Fisher)의 정확검정 및 스피어만(Spearman)의 상관계수 등이 있다(표 7-1).

7.2 단변량분석(univariate analysis)

조사나 실험을 통하여 관찰 대상으로부터 자료를 수집한 후 자료가 내포하고 있는 정보를 파악하기 쉽게 자료를 정리 및 요약하는 방법을 기술통계학이라 한다. 기술통계학에서는 수집된 자료의 각 변수에 대해 표나 그래프 또는 기술통계량 등을 이용하여 정리하기 때문에 단변량분석이라고 할 수 있다. 일반적으로 표나 그래프를 이용하여 정리한 자료는 자료에 내포된 정보를 보다 쉽고 빠르게 파악할 수 있으나 잘못 선정된 표나 그래프는 오히려 전체 자료의 윤곽을 흐리게 하거나 필요한 정보를 담고 있지 못하고, 심한 경우 정보의 내용을 왜곡시키는 경우도 있으므로 변수의 측정척도를 고려하여 표나 그래프를 선택하여야 한다.

1) 표와 그래프를 이용한 자료의 정리

(1) 질적변수의 요약: 측정척도가 명목척도 또는 서열척도인 경우

① 도수분포표(frequency table)

명목척도 또는 서열척도로 측정된 변숫값의 범주와 각 범주에 해당되는 자료의 수를 세어서 구한 도수(frequency) 또는 상대도수(relative frequency) 등을 알기 쉽게 하나의 표로 정리한 것이다(표 7-2).

표 7-2. 우리나라 1개 보건기관에 근무하는 공무원의 학력 분포

학력	도수	상대도수
전문대 졸업 이하	22	0.069 (22/321)
대학교 졸업	90	0.280 (90/321)
대학원 졸업 이상	209	0.651 (209/321)
합계	321	1.000

- 도수(frequency): 각 변숫값이 나타나는 빈도수
- 상대도수(relative frequency): 각 변숫값의 도수를 전체자료 수로 나눈 값

② 막대그래프(bar chart)

명목척도 또는 서열척도로 측정된 변수의 도수나 상대도수 등과 같은 관심 있는 양(magnitude)을 동일한 폭을 갖는 막대의 길이로 표현한 그래프로 변수의 분포상태를 시각적으로 쉽게 파악할 수 있다. 막대그래프의 경우 막대의 면적은 그래프를 해석하는데 있어 많은 영향을 미치기 때문에 막대의 폭을 달리함으로써 정보의 내용을 왜곡할 수 있다. 따라서 막대그래프에서는 모든 막대가 동일한 폭을 가지게 해야 한다(그림 7-2).

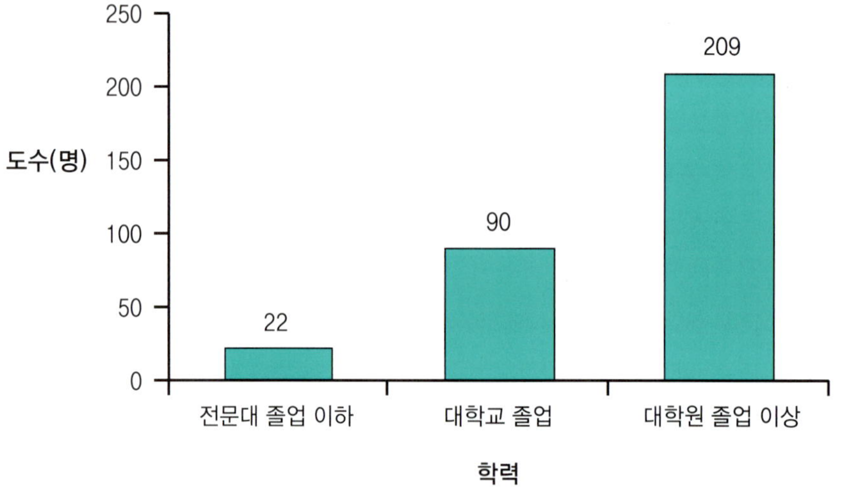

그림 7-2. 우리나라 1개 보건기관에 근무하는 공무원의 학력 분포

③ 원그래프(pie chart)

명목척도 또는 서열척도로 측정된 변수의 각 범주들의 상대도수에 비례하도록 원의 중심각을 나누어 작성한 그래프이다. 시각적 우월성이란 장점을 가지고 있어 일반적으로 많이 활용하지만 범주의 수가 많은 경우와 작은 상대도수를 갖는 부분은 표시가 어렵고, 상대도수의 차이가 크지 않으면 면적만 보고 그 크기를 파악하여 비교하기가 어렵다(그림 7-3).

(2) 양적변수의 요약: 측정척도가 등간척도 또는 비척도인 경우

① 도수분포표(frequency table)

등간척도 또는 비척도로 측정된 자료를 일정한 원칙에 의해 배열한 후 알맞은 간격으로

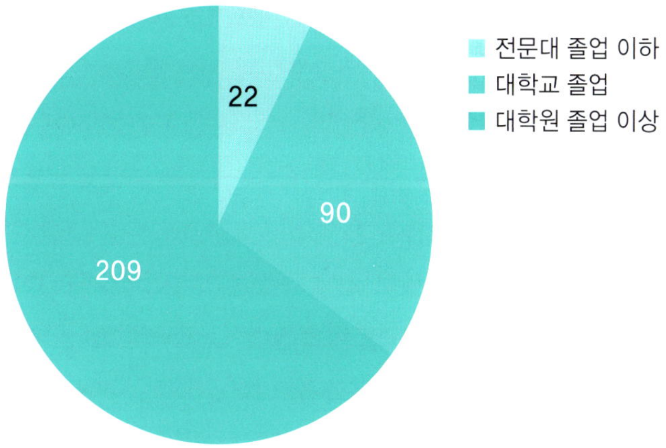

그림 7-3. 우리나라 1개 보건기관에 근무하는 공무원의 학력 분포

등분하고 각 집단에 속한 자료의 수를 세어서 구한 도수 또는 상대도수 등을 알기 쉽게 하나의 표로 정리한 것이다.

- 계급(class): 조사 자료를 몇 개의 간격으로 나눈 한 묶음
- 계급간격(class interval): 한 계급의 넓이
- 계급한계(class limit): 계급상한(class upper limit)과 계급하한(class lower limit)으로 계급의 정확한 간격과 범위를 알 수 있다.

ⓐ 양적변수의 도수분포표 작성요령(표 7-3)

1. 자료의 최댓값(x_{max})과 최솟값(x_{min})을 찾아 범위(R)를 계산한다.

$$R = x_{max} - x_{min}$$

2. 자료의 크기에 따라 적절한 계급(class)의 수(K)를 결정한다.

전체 자료를 몇 개의 계급 집단으로 분류하는가에 대한 특별한 제약은 없으나 보통 자료의 수를 참고하여 5~15개 정도로 나누는 것을 선호한다. 자료의 수가 적으면 계급의 수도 적게 설정하고 자료의 수가 많으면 계급의 수를 많게 하여도 된다. 참고로 계급의 수를 결정하는 하나의 지침으로 사용되는 Sturge의 공식은 다음과 같다.

$$K = 1 + 3.3 \log n, \quad n\text{: 자료의 수}$$

3. 중복되지 않고 동일한 간격을 갖도록 계급 구간(class interval, W)을 결정한다.

$$W = R / K$$

4. 각 계급에 속하는 관찰값의 수를 세어 계급도수(class frequency)를 계산한다.
5. 각 계급 도수를 총 도수로 나누어 상대도수(relativc frcqucncy)를 계산한다.

표 7-3. 우리나라 1개 보건기관에 근무하는 공무원의 연령 분포

연령	도수	상대도수
20.0~29.9	28	0.087 (28/321)
30.0~39.9	172	0.536 (172/321)
40.0~49.9	98	0.305 (98/321)
50.0~59.9	23	0.072 (23/321)
합계	321	1.000

ⓑ 히스토그램(histogram)

양적자료의 분포 모양을 나타내기 위해 가장 많이 사용하는 그래프로 먼저 관찰자료를 도수분포표로 작성한 후 이를 근거로 막대그래프의 형태로 표현한 것이다. 히스토그램에서 가로축 눈금의 간격은 동일한 크기를 나타내도록 등분되어야 하며, 각 계급의 도수는 해당 막대의 면적에 비례하도록 표현된다(그림 7-4).

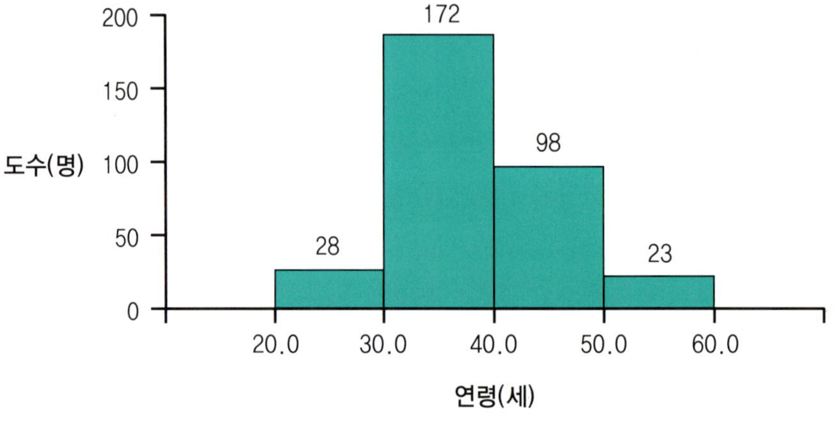

그림 7-4. 우리나라 1개 보건기관에 근무하는 공무원의 연령 분포

ⓒ 선그래프(line graph)

관찰값이 시간에 따라 변화할 때 이러한 변화를 표시하기에 유용한 그래프로 특히 가로축에 표시된 변수가 시간인 경우를 시계열(time series) 그래프라고 한다(그림 7-5).

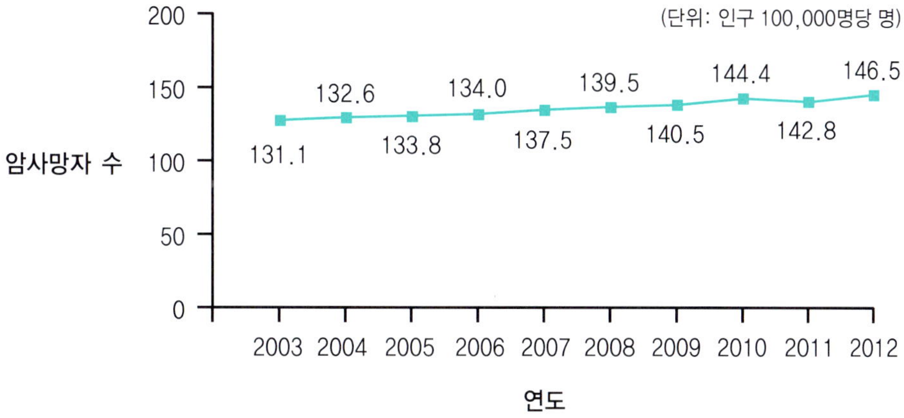

그림 7-5. **우리나라 연도별 암사망자 수 변화**
출처: e-나라지표

한편 선그래프의 해석에서는 가로축과 세로축의 눈금 간격에 유의하여야 한다. 아래 그림은 유엔 인구통계국에서 발표한 세계인구의 도시화 수준의 추이를 나타낸 것이다(그림 7-6).

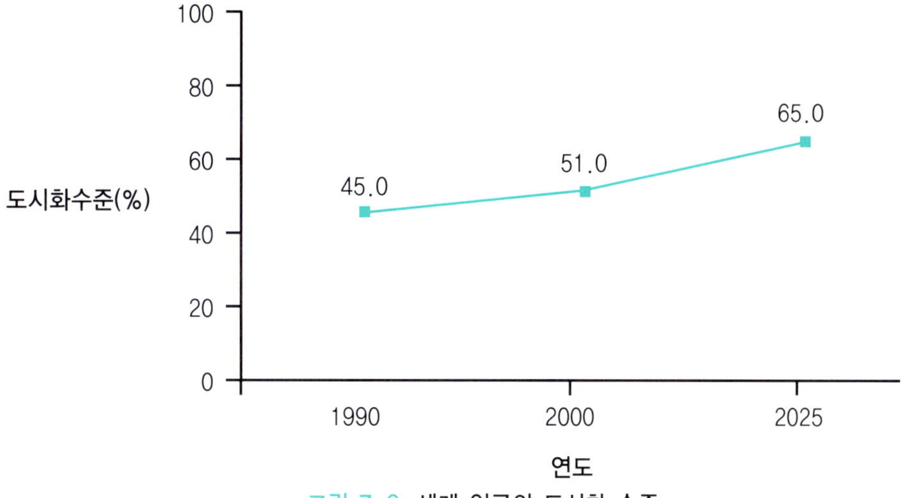

그림 7-6. **세계 인구의 도시화 수준**
출처: 유엔 인구통계국

그림 7-6에서 선그래프의 변화량을 보면 1990~2000년에 비해 2000~2025년의 기울기가 더 크므로 2000년 이전에 비해 2000년 이후에 더 급속한 도시화가 진행되는 것으로 해석할 수 있으나 가로축의 눈금을 고려하면 1990년에서 2000년까지는 연평균 0.6%p의 증가량을 나타내지만 2000~2025년까지는 연평균 0.56%p의 증가량을 나타내어 2000년 이전에 도시화가 더 빠르게 진행되었음을 알 수 있다.

2) 수치를 이용한 자료의 정리

표나 그래프를 이용한 자료의 정리는 관찰된 자료의 분포상태를 시각적으로 빠르고 쉽게 전달할 수 있는 장점이 있다. 그러나 표와 그래프의 작성 과정에는 연구자의 주관적 판단에 의해 결정되는 사항들이 있기 때문에 자료를 객관적으로 기술하는 면이 부족하다. 따라서 양적변수로 관찰된 자료는 몇 개의 요약 통계량을 이용하여 자료가 내포하고 있는 정보를 객관적으로 파악할 수 있다. 수치를 이용한 자료정리에 사용되는 요약 통계량은 수치로 자료의 중심위치를 나타내는 대푯값, 자료의 흩어진 정도를 나타내는 산포도, 그리고 자료의 분포형태를 나타내는 통계량 등이 있다.

(1) 대푯값

관찰된 자료가 어느 위치에 집중되어 있는가를 나타내는 통계량으로 중앙집중성의 측도(measure of central tendency)라고 한다. 또한 이 통계량이 전체 자료를 대표하기 때문에 대푯값이라고도 한다. 대푯값 통계량으로는 평균(mean), 중앙값(median, 중위수), 사분위수(quartile), 최빈값(mode, 최빈수) 등이 있다.

① 평균(mean; $\bar{x}$)

대푯값으로 가장 널리 사용되는 통계량으로 모든 관찰값을 더한 후 전체 자료의 개수로 나눈 산술평균(arithmetic mean)을 의미한다.

$$\bar{x} = \frac{1}{n} \sum_{i=1}^{n} x_i$$

예를 들어, 조사방법론을 수강한 10명 학생들의 중간고사 시험점수가 각각 20, 30, 60, 70, 70, 80, 90, 90, 90, 100이라면 평균은 다음과 같다.

$$\bar{x} = \frac{1}{n} \sum_{i=1}^{n} x_i = \frac{20 + 30 + \cdots + 100}{10} = \frac{700}{10} = 70$$

② 중앙값(median; Me)

관찰값을 크기순으로 배열하였을 때 가장 중앙에 위치하는 값을 의미한다.

$$Me = \begin{cases} x_{(\frac{n+1}{2})} & \text{, 자료수}(n)\text{가 홀수인 경우} \\ \frac{1}{2}\left(x_{(\frac{n}{2})} + x_{(\frac{n+1}{2})}\right), & \text{자료수}(n)\text{가 짝수인 경우} \end{cases}$$

즉, 관찰된 자료의 개수가 홀수이면 모든 관찰값을 크기순으로 배열하였을 때 가장 가운데 있는 값[$(n+1)/$두 번째 값]이 중앙값이며, 자료의 개수가 짝수이면 관찰값을 크기순으로 배열한 후 가운데 있는 두 개값[$n/$두 번째와 $(n/2)+$첫 번째]의 평균이 중앙값이다.

예를 들어, 소비자 11명을 대상으로 제품의 선호도를 10점 리커트 척도로 조사한 결과가 각각 6, 2, 3, 7, 9, 10, 7, 8, 10, 9, 9인 경우의 중앙값을 구해보면 먼저 관찰값을 크기순으로 배열하면 2, 3, 6, 7, 7, 8, 9, 9, 9, 10, 10이 되고 자료의 개수가 홀수($n=11$)이므로$(11+1)/2=6$번째 위치한 관찰값인 8이 중앙값이다. 한편 조사방법론을 수강한 10명 학생들의 기말고사 성적이 각각 70, 30, 20, 60, 90, 70, 80, 90, 100, 90인 경우의 중앙값은 먼저 관찰값을 크기순으로 배열하면 20, 30, 60, 70, 70, 80, 90, 90, 90, 100이 되고 자료의 개수가 짝수($n=10$)이므로 $10/2=5$번째와 $(10/2)+1=6$번째 관찰값의 평균인 $(70+80)/2=75$가 중앙값이 된다.

③ 사분위수(quartile; Q_1, Q_2, Q_3)

관찰값의 개수가 많은 경우 단 하나의 값으로 자료를 요약하여 설명하는 것보다 자료를 4등분하여 계산한 요약 통계량인 사분위수가 더 많은 정보를 제공할 수 있다. 사분위수는 관찰값을 크기순으로 배열하였을 때 각각 1/4, 2/4 및 3/4 위치에 해당하는 제1사분위수(Q_1), 제2사분위수(Q_2) 및 제3사분위수(Q_3)를 일컫는다. 또한 자료 등분의 개념을 더 확장하면 관찰값을 크기순으로 배열하였을 때 x%에 해당하는 관찰값인 백분위수(percentile, P_x)를 이용하여 자료를 정리할 수도 있다(그림 7-7).

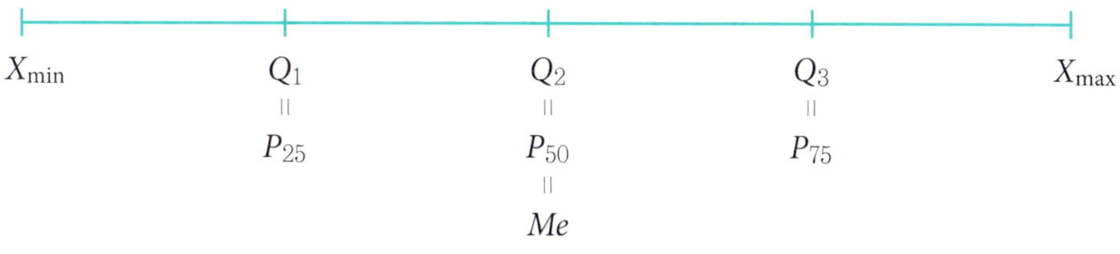

그림 7-7. 중앙값, 사분위수 및 백분위수의 관계

예를 들어, 소비자 11명을 대상으로 제품의 선호도를 10점 리커트 척도로 조사한 결과가 각각 6, 2, 3, 7, 9, 10, 7, 8, 10, 9, 9인 경우의 사분위수를 구해보자. 먼저 관찰값을 크기순으로 배열하면

2	3	6	7	7	8	9	9	9	10	10
최솟값		Q_1			Q_2			Q_3		최댓값
		|			중앙값			|		
		제1사분위수			제2사분위수			제3사분위수		

이 되어 1/4 지점에 위치하는 제1사분위수(Q_1)는 6, 2/4 지점에 위치하는 제2사분위수(Q_2)는 8 그리고 3/4 지점에 위치하는 제3사분위수(Q_3)는 9가 된다.

④ 최빈값(mode; *Mo*)

관찰값들 중에서 가장 많은 출현빈도를 가지는 값을 의미한다. 모든 관찰값들이 서로 다른 경우에는 최빈값이 존재하지 않으며, 관찰값들 중 출현빈도가 같은 값이 여러 개인 경우에는 하나 이상의 최빈값이 존재할 수도 있다. 이와 같은 이유로 최빈값은 질적변수의 자료 요약에는 자주 사용되지만, 양적변수의 자료 요약에는 잘 사용되지 않는다.

예를 들어, 어떤 변수의 관찰값이 1, 2, 2, 2, 3, 3, 4, 5, 5인 경우는 2의 출현빈도가 세 번으로 가장 많아 최빈값이 2가 되지만, 관찰값이 1, 2, 3, 4, 5, 6, 7인 경우에는 출현빈도가 많은 값이 없어 최빈값이 존재하지 않는다. 또한 관찰값이 1, 2, 3, 3, 3, 4, 5, 5, 5, 6, 7인 경우는 3과 5의 출현빈도가 각각 세 번으로 가장 많아 최빈값은 3과 5 두 값이 된다.

(2) 대푯값의 비교

관찰된 자료의 대푯값으로 어떤 것이 가장 적절한 것인가는 변수의 척도와 관찰자료의 분포 및 분석목적 등에 따라 달라질 수 있다. 산술평균은 관찰값의 사칙연산에 의해 계산되므로 측정변수가 양적척도(간격척도 또는 비척도)인 경우에 계산이 가능하며, 중앙값과 사분위수는 관찰값의 위치에 의해 계산되므로 측정변수가 최소한 서열척도 이상인 경우에 계산이 가능하고, 최빈값은 관찰값의 출현빈도에 의해 계산되므로 측정변수의 척도에 관계없이 모든 경우에 계산이 가능하다.

또한 대푯값의 적절성은 관찰자료의 분포에 의해 결정될 수 있는데 아래 그림은 어떤 학급 아이들의 키를 측정하여 산술평균과 중앙값을 계산한 것이다(그림 7-8).

평균은 관찰된 값을 모두 더하여 계산되기 때문에 이 집단에서 상대적으로 큰 값인 120cm의 영향으로 인해 107.5cm로 계산되지만 중앙값은 단순히 관찰된 값의 순서 정보만을 이용하여 계산되기 때문에 120cm라는 상대적으로 큰 값의 영향에 상관없이 두 번째 및 세 번째와 관찰값의 평균인 104cm로 계산된다. 즉 평균은 관찰된 자료들 중 상대적으

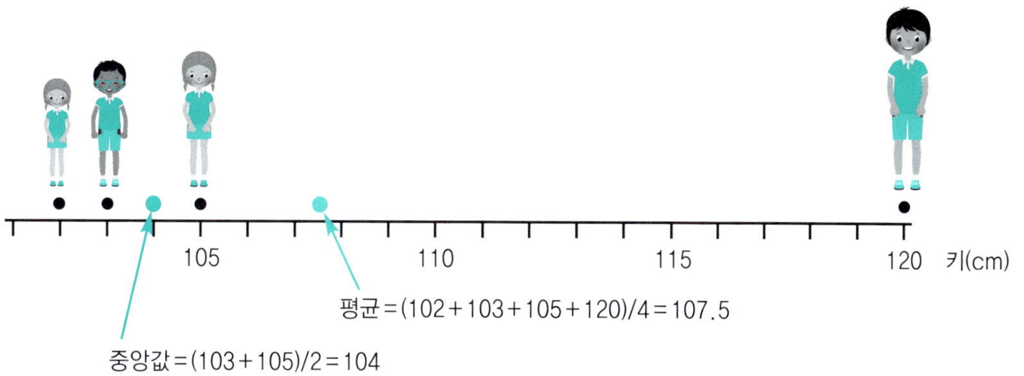

그림 7-8. 학급 아이들의 키에 대한 평균과 중앙값

로 아주 큰 값이나 작은 값인 이상치(극단값)에 매우 민감한 통계량인 반면에 중앙값은 이상치에 민감하지 않은 통계량으로 관찰된 자료들 중 이상치가 존재하는 경우 대푯값으로는 중앙값이 더 적절할 수 있다. 그러나 중앙값은 통계적 추론을 목적으로 하는 경우에 이론적 전개의 어려움으로 인해 산술평균보다 우월하지 못하다.

(3) 산포도

대푯값은 자료의 중심 위치만을 나타내어 자료의 분포에 대한 충분한 정보를 파악할 수가 없기 때문에 관찰값들의 흩어진 정도를 측정하여 분포의 특성을 파악하는 통계량을 산포도(measure of dispersion)라고 한다. 산포도는 관찰값들이 나타내는 다양성을 일컫는데, 관찰된 자료들이 모여 있으면 산포도는 작아지고 자료가 넓게 흩어져 있으면 산포도는 커진다. 산포도 통계량으로는 범위(range), 사분위수 범위(interquartile range), 분산(variance)과 표준편차(standard deviation) 그리고 변이계수(coefficient of variance) 등이 있다.

① 범위(range; R)

범위는 산포도를 측정하는 가장 간편한 측도로 관찰값들 중 최댓값(x_{max})과 최솟값(x_{min})의 차이로 계산된다.

$$R = x_{max} - x_{min}$$

범위는 산포도를 쉽게 계산할 수 있으나 최댓값과 최솟값 이외 자료들의 산포를 알기 어려우며 관찰된 자료들 중 이상치가 존재하는 경우 이 값에 매우 민감한 통계량이다.

② 사분위수범위(interquartile range; *IQR*)

사분위수 범위는 제3사분위수(Q_3)와 제1사분위수(Q_1)의 차이로 계산되며 범위가 가지는 이상치의 영향력을 제거할 수 있다.

$$IQR = Q_3 - Q_1$$

예를 들어, 소비자 11명을 대상으로 제품의 선호도를 10점 리커트 척도로 조사한 결과가 각각 6, 2, 3, 7, 9, 10, 7, 8, 10, 9, 9인 경우 제1사분위수(Q_1)는 6이고 제3사분위수(Q_3)는 9가 되어 사분위수 범위(IQR)는 3(=9−6)이 된다.

③ 분산(variance)과 표준편차(standard deviation; *SD*)

분산은 산포도를 측정하는데 가장 널리 사용되는 통계량으로 관찰값들의 산술평균으로부터 평균적으로 얼마나 떨어져 있는가를 나타내는 통계량이다.

산포도를 측정하기 위한 가장 간단한 방법은 편차(deviation)이다. 편차는 각각의 관찰값과 산술평균의 차이인($x_i - \bar{x}$)로 계산된다. 그러나 편차의 평균을 계산하기 위하여 편차들을 모두 더하면 항상 0이 되기 때문에 $\sum_{i=1}^{n}(x_i - \bar{x}) = 0$, 산포도를 측정할 수 없다. 따라서 이러한 문제를 해결하기 위해 편차의 제곱합을 고려할 수 있다. 즉 모든 관찰값에 대하여 $(x_i - \bar{x})^2$은 항상 양의 값을 가지므로 모두 더하면 항상 "0"이 되는 점을 피할 수 있게 된다.

분산은 각 관찰값과 산출평균의 차이를 제곱하여 더한 뒤 자료의 수로 나눈 값이다. 즉 분산은 관찰값들이 산술평균으로부터 평균적으로 떨어진 정도를 나타내는 값으로 분산이 클수록 관찰값들이 산술평균으로부터 멀리 떨어져 있음을 의미한다. 관찰된 자료가 모집단 전체인 경우의 분산을 모분산(σ^2)이라고 하고, 모집단에서 일부 추출된 표본인 경우의 분산을 표본분산(s^2)이라고 한다.

$$\sigma^2 = \frac{1}{N}\sum_{i=1}^{N}(x_i - \mu)^2$$

$$s^2 = \frac{1}{n-1}\sum_{i=1}^{n}(x_i - \bar{x})^2$$

표본분산 계산에서는 편차제곱의 합을 표본수(n)로 나누지 않고 표본수보다 1이 작은 수($n-1$)로 나누는데 이는 추정량의 자유도(degree of freedom)와 관계가 있다.

한편 분산은 편차의 제곱의 형태로 계산되므로 측정단위가 관찰값과 다르게 되어 측정단위에 비추어 볼 때 적절한 산포성의 측정이라고는 볼 수 없다. 따라서 이런 문제점을 해결하기 위해 분산을 제곱근한 통계량을 표준편차로 정의하며, 관찰된 자료가 모집단 전체인 경우에 모표준편차(σ), 모집단에서 일부 추출된 표본인 경우에는 표본표준편차(s)라고 한다.

$$\sigma = \sqrt{\sigma^2} = \sqrt{\frac{1}{N}\sum_{i=1}^{N}(x_i - \mu)^2}$$

$$s = \sqrt{s^2} = \sqrt{\frac{1}{n-1}\sum_{i=1}^{n}(x_i - \bar{x})^2}$$

또한 분산과 표준편차는 모든 관찰된 자료를 이용하여 계산하므로 산술평균과 마찬가지로 이상치에 민감하다.

예를 들어, 모집단에서 임의추출한 6개의 관찰값 2, 3, 5, 6, 9, 12의 분산과 표준편차를 구하면 먼저 산술평균을 계산하여, $\bar{x}=(2+3+\cdots+17)/6=7$, 편차제곱합을 구한다. $\sum_{i=1}^{6}(x_i-\bar{x})^2=(2-7)^2+(3-7)^2+\cdots+(17-7)^2=150$. 이 편차제곱합을 $n-1$로 나누면 표본분산 $s^2=150/5=30$이 계산되고 또한 표본분산의 제곱근 값인 표본표준편차 $s=\sqrt{30}=5.48$이 계산된다.

④ 변이계수(coefficient of variation; *CV*)

여러 집단에서 측정변수들 간의 산포를 비교하는 경우 측정단위가 같고, 산술평균값이 비슷하다면 분산이나 표준편차와 같은 절대적 산포도를 이용하여 산포의 크기를 비교할 수 있지만 측정단위가 서로 다르거나 측정단위가 같더라도 측정변수의 산술평균값이 크게 차이가 나는 경우에는 분산이나 표준편차와 같은 절대적 산포도로 산포의 크기를 해석하는 것은 적절하지 않을 수 있다.

예를 들어, 여학생 100명의 신장과 체중을 측정한 결과 신장의 평균은 158.5cm이고 표준편차는 4.0cm이며, 체중은 평균이 53.5kg이고 표준편차는 2.5kg이라 할 때 신장이 체중보다 개인차가 더 심하다고 할 수 있는가? 또한 선진국들의 연간 평균소득은 $35,000이고 표준편차는 $500이며, 후진국들의 연간 평균소득은 $3,000이고 표준편차는 $100이라 할 때 선진국보다 후진국의 국가 간 차이가 크다고 할 수 있는가?

이렇듯 비교 집단이 서로 다른 측정단위를 사용하였거나 동일한 단위로 측정되었다고 하더라도 집단 간 평균값이 매우 다른 경우에는 산포도의 상대적 크기를 비교하는 변이계수를 이용하는 것이 유용하다. 변이계수는 표본의 평균을 100으로 환산할 때 표준편차의 크기가 산술평균에 대하여 어느 정도인가를 나타내는 상대적 산포도로 다음과 같이 정의된다.

$$CV = \frac{s}{\bar{x}} \times 100$$

위의 예에서 여학생들의 신장 측정치의 변이계수는 4.0/158.5×100=2.6이고 체중의 변이계수는 2.5/53.5×100=4.8로 여학생들은 신장보다 체중의 개인차가 더 심하다고 볼 수 있으며, 선진국 간 연간 소득의 변이계수는 500/35000×100=1.5이고 후진국 간 연간 소득의 변이계수는 500/3000×100=3.4로 연간 소득은 선진국보다 후진국에서 국가 간 차이가 더 크다고 할 수 있다.

(4) 왜도와 첨도

대푯값은 자료의 중심 위치를 나타내고, 산포도는 관찰값들의 흩어진 정도를 파악할 수 있지만 이 통계량만으로는 한 집단의 분포형태를 정확히 판단할 수 없다. 이와 더불어 관찰된 자료가 평균을 중심으로 좌우로 어떻게 분포되어 있는지 또는 분포의 첨점(peak)이 얼마나 뾰족한지에 등에 대한 추가적인 정보가 필요하다. 이를 나타내는 통계량으로 왜도(skewness)와 첨도(kurtosis)가 있다.

① 왜도(skewness; S_k)

왜도는 평균에 대한 분포의 대칭성(symmetry)을 나타내는 통계량으로 다음과 같이 정의된다.

$$S_k = \frac{1}{n-1}\sum_{i=1}^{n}\left[\frac{(x_i - \bar{x})}{s}\right]^3$$

분포모양이 평균을 중심으로 좌우대칭이면 왜도는 0이 되고, 분포의 꼬리부분이 왼쪽으로 길어지면(skewed to the left, negatively skewed) 왜도는 0보다 작은 값을 가지며, 분포의 꼬리부분이 오른쪽으로 길어지면(skewed to the right, positively skewed) 왜도는 0보다 큰 값을 가진다(그림 7-9).

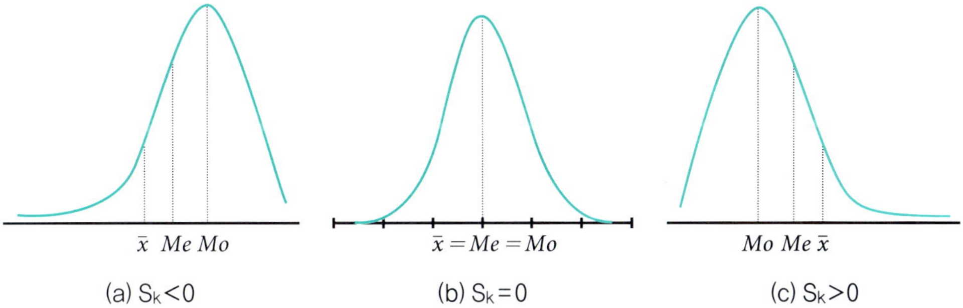

그림 7-9. 분포의 기울어진 정도(왜도)

② 첨도(kurtosis; K_t)

첨도는 분포의 첨점(peak)이 얼마나 뾰족한가를 나타내는 통계량으로 다음과 같이 정의된다. 관찰된 자료들이 평균을 중심으로 많이 몰려 있으면 첨도는 커지고, 넓게 퍼져 있으면 첨도는 작아진다.

$$K_t = \frac{1}{n-1}\sum_{i=1}^{n}\left[\frac{(x_i - \bar{x})}{s}\right]^4 - 3$$

분포의 첨점이 표준정규분포와 같으면 첨도는 0이 되고, 표준정규분포보다 완만하면 첨도는 0보다 작은 값을 가지며, 표준정규분포보다 더 뾰족하면 첨도는 0보다 큰 값을 가진다(그림 7-10).

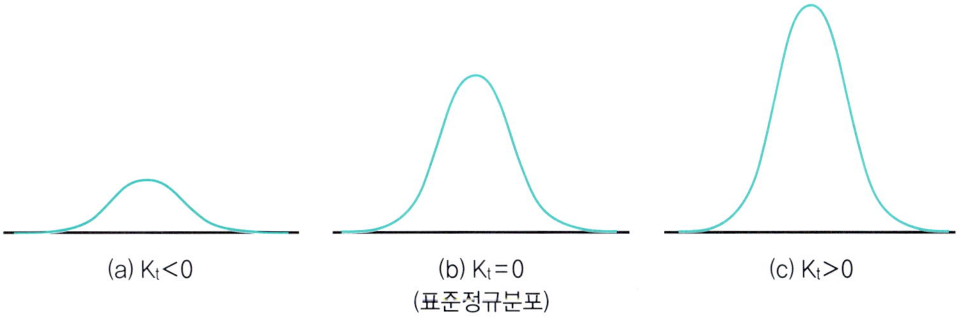

그림 7-10. 분포의 뾰족한 정도(첨도)

7.3 이변량분석(bivariate analysis)

통계적 가설검정(statistical hypothesis testing)은 모집단의 모수에 대해 가설을 설정한 후 모집단에서 추출된 표본자료를 이용하여 가설의 채택 여부를 결정하는 통계적 분석방법이다. 예를 들어, 어떤 제약회사에서 개발한 새로운 항암제가 기존의 항암제에 비해 치료효과가 더 크다는 주장을 어떻게 입증할 것인가? 많은 경우에 암환자들을 대상으로 한 집단에는 새로운 항암제를 투여하고 다른 집단에는 기존의 항암제를 투여한 후 각각 효과를 측정하여 비교함으로써 주장에 대한 타당성을 확인할 수 있다. 이와 같이 이변량분석은 두 변수들 간의 관련성을 가설로 구체화한 후 관찰자료에 근거하여 가설의 타당성 여부를 결정하는 통계적 분석방법으로 평균차이검정(t-검정, 분산분석)과 교차분석 및 상관분석 등이 있다.

1) 통계적 가설검정의 절차

통계적 가설검정은 표본으로부터 주어지는 정보를 이용하여 모집단의 모수에 대한 예상, 주장, 또는 단순한 추측 등의 옳고 그름을 판단하는 과정으로 다음과 같은 5단계의 절차를 거치게 된다.

(1) 가설의 설정

가설은 모집단에 대한 기술로 특히 모집단의 모수에 대한 예상 또는 추측을 가정적으로 설정한 주장으로 대립가설(연구가설, alternative hypothesis)과 귀무가설(영가설, null hypothesis)로 구분된다. 대립가설은 표본에서 얻은 경험적 사실을 이용하여 주장의 타당성을 입증하고자 하는 통계적 가설로 보통 H_1으로 표기하며, 귀무가설은 연구자의 주장에 충분한 증거가 없어 무효화(nullify)하려는 가설로 보통 H_0로 표기한다. 일반적으로 연구자는 대립가설에 관심을 가지며 관찰자료로부터 확실한 근거에 의해 대립가설이 사실임을 입증하고자 한다.

(2) 유의수준 설정

통계적 가설검정에서는 표본자료로부터 모집단을 판단하게 되므로 항상 두 가지 오류의 가능성이 존재한다. 하나는 제1종 오류로 귀무가설이 사실임에도 불구하고 대립가설을 채택(accept)하는 경우이고, 다른 하나는 제2종 오류로 귀무가설이 거짓임에도 불구하고 귀무가설을 채택하는 경우이다(표 7-4).

표 7-4. 제1종 오류와 제2종 오류

검정결과 \ 실제 현상	H_0 사실	H_0 거짓
H_0 채택	옳은 결정	제2종 오류(β)
H_1 채택	제1종 오류(α)	옳은 결정

통계적 가설검정에서는 오류의 발생 가능성을 최소화하는 것이 가장 좋지만 현실에서는 제1종 오류의 가능성을 줄이려고 하면 제2종 오류의 가능성이 증가하기 때문에 두 가지 오류를 동시에 관리할 수 없다. 따라서 통계적 가설검정에서는 하나의 오류를 일정 수준으로 관리하면서 나머지 오류를 최소화하는 방법을 선택하는데 일반적으로 연구자들은 대립가설을 채택하는 것에 더 중요한 의미를 두기 때문에 제1종 오류를 관리하게 된다.

유의수준(significance level)은 제1종 오류를 범할 최대 허용한계를 의미하며 일반적으로 α로 표기한다. 또한 유의수준을 어느 정도로 고려하여야 하는 문제는 통계적인 문제가 아니라 연구자가 각 오류에 대한 손실을 고려하여 결정할 사항이나 일반적으로 0.05(5%)를 가장 많이 사용한다. 즉, $\alpha=0.05$라는 유의수준은 동일한 검정을 독립적으로 100번 반복하였을 때 귀무가설이 사실임에도 불구하고 대립가설을 채택하는 오류, 즉 귀무가설을 잘못 기각(reject)하는 오류를 최대 5번까지는 허용한다는 것을 의미한다.

(3) 검정통계량의 결정 및 계산

검정통계량은 귀무가설과 대립가설 중 하나를 선택하는데 기준이 되는 통계량으로 표본자료로부터 계산되는 표본통계량이다. 검정통계량은 연구가설과 변수의 측정척도 등에 따라 달라지므로 적절한 검정통계량을 결정한 후 관찰자료로부터 검정통계량의 값을 계산한다. 예를 들어, 두 모집단의 평균차이 검정을 위한 검정통계량은 다음과 같다.

$$T = \frac{(\bar{X}_1 - \bar{X}_2) - (\mu_1 - \mu_2)}{SE(\bar{X}_1 - \bar{X}_2)}$$

(4) 통계적 결정

통계적 결정은 계산된 검정통계량의 값에 근거하여 귀무가설의 기각 여부를 결정하는 것을 의미한다. 통계적 가설검정에서 귀무가설을 기각할 수 있는 검정통계량 값의 범위를 기각역(critical region, rejection region)이라 하고, 귀무가설을 기각하지 못하고 받아들일 수 있는 영역을 채택역(acceptance region)이라 한다. 또한 기각역과 채택역은 임계값(critical value)에 의해 경계되며, 임계값은 검정통계량이 따르는 이론적 확률분포에서 유의수준에 의해 결정된다(그림 7-11).

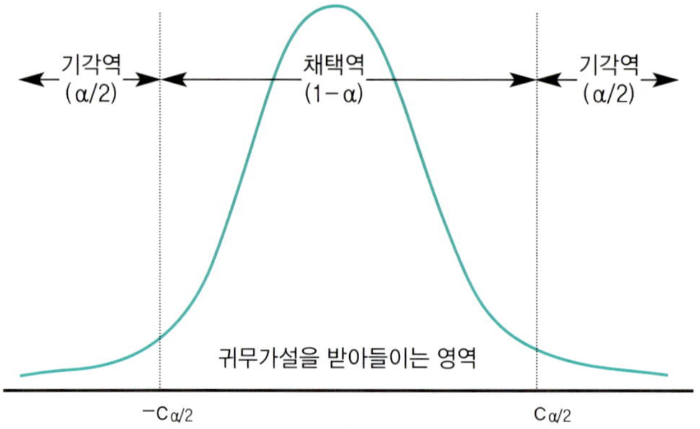

그림 7-11. **기각역과 채택역**

한편 모든 통계분석용 프로그램에서는 통계적 결정을 위해 표본자료로부터 유의확률(p)을 계산하여 제시한다. 유의확률은 귀무가설이 사실이라는 가정하에 검정통계량의 확률변수가 표본자료로부터 계산된 검정통계량의 값보다 같거나 더 크게 될 누적확률로 정의되며, 이는 계산된 검정통계량의 값이 귀무가설을 기각할 수 있는 최소의 유의수준을 의미한다. 즉 유의확률값이 작아질수록 귀무가설을 기각할 가능성은 커지므로 유의확률이 유의수준보다 작은 경우에 귀무가설을 기각할 수 있다.

따라서 통계적 가설검정에서는 표본자료로부터 계산된 검정통계량값이 기각역에 포함되거나 유의확률이 유의수준보다 작으면 귀무가설을 기각할 수 있고, 표본자료로부터 계산된 검정통계량 값이 채택역에 포함되거나 유의확률이 유의수준보다 크면 귀무가설을 기각할 수 없다.

(5) 결론

통계적 결정에 따라 가설검정에 대한 결론을 내린다.

2) 평균차이검정

평균차이검정이란 질적척도로 측정된 독립변수의 수준에 따른 관심 있는 종속변수의 평균차이를 검정하기 위한 통계적 분석방법이다. 성별(남, 여)이나 처치 전 · 후 등과 같이 독립변수의 수준이 2개이면 독립표본 t-검정이나 대응표본 t-검정을 이용하고, 학력(중졸 이하, 고졸, 대졸 이상)과 같이 독립변수의 수준이 3개 이상인 경우에는 분산분석을 통하여 평균차이검정을 할 수 있다.

(1) 독립표본 t-검정(t-test)

독립표본 t-검정은 서로 독립인 두 모집단의 모평균의 차이를 검정하는 분석방법이다. 여기서 서로 독립이라는 것은 비교하고자 하는 두 집단의 관찰값들이 서로 다른 개체에서 얻어진 경우로 한 집단의 관찰값이 다른 집단의 관찰값에 영향을 주지 않음을 의미한다(그림 7-12).

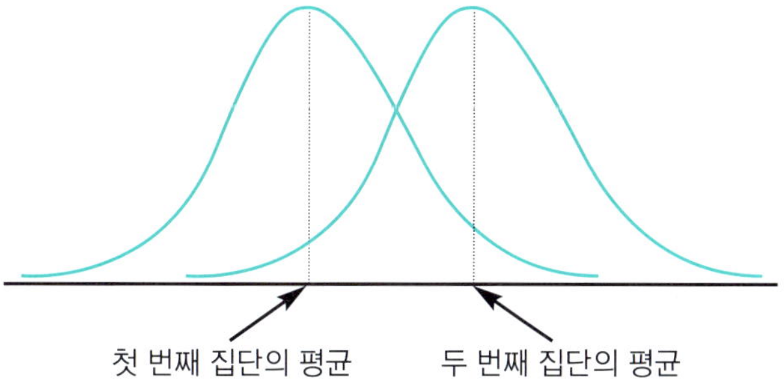

그림 7-12. 독립표본 t-검정

① 자료구조

독립표본 t-검정의 자료구조는 다음과 같다.

내용 \ 독립변수 수준(집단)	1	2
관찰자료	X_{11} X_{12} ⋮ X_{1n_1}	X_{21} X_{22} ⋮ X_{2n_2}
표본평균	$\bar{X}_1$	$\bar{X}_2$
표본분산	s_1^2	s_2^2

② 검정절차

독립표본 t 검정은 관찰지료로부티 계신된 두 표본평균의 차이($\bar{X}_1 - \bar{X}_2$)를 이용하여 두 집단의 모평균의 차이($\mu_1 - \mu_2$)를 검정한다. 독립표본 t-검정은 두 집단의 모분산이 같은 경우(등분산; $\sigma_1^2 = \sigma_2^2$)와 같지 않은 경우(이분산; $\sigma_1^2 \neq \sigma_2^2$)에 검정통계량이 다르기 때문에 먼저 두 집단의 등분산성 검정을 시행한 후 검정결과에 따라 적절한 방법의 평균차이 검정을 시행하게 되는데 검정절차는 다음과 같이 요약할 수 있다.

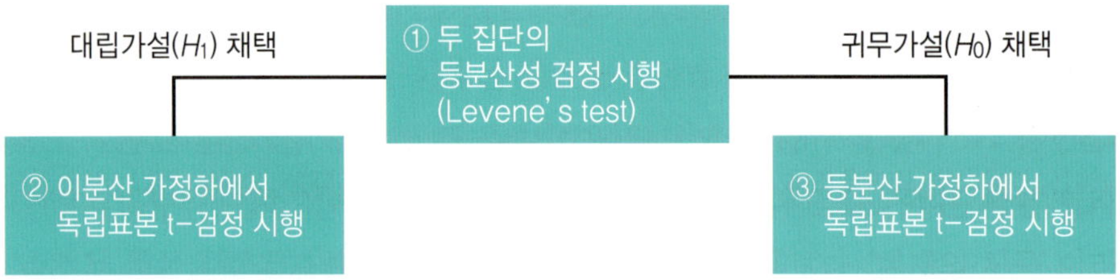

가설		검정통계량	통계적 결정 (귀무가설 기각)
①	H_0: $\sigma_1^2 = \sigma_2^2$ vs. H_1: $\sigma_1^2 \neq \sigma_2^2$	$F = s_1^2/s_2^2$	F에 해당하는 $p < \alpha$
②	H_0: $\mu_1 = \mu_2$ vs. H_1: $\mu_1 \neq \mu_2$	$T = \dfrac{(\bar{X}_1 - \bar{X}_2)}{\sqrt{\dfrac{s_1^2}{n_1} + \dfrac{s_2^2}{n_2}}}$	$\lvert T \rvert$에 해당하는 $p < \alpha$
③		$T = \dfrac{(\bar{X}_1 - \bar{X}_2)}{s_p\sqrt{\dfrac{1}{n_1} + \dfrac{1}{n_2}}}$	$\lvert T \rvert$에 해당하는 $p < \alpha$

③ 가정에 대한 검토

독립표본 t-검정은 관심 있는 종속변수가 정규분포를 따른다는 가정을 만족하는 경우에 적용되는 분석방법이다. 따라서 종속변수에 대한 정규성 검정은 매우 중요하다. 그러나 일반적으로 정규성 검정은 표본의 수가 너무 적거나 클 경우에는 타당성이 떨어지므로 종속변수에 대한 사전정보를 이용하는 것도 하나의 방법이다. 한편 종속변수에 대한 정규성이 의심되는 경우에는 비모수적 분석방법인 맨-휘트니 검정((Mann-Whitney test)을 이용하여 두 모집단의 모평균의 차이를 검정할 수 있다.

④ 독립표본 t-검정 예제

우리나라 보건직 공무원의 직무만족도가 성별에 따라 차이가 있는지를 알아보기 위하여 1개 보건기관에 근무하는 공무원 321명의 자료를 수집하였다. 독립표본 t-검정을 이용하여 성별에 따른 직무만족도의 차이를 검정해 보자.

먼저 이 가설검정에서 사용되는 변수는 다음과 같다.

변수명	변수정의	측정척도
성별 (독립변수)	1 = 남자 2 = 여자	명목(1, 2)
직무만족도 (종속변수)	직무만족을 측정한 15개 문항의 평균 점수 점수가 높을수록 직무만족도가 높음을 의미	비(점수)

ⓐ 가설설정

귀무가설(H_0): 직무만족도는 성별에 따라 차이가 없다. (H_0: $\mu_1=\mu_2$)

대립가설(H_1): 직무만족도는 성별에 따라 차이가 있다. (H_1: $\mu_1 \neq \mu_2$)

ⓑ 유의수준 설정: $\alpha=0.05$

ⓒ 검정통계량 계산(SPSS 분석결과) 및 통계적 결정

독립표본 검정

		Levene의 등분산 검정		평균의 등일성에 대한 t-검정						
									차이의 95% 신뢰구간	
		F	유의확률	t	자유도	유의확률 (양쪽)	평균차	차이의 표준오차	하한	상한
직무만족도	등분산이 가정됨	3.908	.049	2.199	319	.020	.13068	.06307	.01459	.26276
	등분산이 가정되지 않음			2.198	310.214	.029	.13868	.06310	.01452	.26284

먼저 두 집단의 등분산성 여부를 검정한 Levene의 등분산 검정결과 유의확률(p)이 0.049로 유의수준(α) 0.05보다 작아 귀무가설을 기각할 수 있어 두 집단의 분산은 서로 같지 않다는 사실을 확인할 수 있다. 따라서 등분산이 가정되지 않은 독립표본 t-검정결과를 살펴보면 검정통계량(T) 값은 2.198이고, 이 값을 이용하여 계산된 유의확률(p)은 0.029로 유의수준(α) 0.05보다 작아 귀무가설을 기각할 수 있다.

ⓓ 결론

위 통계적 결정에 의해 "직무만족도는 성별에 따라 차이가 없다"는 귀무가설이 기각되어 우리나라 보건직 공무원의 직무만족도는 성별에 따라 통계적으로 유의한 차이가 있다는 결론을 내리게 된다.

(2) 대응표본 t-검정(paired t-test)

새로 개발된 혈압강하제가 실제로 혈압을 떨어뜨리는지를 확인하기 위한 실험설계를 생각해보자. 앞서 언급한 독립표본 t-검정을 적용하기 위한 실험설계는 혈압강하제가 필

요한 사람들을 두 집단으로 나눈 후 한 집단은 혈압강하제를 투여하지 않은 상태에서의 혈압을 측정하고 다른 집단은 혈압강하제를 투여한 후의 혈압을 측정하여 비교함으로써 혈압강하제의 효과를 평가할 수 있다. 그러나 이 경우 두 집단의 구성원들이 서로 다르기 때문에 통제하지 못한 외생변수의 영향으로 인해 혈압강하제의 효과가 과대 또는 과소평가될 가능성이 있다. 따라서 이런 경우에는 혈압강하제를 필요로 하는 사람들 중에서 임의로 선발하여 혈압강하제 투여 전의 혈압을 측정하고 동시에 혈압강하제 투여 후의 혈압을 재측정하여 그 차이를 분석하면 혈압강하제의 효과를 평가하는데 있어 외생변수의 영향을 효과적으로 통제할 수 있다. 이와 같이 짝(pair)으로 관찰된 표본의 평균 차이를 분석하는 방법을 대응표본 t-검정 또는 짝비교(paired comparison)라고 한다.

대응표본 t-검정은 비교하고자 하는 두 집단의 관찰값들이 같은 개체에서 반복적으로 측정되었기 때문에 비교집단이 서로 독립이 되지 않아 독립표본 t-검정과는 분석방법이 다르다.

① 자료구조

대응표본 t-검정의 자료구조는 다음과 같다.

내용 \ 독립변수 수준(처치)	전	후	차이(전-후)
관찰자료	X_{11} X_{12} $\vdots$ X_{1n}	X_{21} X_{22} $\vdots$ X_{2n}	$D_1 = X_{11} - X_{21}$ $D_2 = X_{12} - X_{22}$ $\vdots$ $D_n = X_{1n} - X_{2n}$
표본평균	$\bar{X}_1$	$\bar{X}_2$	$\bar{D}$
표본분산	s_1^2	s_2^2	s_D^2

② 검정절차

대응표본 t-검정은 짝으로 관찰된 표본자료로부터 관찰값의 차이($D_i = X_{1i} - X_{2i}$)를 계산한 후 차이의 평균($\bar{D}$)을 이용하여 처치 전후의 평균차이를 검정하며 검정절차는 다음과 같이 요약할 수 있다.

가설	검정통계량	통계적 결정 (귀무가설 기각)
H_0: $\mu_D = 0$ vs. H_1: $\mu_D \neq 0$	$T = \dfrac{\bar{D}}{s_D / \sqrt{n}}$	$\lvert T \rvert$에 해당하는 $p < \alpha$

③ 가정에 대한 검토

대응표본 t-검정도 관심 있는 종속변수가 정규분포를 따른다는 가정을 만족하는 경우에 적용되는 분석방법이다. 따라서 독립표본 t-검정과 마찬가지로 종속변수에 대한 정규성이 의심되는 경우에는 비모수적 분석방법인 윌콕슨의 부호순위검정(Wilcoxon's signed rank test)을 이용하여 처치 전·후의 평균차이를 검정할 수 있다.

④ 대응표본 t-검정 예제

한 연구자가 약물 A를 복용하면 혈압이 떨어진다고 주장하였다. 다음은 약물 A의 혈압 강하 효과를 평가하기 위해 10명의 연구대상자들에게 약물 A 투여 전·후의 이완기 혈압을 측정한 결과이다. 이 표본으로부터 연구자의 주장에 대한 타당성을 확인해 보자.

조사대상자	1	2	3	4	5	6	7	8	9	10
투여 전 이완기 혈압	108	95	129	96	104	84	99	98	93	102
투여 후 이완기 혈압	110	90	128	92	92	72	84	82	87	90

먼저 이 가설검정에서 사용되는 변수는 다음과 같다.

변수명	변수정의	측정척도
이완기 혈압(종속변수)	약물 A 투여 전·후에 측정된 이완기 혈압	비(연속형)

ⓐ 가설설정

귀무가설(H_0): 약물 투여 전·후의 이완기 혈압은 변화가 없다. (H_0: $\mu_D = 0$)

대립가설(H_1): 약물 투여 전·후의 이완기 혈압은 변화가 있다. (H_1: $\mu_D \neq 0$)

ⓑ 유의수준 설정: $\alpha = 0.05$

ⓒ 검정통계량 계산(SPSS 분석결과) 및 통계적 결정

대응표본 검정

	대응차					t	자유도	유의확률 (양쪽)
	평균	표준편차	평균의 표준오차	차이의 95% 신뢰구간 하한	차이의 95% 신뢰구간 상한			
대응 1 투여전 혈압 - 투여후 혈압	8.10000	6.13641	1.94050	3.71028	12.48972	4.174	9	.002

대응표본 t-검정결과를 살펴보면 관찰값들의 차이의 평균($\overline{D}$)은 8.10이고 표준편차(s_D)는 6.14이며, 검정통계량(T) 값은 4.174이다. 또한 검정통계량을 바탕으로 계산된 유의확

률(p)은 0.002로 유의수준(α) 0.05보다 작아 귀무가설을 기각할 수 있다.

ⓓ 결론

위 통계적 결정에 의해 "약물 투여 전 · 후의 이완기 혈압은 변화가 없다"는 귀무가설이 기각되어 약물 A를 복용하면 혈압이 떨어진다는 연구자의 주장은 타당하다고 할 수 있다.

(3) 일원배치 분산분석법(one-way ANOVA)

분산분석(ANalysis Of VAriance, ANOVA)이란 독립변수의 처리수준(treatment level)에 따른 관심 있는 종속변수의 평균차이를 검정하기 위한 통계적 기법이다. 만약 처리수준이 둘이라면 앞서 살펴본 독립표본 t-검정으로 평균차이를 검정을 할 수 있으나, 처리수준의 수가 3개 이상인 경우 처리수준에 따른 종속변수의 평균차이를 반복적인 독립표본 t-검정을 통해 분석하는 경우 제1종 오류의 가능성이 증가하여 올바른 검정법이 될 수 없기 때문에 분산분석을 통하여 평균차이 검정을 한다. 일원배치 분산분석은 분석에 고려되는 독립변수의 수가 1개인 경우를 의미한다.

① 자료구조

일원배치 분산분석의 자료구조는 다음과 같다.

내용 \ 독립변수 수준 (처치)	1	2	…	k
관찰자료	X_{11} X_{12} ⋮ X_{1n_1}	X_{21} X_{22} ⋮ X_{2n_2}	… … ⋮ …	X_{k1} X_{k2} ⋮ X_{kn_k}
표본평균	$\bar{X}_1$	$\bar{X}_2$	…	$\bar{X}_k$
표본분산	s_1^2	s_2^2	…	s_k^2

② 검정절차

ⓐ 가설

H_0: $\mu_1 = \mu_2 = \cdots = \mu_k$ vs. H_1: not H_0 (적어도 하나의 μ_i는 나머지와 다르다.)

ⓑ 유의수준: $\alpha=0.05$

ⓒ 검정통계량 계산

분산분석에서는 관찰값과 평균 간 차이의 제곱합인 총변동(sum of squares of total, SST)을 처리수준의 집단 내 변동(sum of squares of within groups, SSW)과 처리수준 간의 집단 간 변동(sum of squares of between groups, SSB)으로 분해를 하여 이를 바탕으로 평균차이검정을 시행한다.

i) 변동의 분해

$$\underbrace{\sum_{i,j}(X_{ij}-\bar{X})^2}_{\text{총변동(SST)}} = \sum_{i,j}(X_{ij}-\bar{X}_i+\bar{X}_i-\bar{X})^2 = \underbrace{\sum_{i,j}(X_{ij}-\bar{X}_i)^2}_{\text{집단 내 변동(SSW)}} + \underbrace{\sum_{i,j}(\bar{X}_i-\bar{X})^2}_{\text{집단 간 변동(SSB)}}$$

ii) 집단 내 변동과 집단 간 변동의 비교

집단 내 변동과 집단 간 변동의 비교를 통하여 어떻게 집단 간 평균차이검정을 할 수 있는지를 알아보기 위하여 아래 그림을 살펴보자. 여기서 $A=X_{ij}-\bar{X}_j$는 각 집단 내에서 관찰값과 그 집단의 평균과의 차이를 알 수 있는 집단 내 변화량이고, $B=\bar{X}_j-\bar{X}$는 각 집단의 평균과 총평균의 차이를 알 수 있는 집단 간 변화량을 의미한다(그림 7-13).

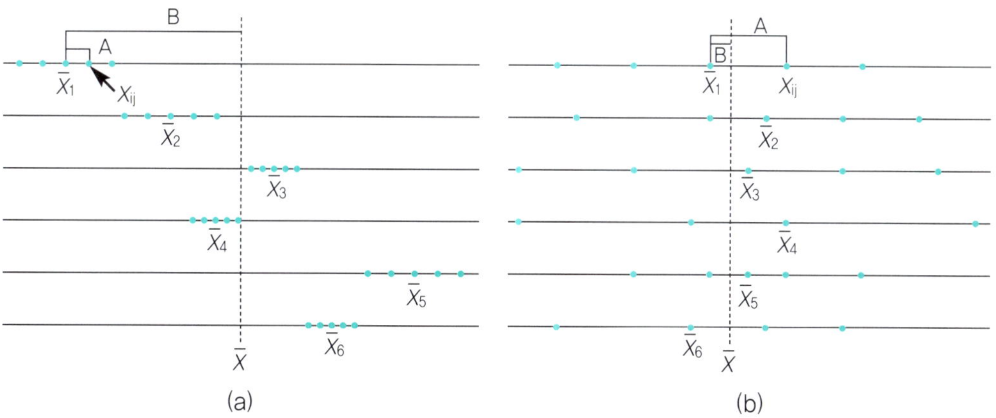

그림 7-13. **집단 내 변화량과 집단 간 변화량의 비교**

위 그림에서 (a)는 집단 내 변화량에 비해 집단 간 변화량이 상대적으로 더 크지만 (b)는 집단 간 변화량에 비해 집단 내 변화량이 상대적으로 더 큰 것을 알 수 있다. 또한 각 집단의 평균값의 변화는 (a)가 (b)에 비해 상대적으로 더 크게 나타난다. 따라서 집단 내 변화량의 제곱합인 집단 내 변동에 비해 집단 간 변화량의 제곱합인 집단 간 변동이 크게 되면 처리수준 간에 평균의 차이가 있음을 지지할 수 있다.

iii) 분산분석표 및 통계적 결정

분산분석에서는 관찰자료로부터 계산된 통계량을 바탕으로 아래와 같은 분산분석표(ANOVA table)를 작성하고 검정통계량(F)에 해당되는 유의확률(p)이 유의수준(α)보다 작은 경우에 귀무가설을 기각할 수 있다(표 7-5).

표 7-5. 분산분석표

변동요인	제곱합 (Sum of square, SS)	자유도 (Degree of freedom, df)	평균제곱 (Mean square, MS)	검정통계량 (F)
집단 간 (처리)	$SSB=\sum_{i=1}^{k} n_i(\bar{X}_i - \bar{X})^2$	k−1	$MSB=SSB$ / k−1	$F=\frac{MSB}{MSW}$
집단 내 (오차)	$SSW=\sum_{i=1}^{k}\sum_{j=1}^{n_i}(X_{ij} - \bar{X}_i)^2$	N−k	$MSW=SSW$ / N−k	
합계	$SST=\sum_{i=1}^{k}\sum_{j=1}^{n_i}(X_{ij} - \bar{X})^2$	N−1		

③ 다중비교(multiple comparison)

일원배치 분산분석에 귀무가설이 기각되면 "적어도 하나의 집단의 평균은 나머지 집단과 다르다"는 대립가설을 받아 들이므로 연구자는 어떤 집단의 평균이 다른 집단과 차이가 있는지를 검정하는 과정을 거친다. 이런 과정을 다중비교 또는 사후검정(post-hoc test)라고 한다.

예를 들어, "세 집단의 모평균은 모두 같다"라는 귀무가설(H_0: $\mu_1=\mu_2=\mu_3$)이 기각된 경우에 어떤 집단의 평균이 차이가 있는지를 검정하기 위해서는 각 두 그룹 간의 평균차이검정(H_0' : $\mu_1=\mu_2$, H_0'': $\mu_1=\mu_3$, H_0''': $\mu_2=\mu_3$)을 동시에 시행하여야 한다.

다중비교검정법은 매우 많이 소개되어 있으므로 연구자는 상황에 따라 적절한 방법을 선택하여 분석하여야 한다(그림 7-14). 조사연구에서는 각 비교집단의 표본수가 같은 경우에는 Tukey 방법이 추천되며, 각 비교집단의 표본수가 다른 경우에는 주로 Scheffe방법을 사용하고 있으나 이는 연구상황에 따라 달라질 수 있다.

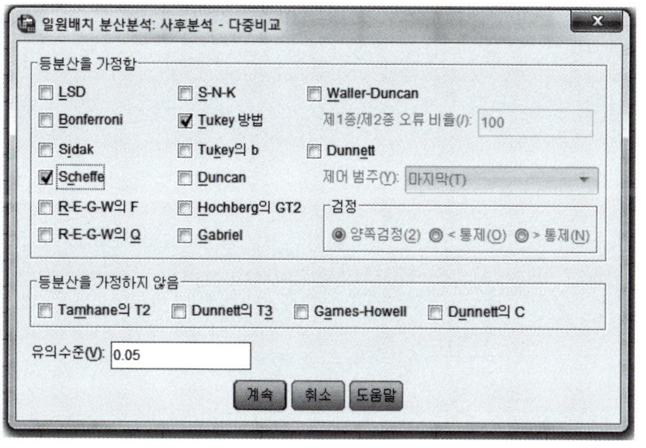

그림 7-14. SPSS에서 지원되는 다중비교방법

④ 가정에 대한 검토

일원배치 분산분석은 각 집단의 관찰자료는 서로 독립적이며, 각 집단 내에서 정규분포를 따르고, 또한 각 집단의 모분산은 서로 같다($\sigma_1^2 = \sigma_2^2 = \cdots = \sigma_k^2$)는 가정을 만족하는 경우에 적용되는 분석방법이다. 따라서 종속변수에 대한 정규성이 의심되거나 등분산성이 만족되지 않은 경우에는 비모수적 분석방법인 크루스칼-왈리스 검정(Kruskal-Wallis test)을 이용하여 세 집단 이상의 평균차이를 검정할 수 있다.

⑤ 일원배치 분산분석 예제

우리나라 보건직 공무원의 직무만족도가 학력수준에 따라 차이가 있는지를 알아보기 위하여 1개 보건기관에 근무하는 공무원 321명의 자료를 수집하였다. 일원배치 분산분석을 이용하여 학력수준에 따른 직무만족도의 차이를 검정해 보자.

먼저 이 가설검정에서 사용되는 변수는 다음과 같다.

ⓐ 가설설정

귀무가설(H_0): 직무만족도는 학력수준에 따라 차이가 없다. (H_0: $\mu_1 = \mu_2 = \mu_3$)

변수명	변수정의	측정척도
학력수준 (독립변수)	1 = 전문대졸 이하 2 = 대학교 졸업 3 = 대학원 이상	명목(1, 2, 3)
직무만족도 (종속변수)	직무만족을 측정한 15개 문항의 평균 점수 점수가 높을수록 직무만족도가 높음을 의미	비(점수)

대립가설(H_1): 직무만족도는 학력수준에 따라 차이가 있다.

(H_1: not H_0, 즉 $\mu_1 \neq \mu_2$ 또는 $\mu_1 \neq \mu_3$ 또는 $\mu_2 \neq \mu_3$)

ⓑ 유의수준 설정: $\alpha = 0.05$

ⓒ 검정통계량 계산(SPSS 분석결과) 및 통계적 결정

일원배치 분산분석

직무만족도

	제곱합	df	평균 제곱	F	유의확률
집단-간	2.005	2	1.003	3.916	.021
집단-내	81.435	318	.256		
합계	83.441	320			

분산분석결과 집단 간 변동과 집단 내 변동으로 계산된 검정통계량(F) 값은 3.916이고, 이 값을 이용하여 계산된 유의확률(p)은 0.021로 유의수준(α) 0.05보다 작아 귀무가설을 기각할 수 있다. 즉 학력수준에 따른 직무만족도는 통계적으로 유의한 차이가 있다.

ⓓ 다중비교

다중 비교

종속 변수: 직무만족도

Scheffe

(I) 학력	(J) 학력	평균차(I-J)	표준오차	유의확률	95% 신뢰구간 하한값	95% 신뢰구간 상한값
전문대졸 이하	대학교 졸업	-.21822	.12036	.195	-.5142	.0778
	대학원 이상	-.30167*	.11343	.030	-.5806	-.0227
대학교 졸업	전문대졸 이하	.21822	.12036	.195	-.0778	.5142
	대학원 이상	-.08345	.06380	.426	-.2404	.0735
대학원 이상	전문대졸 이하	.30167*	.11343	.030	.0227	.5806
	대학교 졸업	.08345	.06380	.426	-.0735	.2404

*. 평균차는 0.05 수준에서 유의합니다.

분산분석결과 귀무가설이 기각되었으므로 어떤 집단의 평균이 다른 집단과 차이가 있는지를 검정하는 다중비교 결과 전문대졸 이하인 집단과 대학교 졸업인 집단 간에는 통계적으로 유의한 차이가 없고($p=0.915$), 대학교 졸업인 집단과 대학원 이상인 집단 간에도 통계적으로 유의한 차이가 없으나($p=0.426$), 전문대졸 이하인 집단과 대학원 이상인 집단 간에는 통계적으로 유의한 차이가 있음($p=0.036$)을 알 수 있다.

ⓔ 결론

위 사실을 종합해 볼 때 우리나라 보건직 공무원의 학력수준에 따른 직무만족도는 전문대졸 이하인 집단과 대학원 이상인 집단에서 통계적으로 유의한 차이가 있다는 결론을 내리게 된다.

3) 교차분석

질적척도로 측정된 변수는 빈도와 백분율 등으로 요약할 수 있으며, 질적척도로 측정된 두 변수의 자료분포를 빈도와 백분율로 요약한 표를 분할표(contingency table)라 한다. 예를 들어, 흡연과 폐암과의 관련성을 알아보기 위해 262명의 대상자에게 각각 흡연 여부와 폐암 여부를 조사하여 정리한 분할표는 다음과 같다.

		폐암 여부		계
		예	아니오	
흡연 여부	예	35	6	41
	아니오	101	120	221
계		136	126	262

교차분석(crosstablation analysis)은 흡연과 폐암 여부, 경제수준과 학력 등과 같이 질적척도로 측정된 변수들 사이의 관련성을 분할표를 이용하여 분석하는 통계적 방법으로 카이제곱검정(χ^2-test)과 피셔의 정확검정(Fisher's exact test) 등이 있다.

(1) 카이제곱 검정(χ^2-test)

흡연 여부와 폐암 여부와의 관련성을 확인하고자 하는 위의 예제에서 우리는 다음 두 가지 형태의 질문을 던질 수 있다.

1. 폐암환자의 흡연율과 폐암이 아닌 대상자의 흡연율은 같다고 할 수 있는가?
2. 흡연은 폐암에 아무런 영향을 미치지 않는가? 즉, 흡연 여부와 폐암 여부는 서로 독립인가?

따라서 카이제곱검정은 가설에 따라 동질성 검정(첫 번째 가설)과 독립성 검정(두 번째 가설)으로 구분될 수 있지만 위의 예제에서와 같이 흡연이 폐암에 아무런 영향을 미치지 않는다면 표본으로부터 관찰된 폐암환자의 흡연율과 폐암이 아닌 대상자의 흡연율이 차이가 없기 때문에 두 검정법은 가설만 다를 뿐 검정절차는 동일하다.

① 검정절차

ⓐ 가설(독립성검정)

귀무가설(H_0): 두 변수는 서로 독립이다(즉, 서로 관련성이 없다).

대립가설(H_1): 두 변수는 서로 독립이 아니다(즉, 서로 관련성이 있다).

ⓑ 유의수준: $\alpha = 0.05$

ⓒ 검정통계량 계산

카이제곱검정에서는 분할표의 각 셀(cell)에 실제로 관찰된 빈도인 관찰빈도(observed frequency, O_{ij})와 귀무가설이 사실인 경우에 각 셀에서 관찰될 수 있는 빈도인 기대빈도(expected frequency, E_{ij})의 차이를 이용하여 검정통계량을 다음과 같이 구성한다.

$$\chi^2 = \sum_{ij} \frac{(O_{ij} - E_{ij})^2}{E_{ij}}$$

i) 기대빈도의 계산

위의 예제에서 기대빈도를 계산해 보면 1행 1열의 기대빈도인 E_{11}은 흡연자이면서 폐암환자인 빈도이고, 귀무가설이 사실이라면 대상자 중 흡연자이면서 폐암환자일 확률은 흡연자 확률과 폐암환자 확률의 곱으로 표현된다(P(흡연자∩폐암환자)$=P$(흡연자)P(폐암환자). 따라서

$$E_{11} = 262 \times \frac{41}{262} \times \frac{136}{262} = 21.3$$

로 계산되며, 같은 방법으로 각 셀의 기대빈도를 구할 수 있다. 위 예제에서 산출된 관찰빈도와 기대빈도는 다음과 같다.

		폐암 여부		계
		예	아니오	
흡연 여부	예	35 (21.3)	6 (19.7)	41
	아니오	101 (114.7)	120 (106.3)	221
계		136	126	262

ⓓ 통계적 결정

카이제곱검정의 검정통계량에서 알 수 있듯이 관찰도수와 기대도수의 값이 비슷하면 검정통계량의 값이 작고, 관찰도수와 기대도수의 차이가 커지면 검정통계량의 값이 커진다. 즉 검정통계량의 값이 큰 경우에 귀무가설이 사실이라는 증거가 약해져서 대립가설을 지지하게 된다. 따라서 카이제곱검정에서는 관찰자료로부터 계산된 검정통계량(χ^2)에 해당되는 유의확률(p)이 유의수준(α)보다 작은 경우에 귀무가설을 기각할 수 있다.

② 카이제곱검정 예제

흡연 여부와 폐암 여부와의 관련성을 확인하고자 262명의 대상자에게 흡연상태와 폐암 여부에 대한 자료를 수집하였다. 카이제곱검정을 이용하여 흡연과 폐암의 관련성을 검정해 보자.

먼저 이 가설검정에서 사용되는 변수는 다음과 같다.

변수명	변수정의	측정척도
흡연 여부 (독립변수)	1 = 예 2 = 아니오	명목(1, 2)
폐암 여부 (종속변수)	1 = 예 2 = 아니오	명목(1, 2)

ⓐ 가설설정

귀무가설(H_0): 흡연과 폐암은 관련성이 없다(즉, 서로 독립이다).

대립가설(H_1): 흡연과 폐암은 관련성이 있다(즉, 서로 독립이 아니다).

ⓑ 유의수준 설정: $\alpha = 0.05$

ⓒ 검정통계량 계산(SPSS 분석결과) 및 통계적 결정

카이제곱 검정

	값	자유도	점근 유의확률 (양측검정)	정확한 유의확률 (양측검정)	정확한 유의확률 (단측검정)
Pearson 카이제곱	21.796[a]	1	.000		
연속수정[b]	20.236	1	.000		
우도비	23.954	1	.000		
Fisher의 정확한 검정				.000	.000
선형 대 선형결합	21.713	1	.000		
유효 케이스 수	262				

a. 0 셀 (0.0%)은(는) 5보다 작은 기대 빈도를 가지는 셀입니다. 최소 기대빈도는 19.72입니다.

b. 2x2 표에 대해서만 계산됨

카이제곱검정결과 관찰빈도와 기대빈도의 차이로 계산된 검정통계량(χ^2) 값은 21.796이고, 이 값을 이용하여 계산된 유의확률(p)은 0.000으로 유의수준(α) 0.05보다 작기 때문에 귀무가설을 기각할 수 있다.

ⓓ 결론

위 사실을 종합해 볼 때 흡연은 폐암과 통계적으로 유의한 관련성이 있다는 결론을 내리게 된다.

(2) 피셔의 정확검정(Fisher's exact test)

앞서 제시한 카이제곱 검정통계량은

$$\chi^2 = \sum_{ij} \frac{(O_{ij} - E_{ij})^2}{E_{ij}}$$

이므로 만약 기대도수가 작을수록 상대적으로 검정통계량의 값이 커져 귀무가설을 기각할 가능성이 커진다. 따라서 기대도수가 작은 셀이 존재하는 경우에는 카이제곱검정의 검정력이 떨어진다.

그럼 얼마나 작은 기대도수에 대하여 카이제곱검정의 검정력이 떨어지는가? 일반적 기대도수가 2보다 작은 셀이 하나라도 존재하거나, 전체 셀 중에 기대도수가 5보다 작은 셀이 20% 이상인 경우에는 카이제곱검정 대신 피셔의 정확검정을 이용할 것을 권장한다. 그러나 피셔의 정확검정은 단지 기대도수가 작은 셀이 존재하는 경우에 카이제곱검정의 대안으로 사용되는 검정방법이므로 이 경우가 아닌 경우에는 고려할 필요가 없다.

4) 상관분석

양적척도로 관찰된 두 변수, 예를 들어 키와 몸무게, 사이의 관련성을 알아보고자 할 때 두 변수의 관찰값을 좌표평면 위의 점으로 표시한 산점도(scatter diagram)를 통해 대략적으로 확인할 수 있다(그림 7-15).

그러나 변수들 간의 관련성을 구체적으로 제시하기 위해서는 하나의 수치로 표현되는 통계량이 필요한데 이를 상관계수(correlation coefficient)라고 한다. 상관계수는 영국의 수학자이자 생물학자인 갈톤(Francis Galton, 1822~1911)이 아버지의 키와 아들의 키의 관련성을 조사하기 위해 고안하였으며, 그 후 피어슨(Karl Pearson, 1857-1936)에 의해 상관계수를 이용한 상관분석(correlation analysis)이 정립되었다.

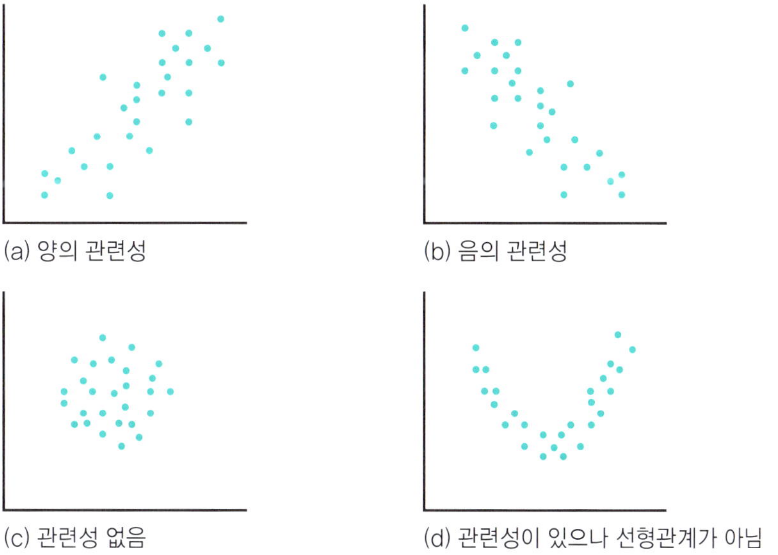

그림 7-15 산점도를 이용한 관련성

상관분석에서 구해지는 상관계수는 두 변수 사이의 직선적 연관성의 정도를 나타내는데, 한 변수가 증가 또는 감소하는 경우에 다른 한 변수도 선형적으로 증가 또는 감소하는 정도를 나타낸다.

(1) 상관계수의 추정

양적척도로 관찰된 두 변수(X와 Y)의 관련성을 제시한 피어슨의 표본상관계수(sample correlation coefficient)는 다음과 같다.

$$r = \frac{\sum_{i=1}^{n}(X_i-\overline{X})(Y_i-\overline{Y})}{\sqrt{\sum_{i=1}^{n}(X_i-\overline{X})^2\sum_{i=1}^{n}(Y_i-\overline{Y})^2}}$$

(2) 상관계수의 성질

1. r의 범위: $-1 \le r \le 1$
2. r의 값은 두 변수 사이의 상관성의 크기를 나타내며, r의 부호는 상관성의 방향을 나타낸다. 즉, r의 값이 $+1$ 또는 -1에 가까울수록 상관성이 강함을 뜻하며, r의 부호가 양(+)인 경우는 변화의 방향이 같은 정의 상관성을 의미하고, 음(−)인 경우는 변화의 방향이 반대가 되는 부의 상관성을 의미한다.

3. 만약 x가 $ax+b$로 바뀌고 y가 $cy+d$로 바뀌어도 a와 c의 부호가 같으면 r의 값에는 변함이 없다.

(3) 상관계수의 검정

ⓐ 가설설정

귀무가설(H_0): $\rho=0$ (즉, 두 변수 간에 상관성이 없다.)

대립가설(H_1): $\rho\neq0$ (즉, 두 변수 간에 상관성이 있다.)

ⓑ 유의수준: $\alpha=0.05$

ⓒ 검정통계량 계산

두 변수의 표본이 이변량정규분포(bivariate normal distribution)로부터 추출되었다는 가정하에서 검정통계량을 다음과 같이 구성한다.

$$t=\frac{r}{\sqrt{\frac{1-r^2}{n-2}}}$$

ⓓ 통계적 결정

귀무가설이 사실이라는 가정하에서 검정통계량은 자유도가 $n-2$인 t-분포를 따르므로 검정통계량의 값을 이용하여 유의확률(p)을 계산하고 유의확률(p)이 유의수준(α)보다 작은 경우에 귀무가설을 기각할 수 있다.

(4) 가정에 대한 검토

피어슨의 상관분석은 양적척도로 관찰된 두 변수가 이변량정규분포를 따른다는 가정을 만족하는 경우에 적용되는 분석방법이다. 따라서 관찰된 두 변수 중 한 변수라도 순위척도로 관찰되었거나 이변량정규분포의 가정이 만족되지 않은 경우에는 비모수적 상관계수인 스피어만의 순위상관계수(Spearman's rank correlation coefficient)를 이용하여 두 변수 간의 상관성을 확인할 수 있다. 스피어만의 순위상관계수는 다음과 같이 정의된다.

$$r_s=1-\frac{6}{n(n^2-1)}\sum_{i=1}^{n}(X_{(i)}-Y_{(i)})^2$$

여기서 $X_{(i)}$와 $Y_{(i)}$는 X와 Y의 순서통계량이다. 또한 스피어만의 순위상관계수 r_s의 성질은

피어슨의 표본상관계수 r의 성질과 같다.

(5) 상관분석 예제

우리나라 보건직 공무원의 직무소진과 직무만족도 간의 상관성을 알아보기 위하여 1개 보건기관에 근무하는 공무원 370명의 자료를 수집하였다. 직무소진과 직무만족도 간에 상관성이 있는지를 검정해 보자.

먼저 상관분석에서 사용되는 변수는 다음과 같다.

변수명	변수정의	측정척도
직무소진	직무소진을 측정한 22개 문항의 평균 점수 점수가 높을수록 직무소진이 높음을 의미	비(점수)
직무만족	직무만족을 측정한 15개 문항의 평균 점수 점수가 높을수록 직무만족도가 높음을 의미	비(점수)

ⓐ 가설설정

귀무가설(H_0): 직무소진과 직무만족 간에 상관성이 없다(H_0: $\rho=0$).

대립가설(H_1): 직무소진과 직무만족 간에 상관성이 있다(H_1: $\rho\neq0$).

ⓑ 유의수준 설정: $\alpha=0.05$

ⓒ 검정통계량 계산(SPSS 분석결과) 및 통계적 결정

상관계수

		직무만족도	직무소진
직무만족도	Pearson 상관계수	1	-.469**
	유의확률 (양쪽)		.000
	N	370	370
직무소진	Pearson 상관계수	-.469**	1
	유의확률 (양쪽)	.000	
	N	370	370

**. 상관계수는 0.01 수준(양쪽)에서 유의합니다.

상관분석 결과 직무소진과 직무만족도 간의 상관계수가 −0.469이고, 유의확률(p)은 0.000으로 유의수준(α) 0.05보다 작기 때문에 귀무가설을 기각할 수 있다.

ⓓ 결론

위 사실을 종합해 볼 때 직무소진과 직무만족도 간에는 통계적으로 유의한 음의 상관이 있어 직무소진이 높을수록 직무만족도가 낮다는 결론을 내리게 된다.

7.4 다변량분석

다변량분석(multivariate analysis)은 일반적으로 분석에 사용되는 변수가 3개 이상인 경우에 사용되는 통계분석기법으로 주로 1개의 종속변수와 2개 이상의 독립변수들 간의 관련성을 규명하는데 적용되는 분석기법으로 다중선형회귀분석과 로지스틱회귀분석 등이 있다. 이 분석방법에 대한 이론 및 가설검정에 고려되어야 하는 문제들은 매우 방대하므로 자세한 분석방법은 다른 통계학 책을 참고하고 본 절에는 간략한 개념 정도만 제시하고자 한다.

1) 다중선형회귀분석

다중선형회귀분석(multiple linear regression analysis)이란 1개의 종속변수와 2개 이상의 독립변수 간의 관련성을 분석하기 위해 수학적인 선형모형을 찾고 모형의 타당성과 모수의 유의성 등을 분석하는 통계적 분석방법이다. 이때 종속변수는 반드시 양적척도로 관찰되어야 한다. 다중선형회귀분석은 종속변수를 가장 잘 설명해 줄 수 있는, 즉 예측을 가장 잘 할 수 있는, 독립변수들을 찾아서 회귀모형을 만드는 것을 목적으로 사용할 수 있으며, 또 다른 목적으로는 이변량분석에서 종속변수에 유의한 영향을 미치는 독립변수의 경우 다른 변수들의 영향력이 혼재되어 있는 경우가 많으므로 어떤 특정 독립변수의 순수한 효과를 보고자 하거나, 독립변수가 종속변수에 미치는 영향력의 크기를 상대적으로 비교하기 위해 다중선형회귀분석을 적용할 수 있다. 특히 독립변수가 1개인 경우를 단순선형회귀분석(simple linear regression analysis)이라고 한다.

(1) 다중선형회귀모형

다중선형회귀분석은 선형회귀모형을 이용하여 두 개 이상의 독립변수들이 연속형 종속변수에 미치는 영향력을 분석하는 방법으로 가정된 수학적 모형은 다음과 같다.

$$y_i = \beta_0 + \beta_1 x_{1i} + \beta_2 x_{2i} + \cdots + \beta_k x_{ki} + \varepsilon_i, \quad i = 1, 2, \cdots, n$$

여기서 y_i는 종속변수이고, x_1, x_2, …, x_k는 k개의 독립변수이다. 그리고 ε_i는 오차항으로 통계적으로 서로 독립이며, 평균이 0이고 분산이 σ^2인 정규분포를 따른다고 가정한다.

(2) 적합된 회귀모형의 유의성 검정

표본자료로부터 추정한 회귀식 $\hat{y} = b_0 + b_1x_1 + b_2x_2 + \cdots b_kx_k$이 타당한지를 검토하는 것으로 분산분석을 통하여 표본으로부터 관측한 y_i와 추정식으로 부터의 예측값 $\hat{y}_i$의 차이를 바탕으로 회귀추정식이 타당한지를 검정한다.

ⓐ 가설

$$H_0: \beta_0 = \beta_1 = \cdots = \beta_k = 0 \quad \text{vs.} \quad H_1: \text{not } H_0$$

ⓑ 유의수준: $\alpha = 0.05$

ⓒ 검정통계량 계산

종속변수의 총변동(sum of squares of total, SST)을 다음 그림과 같이 추정된 회귀식에 의해 설명되는 변동(sum of squares of regression, SSR)과 회귀식으로 설명할 수 없는 변동(sum of squares of error, SSE)으로 구분할 수 있다(그림 7-16).

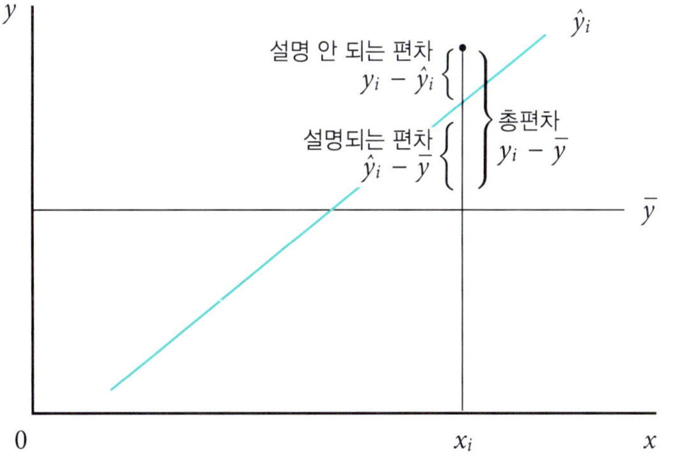

그림 7-16. 변동의 분해

ⓓ 분산분석표 및 통계적 결정

관찰자료로부터 계산된 통계량을 바탕으로 아래와 같은 분산분석표를 작성하고 검정통계량(F)에 해당되는 유의확률(p)이 유의수준(α)보다 작은 경우에 귀무가설을 기각할 수 있다(표 7-6).

표 7-6. 분산분석표

변동요인	제곱합 (Sum of square, *SS*)	자유도 (Degree of freedom, *df*)	평균제곱 (Mean square, *MS*)	검정통계량 (*F*)
회귀	$SSR=\sum_{i=1}^{n}(\hat{y}_i - \bar{y})^2$	k	$MSR=SSR\ /\ k$	$F=\frac{MSR}{MSE}$
잔차	$SSE=\sum_{i=1}^{n}(y_i - \hat{y}_i)^2$	n−k−1	$MSE=SSE\ /\ n-k-1$	
합계	$SST=\sum_{j=1}^{n_i}(y_i - \bar{y})^2$	n−1		

(3) 개별 회귀계수의 유의성 검정

적합된 회귀모형이 통계적으로 유의미하다는 결과를 얻은 경우 이어서 각각의 추정된 회귀계수(b_i)에 대한 유의성 검정을 시행한다.

ⓐ 가설

$$H_0: \beta_i = 0 \quad \text{vs.} \quad H_1: \beta_i \neq 0$$

ⓑ 유의수준: $\alpha=0.05$

ⓒ 검정통계량 계산

추정된 회귀계수와 표본오차를 이용하여 검정통계량을 다음과 같이 구성한다.

$$t = \frac{b_i - 0}{SE(b_i)}$$

ⓓ 통계적 결정

귀무가설이 사실이라는 가정하에서 검정통계량은 자유도가 $n-1$인 t-분포를 따르므로 검정통계량의 값을 이용하여 유의확률(p)을 계산하고 유의확률(p)이 유의수준(α)보다 작은 경우에 귀무가설을 기각할 수 있다.

(4) 추정된 회귀직선의 정도

추정한 회귀직선을 어느 정도 믿을 수 있으며, 또한 관찰된 자료를 어느 정도 설명하고 있는지를 측정하는 방법으로 흔히 결정계수(coefficient of determination, R^2)를 사용한다. 결정계수는 종속변수의 총변동 중 추정된 회귀직선에 의해 설명되는 변동의 비로 나타내며 다음과 같이 정의된다.

$$R^2 = \frac{SSR}{SST} = \frac{\sum_{i=1}^{n}(\hat{y}_i - \overline{y})^2}{\sum_{i=1}^{n}(y_i - \overline{y})^2}$$

따라서 결정계수가 1에 가까이 갈수록 추정된 회귀직선이 관찰된 자료를 잘 설명하고 있는 것으로 해석되어 회귀직선이 잘 적합된 것으로 판단할 수 있고, 결정계수의 값이 0에 가까우면 추정된 회귀직선이 아무런 의미가 없는 것으로 볼 수 있다.

2) 로지스틱 회귀분석

로지스틱 회귀분석(logistic regression analysis)이란 두 개의 상호 배타적인 범주(dichotomous)를 가지는 종속변수를 두 개 이상의 독립변수로 설명하기 위한 다변량분석방법으로 로짓분석(logit analysis)이라고도 한다. 예를 들면, 심근경색증의 발생 여부가 혈압, 총콜레스테롤 수치, 칼로리 섭취량, 성별, 흡연습관 등과 관련성이 있는지를 판단할 때 로지스틱 회귀분석을 한다. 이때 종속변수인 심근경색증 발생 여부는 반드시 질적척도로 관찰되어야 하며, 독립변수인 혈압, 총콜레스테롤 수치, 칼로리 섭취량, 성별, 흡연습관 등은 어떤 척도로 측정되어도 문제가 없다. 로지스틱 회귀모형은 아래 그림과 같이 독립변수들이 지수함수형태로 표시되는 비선형회귀모형의 일종이다(그림 7-17).

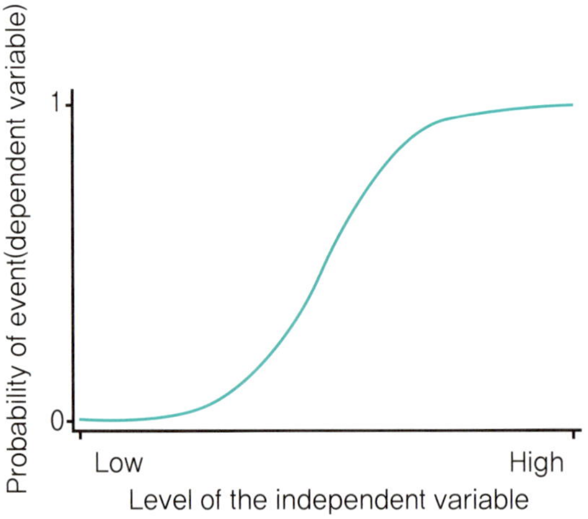

그림 7-17. **로지스틱 회귀모형에서 종속변수와 독립변수 간의 함수관계**

(1) 로지스틱 회귀모형

로지스틱 회귀분석은 어떤 사건이 일어날 확률을 직접적으로 추정하는 것으로 k개의 독립변수를 가지는 로지스틱 회귀모형에서 사건의 발생확률은 다음과 같이 정의되고

$$\Pr\text{ (event)} = p_x = \frac{1}{1 + \exp[-(\beta_0 + \beta_1 x_1 + \beta_2 x_2 + \cdots + \beta_k x_k)]}$$

사건이 발생하지 않을 확률에 대한 사건이 발생할 확률의 비를 나타내는 오즈비(odds ratio)는 다음과 같다.

$$\frac{p_x}{1 - p_x} = \exp[\beta_0 + \beta_1 x_1 + \beta_2 x_2 + \cdots + \beta_k x_k]$$

따라서 위 오즈비에 로그함수를 취하면 다중선형회귀모형으로 변환되어 회귀분석의 이론과 방법을 적용할 수 있다.

$$\text{in}\left(\frac{p_x}{1 - p_x}\right) = \beta_0 + \beta_1 x_1 + \beta_2 x_2 + \cdots + \beta_k x_k$$

(2) 왜 로지스틱 회귀분석이 좋은가?

로지스틱 회귀분석은 단지 사건의 발생 유무를 예측하는 것이 아니라 사건의 확률을 예측한다. 그러므로 예측되는 값들은 0과 1사이의 값을 가지게 된다. 이러한 0과 1사이의 값으로 제한되는 관계를 정의하기 위해 로지스틱 회귀분석은 독립변수와 종속변수 간에 S자형 곡선관계를 가정하기 때문에 전형적인 선형회귀분석은 타당하지 않게 된다.

또한 종속변수가 2개의 반응범주를 가지는 경우에 판별분석을 고려할 수도 있지만 판별분석은 다변량 정규성과 그룹 간 분산-공분산 행렬들이 동일하다는 가정 및 독립변수가 양적척도로 관측된 경우에만 적용 가능하다. 그러나 로지스틱 회귀분석은 이러한 가정이 불명확한 모든 형태의 독립변수에 대해 적용이 가능하기 때문에 많은 경우에 적용되고 있다. 그뿐만 아니라 판별분석을 하기 위한 가정을 만족하는 경우에도 로지스틱 회귀분석의 경우 선형회귀분석에서와 유사한 모수에 간단한 통계적 검정과 비선형 효과를 반영하는 능력 및 광범위한 진단능력을 가지기 때문에 로지스틱 회귀분석이 더 선호되고 있다.

연습문제

01 다음은 기술통계량에 대한 설명들이다. 바르게 설명된 것으로 묶인 조합은?

가. 자료가 왼쪽으로 치우쳐진 경우에 중앙값은 평균보다 더 작은 경향이 있음
나. 종모양의 완벽한 대칭적 분포에서 평균, 중앙값, 최빈값은 동일한 값을 가짐
다. 평균과 중앙값이 모든 경우 단일값을 갖는데 비해, 최빈값은 하나 이상이 될 수 있음
라. 평균과 중앙값, 최빈값 모두 변수의 측정수준이 서열척도 이상인 경우에만 계산될 수 있음

① 가, 나, 다
② 가, 다
③ 나, 라
④ 라
⑤ 가, 나, 다, 라

정답 ①

02 자료의 대푯값으로 평균(mean) 대신 중앙값(median)을 사용하는 가장 적절한 이유는?

① 평균은 음수가 나올 수 있다.

② 대규모 자료의 경우 평균은 계산이 어렵다.

③ 평균은 극단적인 관측값에 영향을 많이 받는다.

④ 평균과 각 관측값의 차이의 총합은 항상 0이다.

⑤ 평균은 자료의 분포에 대한 충분한 정보를 얻을 수 없다.

정답 ③

03 다음 중 측정 단위가 다르거나 또는 평균의 차이가 심한 자료의 산포도를 비교하는데 이용되는 척도는?

① 상대도수 ② 표준편차 ③ 변이계수

④ 상관계수 ⑤ 평균편차

정답 ③

04 다음 중 조사대상의 각 개체로부터 측정한 두 변수 사이의 관계를 밝히는 데 유용하게 사용될 수 있는 도표는?

① 히스토그램 ② 도수분포표 ③ 선그래프

④ 분할표 ⑤ 원그래프

정답 ④

05 측정의 수준에 따라 4가지 척도로 구분할 때 가장 적은 정보를 갖는 척도부터 가장 많은 정보를 갖는 척도를 순서대로 나열한 것은?

① 명목척도 < 비율척도 < 등간척도 < 서열척도

② 서열척도 < 명목척도 < 등간척도 < 비율척도

③ 명목척도 < 서열척도 < 등간척도 < 비율척도

④ 명목척도 < 서열척도 < 비율척도 < 등간척도

⑤ 서열척도 < 명목척도 < 비율척도 < 등간척도

정답 ③

06 다음은 통계적 가설검정에 대한 설명들이다. 바르게 설명된 것으로 묶인 조합은?

가. 표본으로부터 얻은 정보를 통해 증명하고자 하는 주장을 대립(연구)가설로 설정
나. 귀무가설이 진실임에도 불구하고 귀무가설을 기각하는 오류를 제1종 오류(α)라 함
다. 통계적 가설검정은 제2종 오류(β)를 최소화하는데 관심이 있음
라. 통계적 가설검정에서 p-값이 주어진 유의수준보다 작으면 귀무가설을 받아들임

① 가, 나, 다
② 가, 다
③ 나, 라
④ 라
⑤ 가, 나, 다, 라

정답 ①

07 다음은 유의확률(p-value)에 대한 설명이다. 바르게 설명된 것으로 묶인 조합은?

가. 검정통계량이 실제 관측된 값보다 대립가설을 지지하는 방향으로 더욱 치우칠 확률로서 귀무가설(H_0)하에서 계산된 값이다.
나. 관측된 데이터와는 직접적으로 관계가 없다.
다. 유의확률이 작을수록 귀무가설(H_0)을 기각할 가능성이 더욱 크다는 것을 의미한다.
라. 유의수준이 작아지면 유의확률도 작아진다.

① 가, 나, 다
② 가, 다
③ 나, 라
④ 라
⑤ 가, 나, 다, 라

정답 ②

08 다음은 통계분석 방법에 대한 설명이다. 바르게 설명된 것으로 묶인 조합은?

가. 대응표본 t-검정은 독립인 두 집단 간의 평균 차이를 검정하는 분석방법이다.
나. 카이제곱검정은 변수의 측정단위가 count인 경우에 적용하는 분석방법이다.
다. 분산분석법(ANOVA)은 집단 간 분산의 차이를 검정하는 분석방법이다.
라. 모집단의 분포가 정규분포인 경우 모수적 통계분석방법을 사용한다.

① 가, 나, 다
② 가, 다
③ 나, 라
④ 라
⑤ 가, 나, 다, 라

정답 ③

09 다음은 상관분석에 대한 설명이다. 바르게 설명된 것으로 묶인 조합은?

가. 상관계수를 이용하여 두 변수 간의 상호의존성을 평가하는 통계적 방법이다.
나. 상관계수는 -1에서 1사이의 값을 가지는데 +1에 가까울수록 관련성의 정도가 더 큰 것으로 해석한다.
다. 상관계수는 두 변수 간에 나타는 직선적 관련성의 정도를 제시한다.
라. 독립변수를 이용하여 종속변수의 값을 예측하고자 할 때 사용된다.

① 가, 나, 다
② 가, 다
③ 나, 라
④ 라
⑤ 가, 나, 다, 라

정답 ②

10 다음 그림은 미국에서 흑인과 백인의 교육수준별 주관적 계급의식에 대한 조사를 통해 얻은 자료를 회귀분석한 결과를 나타낸 것이다. 바르게 설명된 것으로 묶인 조합은?

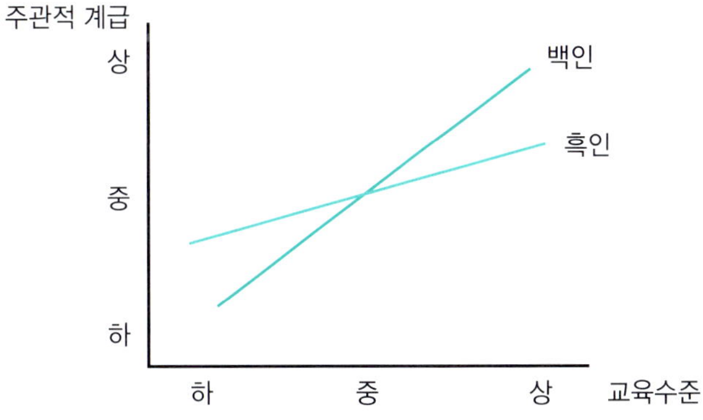

가. 흑인과 백인 모두 교육수준이 상승함에 따라 주관적 계급의식 역시 높아진다.
나. 흑인의 주관적 계급의식은 중간 이상의 교육수준을 받았을 경우 백인보다 낮지만 그 이하일 경우 백인보다 높다.
다. 교육수준이 흑인의 주관적 계급의식에 미치는 영향의 정도는 백인에 비해 더 낮다.
라. 교육수준이 주관적 계급의식에 미치는 영향력은 인종에 따라 차이가 없다.

① 가, 나, 다
② 가, 다
③ 나, 라
④ 라
⑤ 가, 나, 다, 라

정답 ①

참고문헌

김우철, 김재주, 박병욱, 박성현, 박홍래, 송문섭, 전종우, 조신섭. 통개학개론. 개정판. 영지문화사. 1994.

박성현. 회귀분석. 대영사. 1987.

손중권, 김영훈. 분산분석을 통한 다중비교 방법론. 자유아카데미. 1992.

전국보건관리학교육협의회. 보건교육사를 위한 조사방법론. 도서출판 한미의학. 2009.

채서일. 사회과학조사방법론. 제3판. 비앤엠북스. 2007.

최우창, 강성욱, 정성화. 1개 기관 보건직 공무원의 조직문화인식이 직무만족도에 미치는 영향. 한국보건정보통계학회지. 38(1): 81-92. 2013.

한상숙, 이상철. 간호·보건 통계분석. 한나래아카데미. 2012.

Emerson JD, Colditz GA. *Use of Statistical Analysis in The New England Journal of Medicine*. N Engl J Med. 309: 709-713. 1983.

보고서 작성

08

박천만 계명대학교 공중보건학과

학습목표

1. 보고서의 유형을 효과적으로 설명한다.
2. 목적과 내용에 맞게 보고서를 구성하고 작성한다.
3. 보고서 작성기준 및 원칙을 적용한다.

8.1 보고서의 의의와 구성

보고서는 조사과정의 마지막 단계에서 작성되는 것으로 조사의 전 과정과 조사결과를 특정한 독자(audience; 보고서를 읽는 사람)에게 직접 제시하는 문서라고 할 수 있다. 지금까지 학습한 대로 과학적인 방법으로 조사가 수행되었다고 하더라도 그 과정과 내용을 바르게 보고서로 작성하지 못하면 결코 좋은 평가를 받을 수 없다.

1) 보고서의 의의

(1) 보고서의 목적

조사보고서의 목적은 조사문제와 그 문제를 해결하기 위해 사용한 방법, 조사결과 및 그 결과로부터 추론한 결론을 알리는 데 있다(소영일, 1994). 즉 조사의 내용과 조사를 하게 된 이유를 밝히고, 조사에 사용한 방법과 조사한 결과, 그리고 결과에 근거한 결론을 명확하게 보고하는 데 보고서의 목적이 있다고 하겠다.

보고서는 학술적인 목적을 가진 보고서와 실무 목적의 기술적 보고서로 크게 나눌 수가 있다. 학술적인 보고서는 연구나 교육을 목적으로 하며, 실무 목적의 보고서는 특정 조직이나 기업 등에서 주로 의사결정을 위해 정확한 상황이나 정보를 얻는 것을 목적으로 하는 경우가 많다.

(2) 보고서의 유형

① 학술보고서

주로 연구자에 의해서 작성되며, 그 대상도 연구자나 학생인 경우가 많다. 논문의 형태로 작성되며 연구자의 학문적인 논리가 체계적으로 제시되어야 한다(권구영, 김영란 2010). 또한 일반적인 보고서에 비해 학술적인 보고서는 작성 과정과 형식을 중시한다. 학술적인 보고서의 종류는 다음과 같다.

ⓐ 보고논문

일반적으로 보고서(report)로 불리며 조사, 관찰, 실험, 답사 등의 결과를 정리한 것이다. 교수가 학생들에게 과제로 제시한 주제에 대하여 학문적 체계를 갖추어 정리하여 제출하는 소논문이 대표적인 예이다.

ⓑ 졸업논문

대학의 규정에 따라 소정의 교과를 이수하고 졸업을 하기 위한 과정에서 제출하는 논문이다. 전공 분야의 특정 문제에 대하여 연구하고 정리한 후 심사받는 과정을 거친다. 독창성을 기대하기보다는 배운 것을 객관적이고 일관성 있게 표현하는 능력을 지니고 있는가를 평가하기 위한 것이다.

ⓒ 학위논문

대학원에서 석사 또는 박사학위를 취득하기 위해 작성하는 논문이다. 논문의 체제를 중시하며, 박사학위 논문은 논리적, 문헌적 연구의 소산인 반면에 석사학위 논문은 이론에 입각한 가설검증을 주요한 목적으로 하는 실증적 연구의 결과물이다.

ⓓ 연구논문

특정 학문영역의 문제에 대하여 객관적인 해답을 얻기 위해 자료를 수집하고 과학적으로 논의함으로써 새로운 결론을 도출하는 논리적인 글이다. 창의성과 독창성을 중요시하며, 주로 전공학술지에 발표된다.

② 비학술적 보고서

보고서를 작성하는 목적이 특정 업무를 수행하기 위한 것으로 정책보고서, 정보보고서, 회의보고서, 행사보고서, 출장보고서 등이 있다.

ⓐ 정책보고서

정책결정자의 의사결정을 돕기 위한 보고서로 국가나 지방행정기관 또는 정책연구기관이 주관하는 경우가 많다.

ⓑ 상황·정보보고서

정책 또는 특정사안에 대한 정보나 상황에 대한 보고서로 신속성과 정확성을 중시한다.

ⓒ 회의보고서

회의에서 논의된 안건과 그 결과에 대한 보고서이다.

ⓓ 행사보고서

특정 행사에 대한 기획 배경, 행사내용 소개 및 행사장 행동지침 등에 대한 보고서이다.

ⓔ 출장보고서

출장의 목적, 활동내용, 출장목적 달성 여부 등에 대한 보고서이다.

2) 보고서의 구성과 내용

보고서의 구성과 내용은 보고서 작성의 목적이나 학문적인 영역, 보고서를 읽는 독자의 특성에 따라 그 구성에 다소 차이가 있다. 전통적으로 많이 알려진 보고서의 전개방식에는 2단 구성부터 5단 구성까지가 있다(그림 8-1).

2단 구성: ① 현황 및 문제점, ② 개선방안
3단 구성: ① 서론, ② 본론, ③ 결론 또는 ① 도입, ② 전개, ③ 정리
4단 구성: ① 기, ② 승, ③ 전, ④ 결
5단 구성: ① 개요, ② 실태 및 문제점, ③ 해결방안 검토, ④ 추진전략과 추진계획, ⑤ 결론 및 건의

그림 8-1. **보고서 전개방식의 예**

이처럼 단 구성에는 다소 차이가 있으나 논리적인 전개 과정의 기본적인 틀은 크게 다르지 않다. 따라서 여기서는 학술적인 보고서 작성을 위해 일반적으로 많이 사용하고 있는 보고서의 기본적인 구성과 내용을 선행연구(정우석, 손일권, 2012; 권구영, 김영란, 2010;

소영일, 1994) 등을 참고하여 소개하고자 한다. 비교적 구성요소를 세부적으로 자세하게 설명하고 있으나 보고서의 작성 목적과 내용에 따라 불필요하다고 판단되는 과정(단계)은 생략하고 적절하게 적용하면 된다(그림 8-2).

1. 서두
 1) 표제
 2) 목차
 3) 표목차
 4) 그림목차
 5) 요약
2. 본문
 1) 서론
  (1) 조사의 배경
  (2) 용어에 대한 정의
  (3) 조사의 목적과 조사범위
 2) 본론
  (1) 조사의 목적
  (2) 문제와 가설
  (3) 선행연구(문헌고찰)
  (4) 조사방법
   ① 조사설계
   ② 조사방법
   ③ 예비조사
   ④ 표본추출
   ⑤ 통계적 자료분석방법
  (5) 조사결과
 3) 결론
  (1) 결론 및 제언
  (2) 조사의 한계
3. 참고 자료
 1) 참고문헌
 2) 부록

그림 8-2. **보고서의 구성**

(1) 서두

서두(the preliminaries)는 본문 앞에 위치하는 사항으로서 표제, 목차, 요약으로 구성되어 있다.

① 표제(title page)

표제에는 조사보고서의 제목, 조사를 의뢰한 기관 이름, 조사보고자의 이름 또는 조사보고서 작성기관의 이름, 작성일 등을 표기한다. 논문일 경우에는 논문제목, 제출처, 제출자 이름, 제출 연월일 등을 기재한다.

② 목차(contents)

목차(차례)는 보고서 내용을 잘 파악할 수 있도록 순서에 따라 제목을 나열하고 해당하는 면(쪽)수를 표기한다. 표와 그림(도표)이 있을 때는 각각 별도로 표목차(lists of tables)와 그림목차(lists of figures or illustration)를 만든다.

③ 요약(summary, abstract)

요약은 조사배경에 관한 정보와 주요 결과 및 결론을 함축적으로 정리한 것이다. 단순히 보고서의 내용을 간추려 놓은 것이 아니라 보고서에서 중요한 부분을 강조함으로써 읽는 사람들이 쉽게 이해할 뿐만 아니라 시간을 절약할 수 있도록 하는데 그 의의가 있다.

연구논문에서는 초록을 작성하며, 본문작성에 사용된 언어가 한국어일 경우에 초록은 영어로 작성하는 것이 관례이다. 또한 요약의 위치를 보고서의 뒤쪽에 두는 경우도 있다.

(2) 본문

① 서론(introduction)

서론에서는 본론을 전개하기 위한 터전을 마련하기 위한 단계로 조사의 배경을 소개하고, 조사의 개괄적인 목적과 방법, 연구의 구성, 연구의 범위 등을 비롯하여 조사의 필요성과 중요성을 알리는 데 그 의의가 있다. 필요에 따라서는 전문용어에 대한 정의와 역사적인 경과나 배경에 대하여 설명하는 경우도 있다.

② 본론(the text of the thesis)

본문에서는 조사의 목적, 문제와 가설설정, 이론적 배경, 조사설계, 조사결과 및 고찰 등으로 구성되며, 보고서의 목적이나 유형에 따라 구성이나 전개 순서가 다소 다를 수도 있다.

ⓐ 조사의 목적

조사를 수행하는 목적을 구체적으로 기술하여야 한다. 연구논문에서는 서론의 끝부분에 조사의 목적을 제시하는 경우도 많다.

ⓑ 문제와 가설

전반적인 문제에 대하여 서술한 다음 가설검증을 포함하는 연구조사일 경우에는 일반적인 가설과 구체적인 가설을 서술해야 한다(2장 2절 참조). 또한 필요한 경우, 변수에 대한 개념적 정의와 조작적 정의를 내려야 한다.

ⓒ 선행연구(문헌고찰)

좋은 보고서를 작성하기 위해서는 조사문제와 관련된 이전의 연구에 대하여 충분한 검토가 있어야 한다. 그 이유는 첫째, 조사문제의 이론적인 근거를 설명하고 분명하게 하기 위함이고, 둘째, 선택한 주제의 독창성과 이론적 타당성을 확보하기 위함이다. 문헌고찰 방법에 대해서는 2장 2절을 참고 바란다.

ⓓ 조사방법

조사방법론에는 조사설계, 조사방법, 예비조사, 표본추출, 통계분석방법 등을 포함한다. 이를 요약하면 다음과 같다.

i) 조사설계

조사설계는 조사목적을 성취하기 위하여 탐색조사, 기술조사, 인과관계조사 중에서 어느 방법을 선택하였는지를 밝히고, 그러한 설계를 선택한 이유를 설명한다. 또한 그러한 설계의 장점도 기술한다. 조사설계에 대한 자세한 내용은 2장 3절을 참고하기 바란다.

ii) 조사방법

조사를 수행하기 위해 사용하는 방법을 구체적으로 기술한다. 포함될 내용으로는 조사대상, 조사대상의 선정방법, 조사도구, 자료수집방법, 조사기간 등이다. 조사를 위한 자료수집이 설문조사, 실험, 면접, 관찰조사인지, 또는 현장조사나 간접조사 중 어느 방법을 선택하였는지 기술하여야 한다. 또한 설문조사의 경우에도 자가기입법인지, 우편조사인지 인터넷조사인지를 구체적으로 밝히고 그러한 특정 방법을 선택한 이유에 대해서도 설명해야 한다. 실험에 의한 방법을 선택한 경우에는 독립변수를 조작한 방식을 설명하고, 사용한 도구와 피실험자에 대한 지시 및 통제 등에 대해서도 언급하여야 한다.

iii) 예비조사(사전조사)

보다 철저한 조사를 위해서 본 조사에 앞서 적은 표본을 대상으로 사전조사(pre-test)나 예비조사(pilot test)를 실시하는 경우가 있다. 예비(사전)조사를 실시한다면 구체적인 조사방법과 조사결과에 대해서 기술해야 한다.

iv) 표본추출

조사대상자의 표본추출과 관련해서는 모집단, 표본추출방법, 표본추출대상 및 절차, 표본크기, 응답률 등을 기술한다. 표본추출에는 대표성을 확보하는 것이 매우 중요하다.

v) 통계분석방법

수집된 조사자료는 조사 목적을 성취하기 위하여 적절한 통계적 방법을 사용하여 분석하며, 이때 이띠한 통계분석방법을 사용하였는지 밝혀야 한다. 특히 새로운 방법이나 특수한 분석방법을 사용하였다면 그 방법에 대해서 자세히 설명해야 한다. 또한 자료분석에 사용한 통계 프로그램도 언급하는 것이 바람직하다.

ⓔ 조사결과

조사결과는 조사를 통하여 발견한 사항으로 조사문제의 해결을 위한 중요한 요소가 된다. 조사결과는 조사문제에 얼마나 관련되는지 가능한 한 정확하게 표현해야 한다. 결과를 제시하는 순서는 일반적으로 조사대상자의 일반적 특성을 먼저 제시한 후 조사문제와 관련성이 높은 순서를 기준으로 하거나, 조사한 내용을 논리적으로 설명하기 쉬운 순서대로 제시하는 것이 좋다. 가설이 설정되어 있을 경우에는 가설의 제시 순서에 따라 결과를 제시하고 검증하면 된다. 조사결과를 논리적으로 제시하기 위해서는 조사목적과 직접적으로 관계없는 정보는 제외시켜야 하며, 자료의 분석결과는 도표를 사용하여 간결한 형태로 표현하는 것이 효과적이다.

③ 결론

ⓐ 결론

이 부분은 조사결과를 해석하고 그 중요성에 대하여 논의하며, 향후 연구의 방향성을 제시한다. 결과로부터 얻게 된 결론을 단계적으로 제시하고 요약분분을 보다 상세하게 언급하게 된다. 또한 조사의 목적이나 문제마다 각각의 결론을 내려야 한다. 결론을 도출할 만한 증거를 제시할 수 없을 때는 이를 분명히 언급해야 하며, 조사결과가 현재의 이론 또는 그 분야의 다른 연구들과 어떤 관계인지를 밝혀야 한다. 학술연구조사 보고서에서는 '고찰' 또는 '논의' 영역을 별도로 마련하기도 한다.

ⓑ 제언

조사결과를 토대로 향후 관련영역에 대한 제안을 제시하는 부분이 제언이다. 제언에는 실천적인 것, 정책적인 것, 조사상의 제언 등 조사자의 의도에 따라 몇 가지로 구분된다. 주의할 점은 조사결과와 무관한 제안을 해서는 안 된다.

ⓒ 조사의 한계

조사에는 한계가 있는데, 조사자는 이를 은폐하기보다는 인정함으로써 조사내용에 대한 신뢰감을 높일 수 있다.

(3) 참고문헌 및 부록

① 참고문헌

참고문헌은 조사보고서에서 인용한 모든 문헌자료를 말한다. 이는 조사자가 기존의 문헌을 참고하여 객관적으로 내용을 기술하였다는 것을 알린다는 측면에서 중요하고, 독자가 인용된 내용을 보다 구체적으로 알고 싶어 할 때 찾아볼 수 있도록 하는데 도움이 된다.

참고문헌의 작성방법은 학문영역이나 주관 기관에 따라 일정하지 않으나, 일반적으로 단행본의 경우 저자이름, 출판연도, 책제목, 출판도시, 출판사명, 페이지의 순이고, 논문의 경우는 저자이름, 발표연도, 논문제목, 학술지제목, 권(호), 페이지 순으로 작성한다. 학술적인 목적의 논문일 경우에는 반드시 지정한 형식을 따라야 한다. 또한, 참고문헌을 인용한 정보의 근거나 부가적인 정보를 본문에서 제시하는 형식을 주(註)라고 하는데 인용하거나 참고한 내용을 명시하는 것을 참조주, 논문 내용에 대한 보충설명을 하는 경우를 내용주라고 한다.

참고문헌 리스트의 순서는 저자 이름의 가나다순, 알파벳순이며, 우리나라 문헌을 먼저 작성한 후에 외국문헌을 작성한다(그림 8-3). 최근 디지털 콘텐츠가 늘어남에 따라 고유식별번호를 부여하는 DOI(Digital Object Identifier, http://www.doi.org) System을 활용하는 경우가 늘어나고 있다. DOI시스템은 ISO 국제 표준으로 디지털 콘텐츠 소유자 및 제공자 등에 대한 정보가 포함되어 콘텐츠의 주소나 위치가 바뀌어도 찾을 수 있고, 저작자 보호와 콘텐츠 유통경로를 추적할 수 있는 기반을 제공하고 있다(https://www.doi.or.kr/wordpress/material).

강현준, 박천만(2019). 자녀를 가진 여성결혼이민자들의 생활만족도에 관한 연구. **보건과복지** 21(4): 287-312. DOI:10.23948/kshw.2019.12.21.4.287

송명자(2008). **발달심리학**. 서울: 학지사. 123-125.

정영해, 서남숙, 문소현(2011). 성별에 따른 일부 대학생의 건강증진 행위 관련요인. **한국학교보건교육학회지** 12(2): 29-42.

Haybron, D. (2007). Life satisfaction, ethical reflection, and the science of happiness. *Journal of Happiness Studies* 8(1): 99-138.

그림 8-3. **참고문헌 작성 예시**

② 부록

부록은 분량 제한 등의 이유로 본문에서 제시하지 못한 부가적인 자료들을 본문 뒤쪽에 첨부하는 것으로 보고서를 보다 상세하게 이해하는데 도움을 준다. 부록으로 실을 수 있는 자료로는 조사에 사용한 설문지나 면접지침서, 조사 통계결과, 참여 동의서, 사진자료 등을 들 수 있다.

8.2 보고서 작성의 사전작업

1) 보고서 사전준비

보고서 작성을 위해 사전에 준비해야 할 사항은 다음과 같다.

(1) 조사배경 및 조사목적의 명확화

조사를 실시하게 된 배경과 직접적인 이유를 명확히 해야 한다. 이를 통해 주제와 조사목적을 확정함으로써 보고서의 방향성을 잃지 않게 하고 목적에 맞게 충실히 작업을 수행할 수 있게 한다.

(2) 보고서 제출 대상, 제출방법, 제출 날짜 파악

보고서는 제출 대상에게 필요한 정보를 제공하는 것이므로 이용자들의 요구에 맞게 정보가 체계적으로 수집되고 정리되고 분석되어야 한다. 따라서 사전에 제출 대상자를 파악하는 것은 매우 중요하다. 동시에 제출방법과 제출 기한을 파악해 둘 필요가 있다.

(3) 자료분석 및 해석결과의 재검토

조사결과 중에서 조사목적에 직접 관련된 자료나 분석결과에 초점을 맞추어야 한다. 구체적인 사실은 최소화하고 과다정보를 정리하여 핵심정보만을 강조하는 것이 바람직하다.

8.3 보고서 작성 시의 유의점

1) 보고서 작성의 기준 및 원칙

(1) 보고서 작성기준

좋은 보고서란 보고서를 읽는 사람이 쉽게 이해하고, 그 내용에 관심을 가질 수 있도록 작성해야 한다. 좋은 보고서를 작성하기 위한 기준은 조사 목적이나 관점에 따라 다양하게 논의될 수 있다. 선행연구(김영종, 2002; 소영일, 1994)를 참고하면 다음과 같이 완전성(포괄성), 정확성, 명료성, 간결성, 효율성을 들 수 있는데 이들은 서로 밀접한 관련성을 가지고 있다.

① 완전성(포괄성)

보고서는 읽는 사람이 필요로 하는 정보를 모두 제공하여 주어야 한다. 조사문제와 조사방법, 분석결과 및 결과에 대한 논의 등이 빠짐없이 포괄적으로 보고서에 제시되어야 하므로 '포괄성'으로 표현되기도 한다.

지나치게 간결한 보고서는 설명해야 할 내용이 생략될 수 있고, 반대로 지나치게 장황하게 기술하는 경우에는 내용에 깊이가 없어 읽는 사람에게 부담을 줄 수 있다.

② 정확성

보고서의 내용은 정확해야 한다. 따라서 모든 조사과정에서 정확성을 기해야 한다. 현상을 정확히 조사하여야 하고, 조사된 자료를 목적에 맞는 결과물로 산출하기 위해 적절한 방법을 사용하여 정확하게 처리하여야 하며, 이를 효과적으로 분석하여야 한다. 이러한 과정이 아무리 정확하게 이루어졌다 하더라도 보고서 작성과정에서 표현을 잘 못하거나 문법적으로 맞지 않은 문장을 작성하거나 비논리적인 해석 때문에 보고서의 정확성이 낮아지는 경우가 있다.

③ 명료성

보고서의 내용을 명료하게 전개하기 위해서는 명확하면서도 논리적인 사고로 정확한 표현을 구사해야 한다. 사용하는 단어가 정확해야 하며, 애매한 단어를 사용해서는 안 된다. 문장은 체계적으로 배열해야 하며 문구도 간결하면서 함축적인 의미가 내포되도록 작성하여야 한다.

④ 간결성

보고서는 내용과 구성이 산만하지 않도록 간결하게 기술하는 것이 바람직하다. 조사하는 주제와 직접적으로 관련성이 없는 내용은 가능한 한 피하고, 장황하게 설명하는 것도 지양해야 한다.

⑤ 효율성

보고서는 다양한 정보를 간결하게 전달하여야 한다. 읽는 사람이 필요로 하는 정보를 포함하면서도 최소한의 함축된 내용으로 전달하는 효율성이 필요하다.

⑥ 윤리성

보고서를 작성할 때 일반적으로 조사 응답자의 개인적인 응답 내용을 공개하지 않는 것이 기본적인 윤리이다. 즉 조사자는 인지 동의와 익명성, 비밀보장을 충분히 고려하여야 한다. 또한 선행연구 내용을 인용할 때에는 표절에 유념하여야 한다.

(2) 보고서 작성의 일반적 원칙

보고서의 유형과 작성 목적, 주제의 특성 등에 따라 보고서의 작성방법이 달라질 수 있으나 일반적인 원칙은 다음과 같이 정리할 수 있다.

① 보고서의 목적이 명확해야 하고, 목적에 맞게 작성해야 한다.

먼저, 보고서의 주제가 분명해야 핵심적인 내용을 전개할 수 있다. 좋은 보고서는 읽는 사람이 보고서의 목적을 쉽게 이해할 수 있어야 한다.

② 초안을 작성한다.

보고서를 읽는 대상, 그들이 기대하고 있는 내용, 형식, 스타일, 문체, 분량 등을 충분히 고려하면서 보고서 초안을 작성하는 것이 좋다.

③ 읽는 사람의 입장에서 작성해야 한다.

보고서는 읽는 사람, 즉 수요자의 관점에서 이해하기 쉽게 작성하여, 수요자가 정확하게 판단하는 것을 도울 수 있어야 한다.

④ 완결성을 가질 수 있도록 작성해야 한다.

보고서는 그 자체로 완전한 형식과 내용을 갖추고 있어서 다른 자료가 없더라도 이해하는 데 불편함이 없어야 한다. 주제를 파악하는 데 어려움을 주지 않기 위해서는 1보고서당 1개의 주제로 작성하는 것이 바람직하다.

⑤ 표준화된 양식에 따라 간결하고, 명료하고, 효율적으로 작성해야 한다.

가능한 한 기본적인 보고서 형식에 맞추어 작성하는 것이 바람직하다. 제출처가 기관이나 단체인 경우에는 표준화된 양식으로 작성하고, 규격이 정해져 있는 경우에는 이를 준수하여 작성할 수 있도록 유념해야 한다.

ⓐ 좋은 보고서 작성을 위한 팁(나카오 아키오, 2006)

i) 읽는 사람의 입장에서 쓰기

- 간결하게 쓴다.
- 알기 쉽게 표현한다.
- 문장은 가능한 한 짧게 마무리한다.
- 어려운 단어는 피한다.
- 은어나 잘못된 단어를 사용하지 않는다.
- 일반화되지 않은 약어를 사용하지 않는다.
- 독자의 이해를 요하는 개념은 보고서에서 처음 사용될 때 정의한다.

ii) 문장의 상식을 지키기

- 문단의 첫 글자는 들여 쓴다.
- 주어와 술어를 확실히 한다.
- 문장이 끊어지는 곳에 쉼표, 문장이 끝나면 마침표를 찍는다.
- 특수한 용어에는 설명을 붙인다.
- 인용문은 원문을 정확히 기재하고 반드시 출처를 밝힌다.

iii) 공문서의 규칙을 지킨다.

- 제출일시와 제출자의 이름을 명기한다.
- 인사치레성 수식어구 등은 생략한다.
- 주제(목적, 문제의식)를 맨 앞에서 명확히 서술한다.
- 경어를 사용하지 않는다.
- 감상적이거나 전해 들었다는 식의 표현은 피한다.
- 요점은 번호를 매겨 정리한다.
- 전체 문장을 필요 이상으로 늘리지 않는다.

iv) 독자적인 표현방법을 사용한다.

- 논리전개에 일관성을 견지한다.
- 매력적으로 보이도록 제목 선택에 신경을 쓴다.
- 제목에 맞는 내용을 정확하게 서술한다.
- 사적 의견이 아니라 자료에 입각한 주장을 한다.
- 부분에 얽매여 전체를 놓치지 않도록 주의한다.
- 꼭 필요하지 않은 수식어나 미사여구의 사용은 자제한다.
- 상대의 의문사항에 미리 답한다.

v) 읽기 편하게 편집한다.

- 펼쳤을 때 전면이 답답해 보이지 않도록 편집한다.
- 적당한 길이에서 문단을 나눈다. 보통 A4 한 면에 네 개의 문단 정도가 배열되는 것이 보기 좋다.
- 중요한 내용에는 밑줄을 긋거나 굵은 글씨로 표현한다. 그러나 너무 많으면 중요도가 희석되므로 선별적으로 표현한다.
- 표를 첨부할 때 칸에 적당한 여백을 둔다.
- 표 안의 내용은 문장보다는 명사형 어미로 마치는 것이 좋다.
- 표 안의 내용을 읽기 쉽게 하기 위해서는 글씨체와 크기를 조절한다.
- 표의 내용을 잘 드러내면서도 명확하게 구분할 수 있도록 테두리 장식을 신중하게 결정한다.
- 오탈자가 없도록 한다.

요약

1. 보고서의 목적

조사보고서의 목적은 조사의 내용과 조사를 하게 된 이유를 밝히고, 조사에 사용한 방법과 조사한 결과, 그리고 결과에 근거한 결론을 명확하게 보고하는 데 있다. 용도에 따라서 학술적인 목적을 가진 보고서와 실무목적의 기술적 보고서로 분류된다.

2. 보고서의 유형

1) 학술보고서

논문의 형태로 작성되며 연구자의 학문적인 논리가 체계적으로 제시되어야 하며, 작성과정과 형식을 중시한다. 학술보고서에는 ① 학술보고서, ② 졸업논문, ③ 학위논문, ④ 연구논문 등이 있다.

2) 비학술적 보고서

보고서를 작성하는 목적이 특정 업무를 수행하기 위한 것으로 ① 정책보고서, ② 정보보고서, ③ 회의보고서, ④ 행사보고서, ⑤ 출장보고서 등이 있다.

3. 보고서의 구성과 내용

보고서의 구성과 내용은 학문 분야나 보고서의 작성 목적 또는 보고서를 읽는 독자의 특성에 따라 다소 차이가 있으나 전개 과정의 기본적인 틀은 크게 다르지 않다.

학술보고서의 경우 구성은 크게 서두, 본문, 참고자료의 세 부분으로 나뉜다.

서두(the preliminaries)는 본문 앞에 위치하는 사항으로서 표제, 목차, 요약으로 구성되어 있다. 본문은 서론, 본론, 결론으로 구성된다. 서론은 조사배경과 조사의 개괄적인 목적, 조사의 범위를 포함하며, 본론은 조사의 구체적인 목적과 문헌고찰, 조사방법, 조사결과를 포함하고, 결론은 결론 및 제언과 조사의 한계로 구성된다. 마지막 참고자료는 조사보고서 작성과정에서 인용한 참고문헌과 부록으로 구성된다.

4. 보고서 작성기준

좋은 보고서의 작성기준은 ① 완전성(포괄성), ② 정확성, ③ 명료성, ④ 간결성, ⑤ 효율성 등으로 정리할 수 있다.

5. 보고서 작성의 일반적 원칙

보고서의 유형과 작성 목적, 주제의 특성 등에 따라 보고서의 작성방법이 달라질 수 있으나 일반적인 원칙을 정리하면 다음과 같다.

1. 보고서의 목적이 명확해야 하고, 목적에 맞게 작성해야 한다.
2. 읽는 사람의 입장에서 작성해야 한다.
3. 완결성을 가질 수 있도록 작성해야 한다.
4. 표준화된 양식에 따라 간결하고, 명료하고, 효율적으로 작성해야 한다.

참고문헌

권구영, 김영란(2010). 과학적 조사분석과 보고서 작성: 서울, 공동체.
소영일(1994). 연구조사방법론: 서울, 박문사.
전국대학보건관리학교육협의회(2012). 보건교육사를 위한 조사방법론. 서울, 도서출판 한미의학.
정우석, 손일권(2012). SPSS활용 과학적 조사방법론. 서울, 두양사.
한성현, 신동천(1996). 보건과학 연구방법론. 서울, 수문사.
Nakano Akio(2006). 나성억·김원종 역. 기획서 잘 쓰는 법. 서울, 21세기 북스.
https://www.doi.or.kr/wordpress/material/

찾아보기

ㅈ